辨舌指南

曹炳章 原著

张成博 欧阳兵 唐迎雪 点校

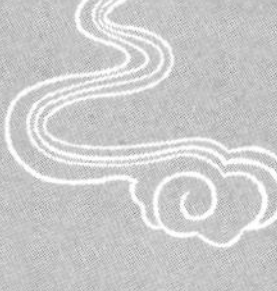

天津出版传媒集团
天津科学技术出版社

图书在版编目(CIP)数据

辨舌指南 / 曹炳章原著 ; 张成博, 欧阳兵, 唐迎雪点校. -- 天津 : 天津科学技术出版社, 2003.01（2023.6重印）
（实用中医古籍丛书）
ISBN 978-7-5308-3441-1

Ⅰ. ①辨… Ⅱ. ①曹… ②张… ③欧… ④唐… Ⅲ. ①舌诊 Ⅳ. ①R241.25

中国版本图书馆CIP数据核字(2002)第107513号

辨舌指南
BIANSHE ZHINAN
责任编辑：胡艳杰
出　　版：天津出版传媒集团
　　　　　天津科学技术出版社
地　　址：天津市西康路 35 号
邮　　编：300051
电　　话：（022）23332695
网　　址：www.tjkjcbs.com.cn
发　　行：新华书店经销
印　　刷：天津印艺通制版印刷股份有限公司

开本 787×1092　1/32　印张 14.625　字数 181 000
2023 年 6 月第 1 版第 9 次印刷
定价：60.00 元

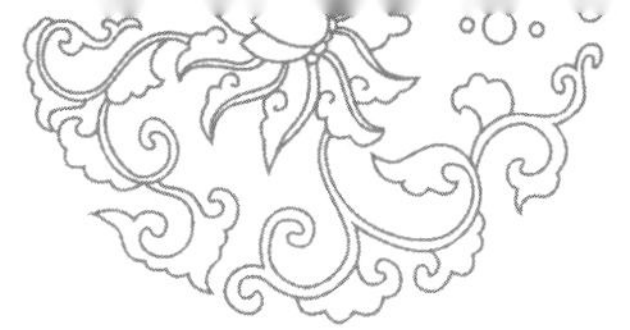

内容提要

《辨舌指南》为近代医家曹炳章撰著。曹氏在蒐集古今近百种舌诊相关文献的基础上，删繁就简，去芜存精，五易其稿而成。全书6卷，5编。详细论述了舌的生理、辨舌内容及要领、诸家辨舌治病方法、舌病有效方药和古今辨舌医案等，并附舌图130余幅。

该书内容宏幅，持论中肯，文笔朴实，且图文并茂，是一部学习中医必备的验舌专书。

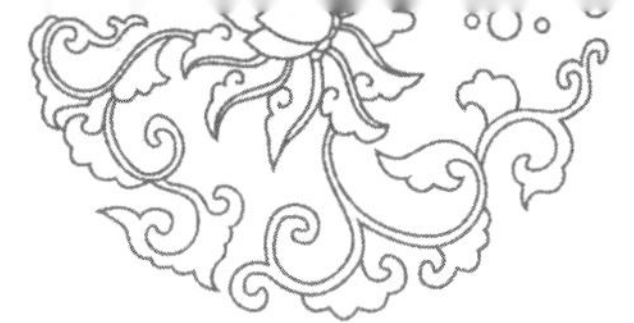

点校说明

曹炳章（1887—1955），名赤电，浙江鄞县人，著名医药学家。编著有《中国医学大成》《国医籍汇录》《考证病源》等20余部作品。《辨舌指南》是其主要著作之一，书成于1916年。

一、本次点校，以1928年集古阁石印本为底本，以1917年绍兴育新书局石印本（简称“育新书局本”）为主校本，以1933年上海会文印刷所石印本（简称“会文本”）为参校本。

二、点校以对校、本校为主，他校为辅，慎用理校。凡属底本与校本不一致，而是底本错、脱、衍、倒者，即改正原文，并出校记。凡底本与校本不一致，而难以判定是非，或文义两通者，不改动原文，并出校记说明。

三、书中异体字、古今字，以规范简化字律齐，不出校记。

四、凡书中所引古籍，文字与原著虽有出入，但不悖医理者，均不校改。

五、原书中插图，部分为彩图，原书名之前冠以“彩图”字样，今按原样临摹成黑白图，而原书中卷 4 ~ 5 附图，顺序颠倒、错乱，今按顺序调整，“彩图”二字删除，在此一并说明之。

六、原书在总目录下，卷 4 ~ 6 尚有分卷目录，本次点校将分卷目录全部移入卷首，书中原目录保留编、章、节，其余删除。原书目录与正文有出入者，以正文律齐，不出校记。

七、原书卷 4 之首，列“辨舌指南彩图勘误表”，今移至卷 5 之末，特此说明。

八、原书“辨舌指南彩图”位于卷 4 之首，现分为两部分移至卷 4 和卷 5 之末，特此说明。

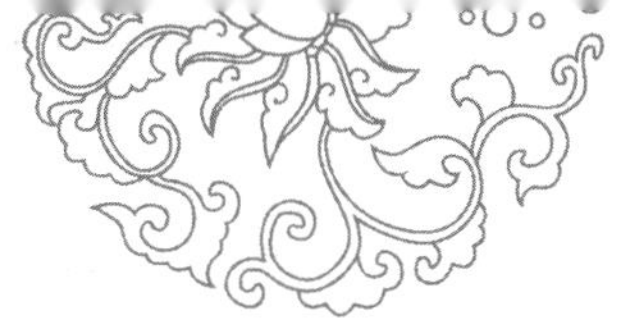

周　　序

窃维四诊以望居其先。望者何？察面色，观目神，辨舌苔，验齿垢，四者而已。四者之中，尤以辨舌为最要。盖舌为心之外候，苔乃胃之明征。人之有病与否，但观苔色如何，即可知其大略。较之西医用器探病，尤为确切，故林慎庵曰：观舌为外诊要务，非虚语也。惜我中国四千余年以来，往圣昔贤之著作，或言病理，或言脉理，或言治法，医籍繁多，几于汗牛充栋。而辨舌之书，独少概见，如杜清碧《金镜录》、张诞先《伤寒舌鉴》、梁特岩《舌鉴辨正》、徐回溪《舌鉴》等书，世皆奉为圭臬。然亦语焉不详，其余散见于各书者，或但举一隅，而未能综核全体，或仅述外象，而不能洞澈中藏。至于生理若何，气化若何，功用若何，则更缺焉不讲，以诊断上最亲切最重要之点，而无人焉为之发明其蕴奥，阐别其机能，宜乎后人之无所取法也。吾友曹君炳章，潜心医学，历数十寒暑，手不释卷，笔不停挥，著述等身不可悉数，曩①有《辨舌新编》，登诸绍兴医报。海内医林，无不争先快睹，而曹君自谓辨之未详，心犹未惬。近十年来，复精心结撰，纂成《辨舌指南》，篇中援引古今名家医书，不下百数十家。东西洋近译名家医书，亦不下数十家，且旁及各埠医报杂志，无不广罗博采，弃其糟粕，撷其精华，书分六卷。卷中列章分节，按节又分子目，条理井然，且有论有图，有治法，有医案，又有药方，可谓毫发无遗憾矣。自此书出，庶使后之学者，辨舌察病，审病用药，不致茫无依据，则此书洵不啻南针之指也。稿既成，曹君命余参校，余自惭观书不多，

① 曩（nǎng 囊）：以往；从前。

兼年老才疏，惧无以膺斯任，然念曹君数年来撰述之苦心，且已将敝名忝列鸿编，俾驽骀下乘，亦得附骥尾而显名，则余虽谫[①]陋，亦何敢负其雅意，遂不得不拭老眼之昏花，为之逐条披阅。错误者更正之，遗落者添注之，间亦略为修饰之。惟是证引既多，校雠非易，且搜采多西医之说，文经翻译，辨别尤难，故虽反复推详，恐不免犹有疏漏之处，尚望海内外博雅之士，详览而指正之。此则曹君之幸，亦鄙人之幸也。是为序。

中华民国九年季冬之月古越周炳墀越铭氏书于濂溪别墅之小隐庐

① 谫（jiǎn 剪）：浅薄。

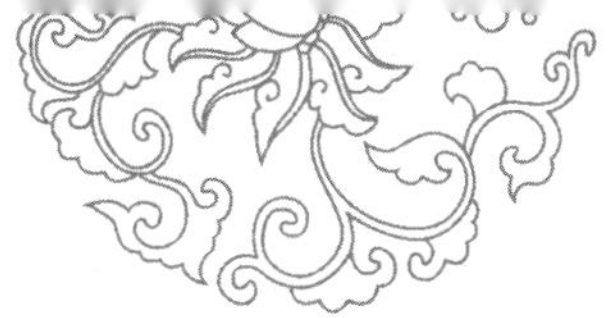

凡　　例 八则

一　本书卷一至卷三，上考素灵，近採各家，删繁就简，汇辑而成。凡属长篇，必书明原著姓名，若各家东鳞西爪，略采数语，余多炳章经验编述者，但求语气贯通，未注原书，阅者谅之。

一　本书卷四至五，辨舌各论，冠以“舌鉴”者，即以《伤寒舌鉴》，徐灵胎《舌鉴》，《伤寒舌辨》，汇考订正为原文。冠以“辨正”者，即梁特岩《舌鉴辨正》也。其余诸家发明，列于梁氏原文之下，小字别之，庶几不致混淆。

一　原本图形，虽分白黄红黑各色，如尖红边红，中白根黄等类，仍辨大意，未详病舌所显之真色，初学者不能辨认，往往有望洋之叹。炳章有见于此，兹将二十年临证经验所得，以十一色绘成各舌精图，以俾对图认症，一目了然，惟浓淡神彩，不能毕肖原图，尤关于印刷手习轻重之间，稍变其真色。大抵阅历深者，必能以意会之。

一　原本辨舌，拘于伤寒。不知各种杂病，皆可察舌以别脏腑虚实寒热，炳章更将体质禀赋，老幼寿夭，逆顺生死，又加详细发明，辨舌之法，可谓详且备矣。

一　本书各章所辨，间有前后重复者，如津液、苔垢、神气、颜色等皆互有关系。欲辨析清明，非反复申说，不能达其真理，阅者恕之。

一　本书卷六附方，皆关前论所引用，若前论方名下，药味已附者，不再重列。引用以外之方，概不录之。

一　辨舌较诊脉为确，因脉夹皮，而舌则亲切显露，且脉随寒热变化，真假无定，而舌色则不乱丝毫，确然可恃，且脏腑经络有寒热处或腐坏处，而舌体系属部位之苔质，亦必改变。阅者能将全书分看合看，悉心推究，自能明之。

一 近年书肆，翻印医书，惟以廉价相竞，校对多不讲究，鲁鱼亥豕，差误不堪卒读。不知医书一字之误，关人生命。炳章校印及自著出版各书，抄写完成，必再经亲目校正，间有差误，见即改正，然后付印，自问绝少差误，阅者辨之。

编述者曹炳章谨志

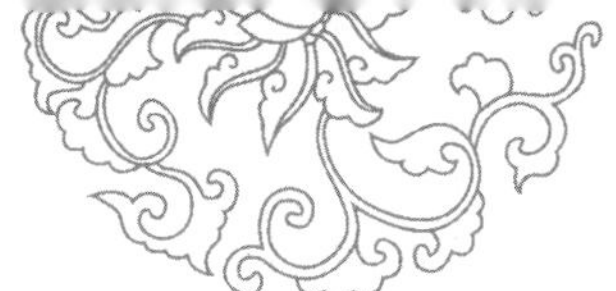

目　　录

辨舌指南卷一

鄞县　曹赤电炳章撰述

绍兴　周炳墀越铭参校

绪　言

当观近世科学家之学说，莫不先有理想，而后成实验。医学一道，何莫不然。如听病有筒，诊脉有表，探淋有管，度寒暑有针，食管、尿管、直肠各有探，耳目喉阴俱有镜。此外医家用器，不胜枚举。皆可补耳力、目力、药力所不及。较之我国之四诊法，可谓精而细，约而明。然亦只能辨其有形之实迹，不能察其无形之气化。若我中医望舌一端，用以察病，纤毫攸分，较之用器尤为明著。陶保廉云：舌无隔膜，且为心苗，目视明澈，胜于手揣。林慎庵曰：观舌为外证要务，以其能别虚实死

生也。利济外乘云：欲知消化器之情形，可辨舌色如何，便知大略。周雪樵云：舌膜与消化部各器具连，故能显消化部之病，又与津液器、循环器，亦有密切之关系。《新灵枢》云：舌与消化器有密切之关系。凡肠胃有病，必现于舌苔。《舌鉴辨正》云：舌居肺上，腠理与肠胃相连，腹中元气熏蒸酝酿，亲切显露，有病与否，昭然若揭。徐灵胎曰：舌为心之外候，苔乃胃之明徵，察舌可占正之盛衰，验苔以识邪之出入。有病与否，昭昭若揭。柯为良云：凡舌上面有刺，刺中有脑蕊，能主尝味，有苔可以察病。刘吉人云：舌为胃之外候，以助输送食物，入食管胃脘之用。其舌体之组织，系由第五对脑筋达舌，其功用全赖此筋运动。舌下有青紫筋二条，乃下焦肾脉上达。有穴二，名曰金津玉液，所以生津液以濡舌质，拌化食物者也。舌之表面，乃多数极小乳头铺合而成。此乳头极小微点，以显微镜窥之，则时见形如芒刺，摸之棘手，或隐或见，或大或小，或平滑或高起，随时随证，变易不定。中医以舌苔辨证者，苔即胃中食物腐化之浊气，堆于乳头之上，此明舌苔之所由生也。常人一日三餐，故苔日亦三变，谓之活苔，无病之象也。其所以能变者，因饮食入胃时，将腐浊遏郁下降，故苔色一退，至饮食腐化，浊气上蒸，苔色又生。胃中无腐浊，则苔薄而少，有腐浊则苔厚而多，此其常理也。嘉纳翰云：凡各种重病，舌皆有苔。伤风发热病第一层时，喉核生炎，舌上有一层白蜜色之苔。发热病第二层，舌有厚黄色或黑色之苔，若胃肠中有燥粪，胆汁则逆流而上，其色即黄。苔色黑者，表明血中有炭气，为有毒也。血不清洁，生津不爽。并大便恶臭之时，舌有一层厚黑干苔①，牙有黑垢，舌有紫色干苔。惹厌之病将退，舌即渐变湿润。黄疸病舌有胆汁色之苔。身虚泄血病，舌有湿苔。好饮酒

① 苔：原作“舌”，据文理与育新书局本改。

其舌上常有裂纹，则舌体多紫。其他病理，西医重实迹，中医重气化。科学哲学，事实不同。惟辨舌苔，参西衷中，义理皆同，然西医不若中医之精且细也。盖上古之言舌苔者，始自《内经》，继则仲景华佗。《素问》云：舌转可治。《金匮》云：舌黄下之。《伤寒论》云：有舌白苔滑及舌干即下诸说。华佗察色诀云：舌卷黑者死。观舌察病，自古有之，惟古人略而不详耳。至元杜清碧之《金镜录》，始增至三十六舌，逮后《观舌心法》，增广至一百三十七舌。张氏诞先，取《观舌心法》，正其错误，削其繁芜，共得一百二十舌，名曰《伤寒舌鉴》。而后西蜀王文选所编《活人心法》，内有《舌鉴》一卷，据云合张氏一百廿舌，《金镜录》三十六舌，段正谊瘟疫十三舌，择录一百四十九舌。张氏之说，亦居其九。厥后梁特岩将王氏原文，逐条辨正，更为精密。其他如《伤寒舌辨》，一百三十五舌。徐洄溪《舌鉴》，一百二十九舌，皆有可考。《脉理正义》，汪氏《遵经伤寒折衷》，胡玉海《伤寒》一书，郭元峰《脉如》，周徵之《伤寒补例》《形色简摩》《诊家直诀》，叶氏《温热论》《医门棒喝》，马氏《医悟》等书，虽非辨舌专书，然皆各有经验发明，犹当参考。又如近出刘吉人《察舌辨证新[①]法》绍兴医会刊印流行，能独具识见，多特别发明，为诊断上所需之常识，亦医家必要之书也。他如何廉臣君刊行之《感证宝筏》，原名《伤寒指掌》，为吴坤安著，邵仙根评，其辨舌亦甚精确。何氏增入梁氏《辨正》，马氏《医悟》，更为完备。如辨舌十法，原书仅[②]六法，自第七辦晕起至第十，从《舌鉴辨正》补入，察舌八法，录《舌鉴辨正》者十之八，马氏《医悟》者十之二。惟吴氏原书无此篇，为何君所增订，亦嘉惠后人之盛心也。余愿为表扬之。其余辨舌之法，虽

① 新：原作“心”，据原书书名改。

② 仅：原作“尽”，据文理与会文本改。

散见各书，然其间有博而不精，或略而不详，且东鳞西爪，不易卒读，犹不能尽备其书。如《伤寒舌鉴》一书，近世虽已风行海内，然其断病用药，有非治温暑时疫所宜。以致初学者，无入门之直径，有有书不如无如之叹。据炳章二十余年临证之实验，无论内伤外感，以察舌为最有确凭，早有斯见。爰将古今名家医书百五六十家，东西洋近译医书三十余家，及各埠医报杂志三十余种等书，广搜博采。凡关于验舌治病诸法，摘录无遗。先后十年，积稿盈箧。戊午春，悉心董理，以删繁就简，去粕存精，计存四册。凡生理解剖之实质，则参用西法。气化理想之经验，则仍衷中医。越时三载，稿凡五易。首总论以明舌之生理解剖及功用与生苔种种之原理；二编总纲以察形容质本神色津液苔垢颜色之要领；三编证治，以识诸家察舌辨证之法及舌病治法；四编各论，以别各舌病证之用药，并附精绘十一色彩图一百三十余

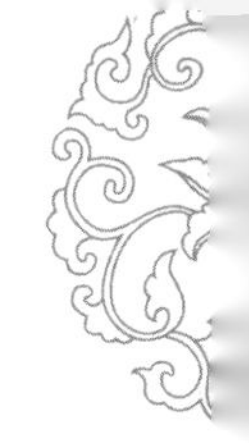

枚;五编杂论方案,以徵明辨舌察病之实据。厘订六卷,列为三十二章,名曰《辨舌指南》,兹将各章总目重述于下,俾明大要。

第一章辨舌之生理解剖及功用,分舌之构造、舌之乳头、舌之脉管、舌之脑气筋、舌之骨与舌根、舌之细胞与神经、舌之唾液腺、舌之能别味与发声功用,为八节。第二章辨舌之味觉神经之功能。第三章辨舌审内脏经脉之气化,分手少阴心、足少阴肾、足太阴脾、足阳明胃、足太阳膀胱、手少阳三焦、足厥阴肝,为七节。第四章辨舌察脏腑之病理。第五章辨舌明体质禀赋之鉴别。第六章辨舌生苔之原理。第七章辨舌苔有根无根之鉴别。第八章辨舌察时温与伏热。第九章观舌之心法。第十章辨舌之形容,分软硬、胀瘪、战痿、歪斜、舒缩、吐弄,为六节。第十一章辨舌之质本,分刺点、瓣晕、星斑、裂纹、凸凹、直横,为六节。第十二章辨舌之神气,分浓淡、深浅、荣枯、老嫩，为四节。第十三章辨舌之精液，分润燥、滑涩、腐腻、糙黏，为四节。第十四章辨舌之苔垢，分常变、触染、偏全、薄厚、化退、滞郁，为六节。第十五章辨舌之颜色，分白苔、黄苔、红色、绛色、灰色、黑色、紫色、青滑、蓝色，为十节。第十六章仲景察舌辨证法。第十七章胡玉海察舌辨证法。第十八章吴坤安察舌辨证歌。第十九章察舌辨证之鉴别，分虚实、寒热、真假、阴阳、顺逆、生死，为六节。第二十章辨舌病证治之鉴别。(甲)舌之体质病，分肿舌、木舌、重舌、舌菌、舌黄、舌疔、舌痈、舌疮、舌衄、舌断，为十节；(乙)舌之功用病，分舌强、舌痦、舌痹、舌麻、舌纵、舌啮、舌吐、舌短，为八节。第二十一章辨舌病之治疗法，分舌病简效方、舌病针灸法、舌病导引法，为三节。第二十二章白苔类诊断鉴别法(计三十四舌)。第二十三章黄苔类诊断鉴别法(计二十五舌）。第二十四章黑苔[①]类诊断鉴别法（计三十二舌）。第二十五章灰舌类诊断鉴别法（计十四舌）。第二十六章红舌类诊断鉴别法（计二十舌）。第二十七章紫舌类诊断鉴别法（十三舌）。第二十八章霉[②]酱色舌类诊断鉴别法（计三舌）。第二十九章蓝舌类诊断鉴别法（计三舌），统计一百四十四舌，附彩图一百二十二枚，墨图六枚。第三十章辨舌杂论补遗。第三十一章察舌辨证医案。第三十二章辨舌证治要方。每编列章分节，或由节再分子目，条分缕析，各有发明。须将各条互相参合，方能知其真理。能知纲要，则其变化自可类推隅反也。且可认色分经，据证立方，先浅见而后精深，非敢贡高明之研究。第以为初学之导线，至于精益求精，密益加密，仍当参之诊断诸书，以穷其变，而达其微，庶几审病用药，靡有遗

① 苔：原作“舌”，据文理与育新书局本改。

② 霉：原缺，据正文补。

矣,是乎否乎,敢质。

博雅诸君,务乞指余之不逮,则余实厚幸矣。

中华民国九年九月重九日

四明曹赤电炳章氏序于越城和济药局

第一编 辨舌总论

第一章 辨舌之生理解剖及功用

第一节 舌之构造

舌为动物司器官,在口中下颚上,乃一块赤色筋肉质纤维所成。其中有多丝能自由运动,且以生津液。表面包以黏膜如皮,并浸口液之内。有多数小粒之隆起,即味觉之乳嘴体。内含血管,及与脑相连之味神经,满布其中,以辨食味而分布味神经,及舌神经之小支于其内。故舌能显明内筋条,并脑线器具之情形,并行血液[①]与生津液器具之情形,特能显明消

① 液:原作“法”,据医理与会文本改。

化器津液情形者，因舌与胞膜及消化器相接，为感觉最敏锐处也。

第二节　舌之乳头

舌乳头当分三种（图见后）。

（一）丝状乳头　在舌旁及舌面，其上面有丝形突起之绒。

（二）蕈状乳头　散在丝状乳头之间，于舌尖为最多。

（三）轮廓乳头　在舌根近旁，排列如“人”字形，较前数种为大，内藏味神经之末梢曰味蕾。物质溶解后，触于乳头时，即透入内部，而刺激末器味神经，传之于脑，故感觉其味。

第三节　舌之脉管

舌之脉管，由舌、脸及上咽头之管而来。

第四节　舌之脑气筋

即分布舌上之脑气筋也。上连于脑，有司味神经及动舌神经之别，以司辨其运动舌体之用。盖舌之脑筋，每半边各三，即第五筋之司味支，散于舌前端及边之芒，并舌咽头之舌支，散于舌底与舌边之嫩膜及大芒，并舌下筋散于舌之肌质。司味筋两支，乃寻常知觉兼司味之用。其舌下者，乃运动舌之筋，司味筋之一，以供舌之芒与嫩膜。其全路之列，俱深同下牙，先列于外后蹬肌之下，即牙筋之里边，与内牙床脉管之一支相合。其中窍丝，亦与此处相合，而为尖角。后则此筋行于内后蹬肌，与牙床支里边之间，斜过舌边咽头，上缩肌之上。

第五节　舌之骨与舌根

舌骨附列于喉与舌根之小骨，形“U”。以韧带连于喉头，只有一枚，为躯干骨之一。舌根犹言舌本，谓舌之近喉处也。

第六节　舌之细胞与神经

凡舌面有刺，名曰乳头。其两旁有小

刺，名曰味蕾。内含细长之细胞，一个至十个，即味细胞。味细胞之下端，味神经伏焉，供给辨味之物质，变成液体，浸及味蕾，刺激神经，传之于脑，遂生味觉《心理学要览》。触神经[1]蔓布全身，而味神经惟口中有之。此神经归宿于舌皮及口后部之皮肉。舌皮内有无数之小体，状若花蕾，名曰味蕾。味蕾展其外端于口内，其中心有细胞，细胞之末稍极细，视之宛如纤绒，因名曰丝绵稍。丝绵稍植立于味蕾之罅隙内。味神经达于味蕾，并于其细胞间分支。食物未经溶解，则不能辨其味，必先溶化下降于味蕾内，围绕丝绒细胞之稍，而后味神经传至脑髓，告以所尝之物为何味也。

第七节　舌之唾液腺

唾液腺即分泌唾液腺之一，有耳下腺、颚下腺、舌下腺三对。末端各有球囊，

---

① 触神经：此前原衍"味神经"3字，据文义删。

如葡萄血管缠络。其周围如网，有排泄细管，常分泌唾液，滋润口内。口含食物，则腺之功能，忽发分泌液甚多。又饥饿而见食物及感香气，亦能流出唾液。耳下腺最大，在外耳之直下。别有管，开口于上颚面齿之近旁，以输送唾液。喉痧及感冒时，往往热肿发胀，俗称痄腮。颚下腺在下颚之内前部，舌下腺在口底黏膜之下，其输送管，皆开口于舌尖舌部之两侧。黏液腺由唾液腺分泌之液，亦曰口津，以润舌面及润湿口腔及消化食物之用。

（甲）唾液性质　唾液者，稀淡无色，而黏滑之硷液也。流出之始，有泡沫而透明无何，其上面清澄而生纯白之沉淀物。以显微镜观之，见微细之颗粉，少许之油球，及薄扁平之鳞形物，即口窝里膜剥落之内皮细胞也。又有口中黏液膜所出之少许小球细胞混合之。

（乙）唾液效用　唾液以湿润口内言语及咀嚼时，使舌易运动，又溶解有味物之分子，渗入舌之黏膜而觉其味，咀嚼之际，混淆于食物，使成易咽之软块，此皆唾液之功用也。

第八节 舌之功用

舌字从干从口。干，干戈也。凡物入口，必干于舌。故舌之功用，为食物，辨味及发声。凡食物自口下于胃，谓之下咽。下咽有三期，第一期由口及口盖之筋，送食物于咽喉；第二期由咽喉之筋移于胃官；第三期由胃官之筋下之于胃。

（一）别味　舌为味官，能辨食物之优劣。凡物有味者，无论[①]甘酸辛苦，皆溶解于水。惟金石不溶解，故多无味。但其味可溶而含于物，其物自具一种味之原质。然往往因多尝和料姜桂芥辣等及习惯常食物，亦不克辨原嗜之味，亦反失其功用。味觉统常辨甘酸苦咸四种。涩与辣乃为皮下筋之收缩，非真味觉。谢氏《生理学》云：舌背感咸味、苦味最敏，而此处之

① 论：原阙，据文理与育新书局本补。

脑线为第九对,与胃相感。食咸与苦,每致呕吐,职是故也。舌之两旁,感甘酸最敏,而是处之脑线为第五对,其分支至面部,故食酸则面现皱容。新智囊云:舌之尖端司辣及酸之味觉,舌背司甘及苦之味觉,舌根司烧肉及其他脂肪甚浓厚食物之味觉,且味觉有时与嗅觉、视觉、触觉等相联络。联络嗅觉而感物之香味,联络触觉而辨物之为水质或脂肪质,联络视觉而就物色之美恶,以知味之如何。

(二)发声　舌者,声音之机也。唐容川云:舌为心苗,言为心声,故舌能辨音。究音之所由生,则根于肾气。盖肾挟舌本,故先舌动而后能发音。横骨者,神气之所使,主发舌者也。横骨在舌本。心藏神,而开窍于舌。故横骨为其所使,以为发音之机。以舌在口中作声曰咜。语音不正曰𧮂𧫒[1]。

---

① 𧮂𧫒(tán tiān 弹添):古病名,语不正之谓。

以上辨舌之生理解剖及味觉功用，已略备大概。其他味觉神经之科学上实验研究，下章引据霍令斯荷斯教授及和布芬勃葛博士之新发明，详辨之。

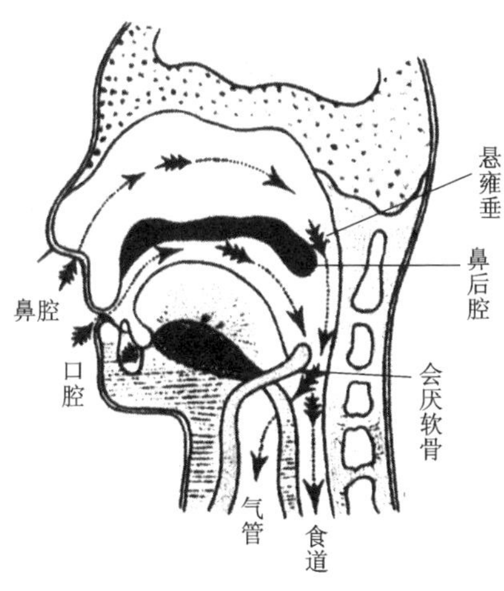

空气入肺食水入胃之图

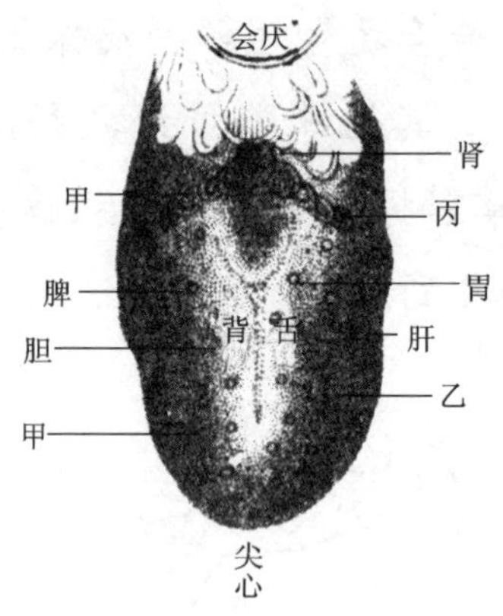

全舌部位分应脏腑图

全舌部位

（一）舌根　内应肾。（辨证：主肾、命门、大肠。）

（二）舌背　内应胃。（辨证：左主胃，右主脾。）

（三）舌尖　内应心。（辨证：主心、心包络、小肠、膀胱。）

（四）舌侧　内应肝胆。（辨证：左主肝，右主胆。）

（五）舌底　见第二图。

舌上乳头

即舌背上之无数小突起，血管及神经皆分布于其内。舌乳头当分三种，胪列于下：

（甲）丝状乳头　在舌旁及舌面。其上面有丝形突起之线。

（乙）蕈状乳头　散在丝状乳头之间，为小椭圆体，作蕈状。

（丙）轮廓乳头　在舌根近旁，排列如人字形，较前数种为大，内藏味神经之末梢曰味蕾，其形如壶，内容针状之味细胞。

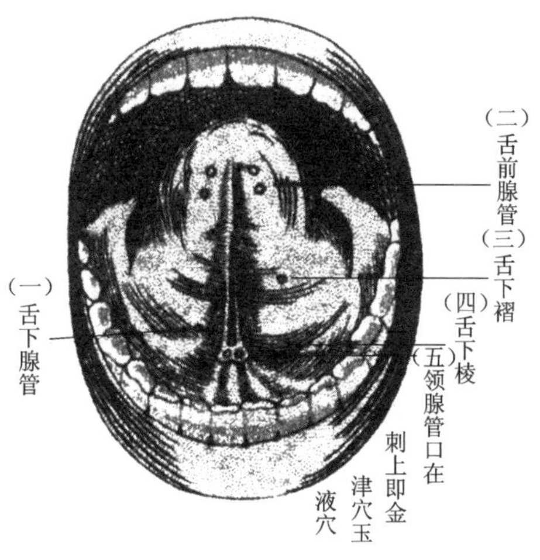

舌底面

舌底面图说

舌尖向上，提过上切齿，领骨下降，舌中线有红软黏膜，中有褶纹，为(三)舌下褶，褶之两侧近尖处有数小管。为(二)舌前腺管，割开见之。有卵形之腺一对。并略近舌尖两侧处之曲血管。时有一黏膜棱，名旁褶。在舌及口底相接之处，即舌下腺之凸。(一)舌下腺管口一行，在中腺之两侧，舌下褶之根，有一刺，刺上有(五)领腺管口，在刺之前，见一小群辅涎腺(即切齿腺)。对中切牙根处，与领骨紧相挨。

第二章 辨舌之味觉神经及功能

楼英曰：浊气出于胃，走唇舌而为味。凡物体入口，溶解触于舌面，而生感觉。能判断其甘苦辛酸之作用，谓之味觉，且为消化器之保护。此作用虽专属于舌，其两颊之内侧与口，亦少助之。谢氏《生理学》云：司尝之职，舌与上颚之小刺任之。滴醋一滴于舌上，对镜视之，即可见刺之簇竖，舌之皮突起小刺之上，细如毛发，观之不啻丝绒也。功能收吸所尝之液，而达于脑腺，故曰味觉。此就其大要言之，至于从科学上实质之研究，兹再节录学生杂志之霍令斯荷斯教授及和布芬勃葛博士之辨舌觉之新发现，以俾我中医界参考实质之借镜（专载学生杂注第七卷三号学艺门“关于味觉的新发现”）。

第一节 味觉神经

从头盖过面庞到口内之头盖神经，共有三条，是皆含有味觉神经纤维。其第一为舌神经，其纤维占在舌面前部及两侧，及舌尖，约当全舌之长三分之二；其第二为第九神经或称喉舌神经，其纤维[①]占在舌根之软颚；其第三为肺胃神经，自胃而来，其纤维占在舌之极根，及喉头。此谓满布全舌之神经纤维之来源。

---

① 维：原作“微”，据文义与会文本改。

第二节　神经种类及功能

味官和脑筋处，有许多各自分离小圈。每小圈各自成一体，体内包含一核，和两组神经细枝管中。其一组是极短极多，又一组比较略长，却单独一支。凡圈一群，成一神经节，为传达感觉之枢纽，连络脑筋和味觉神经节有四个，皆经过舌本和味细胞缠绕。味细胞在味蕾之内，至于神经节他端之神经支管，便直通脑海，至大脑中枢而止。其直接之神经干便是大头盖神经之中枢，神经名加色令神经节。若将加色令神经割去，据理知觉亦失。岂知事实上则不然，并不全舌知觉失却，只有前半部，约占全舌三分之二，失却知觉。似乎舌上其余各部之神经纤维，并不与神经节关联，却另从一条路绕到脑中，此是实验时第一次奇异之发现，后又照此法实验一次，割后若干时，前部已失之知觉，仍能恢复原状，此是第二次之发现。且味觉可以借用耳神经，逆达脑海。据近世科学家详考之后，始知散布在舌前半部之神经纤维，虽从第七头盖神经之神经节所发生，而实则先须绕过耳鼓神经，然后能达到舌头前部。所以耳鼓神经亦可以传导味觉到脑海，此是霍斯荷斯教授所发明。

科学家再加研究，又试验耳鼓神经。不但能代传达味、知觉到脑海，而且能直接感受味觉，可以在中耳耳腔内，耳鼓神经上实验得之。何以验之？假如耳腔内之耳鼓神经七行，使一种机械刺激，便能令脑海起一种酸味觉。倘然行使一种化学刺激，便起甜味觉，行使电力刺激，便起苦味觉，只无咸味味觉。此是屡试不爽，布博士又考查耳聋之人，味觉亦钝。又如患伤寒热病热甚时，舌起厚苔，致失味觉，而耳亦聋，此更是味觉与耳朵有密切之关系，为实验证明之实情。

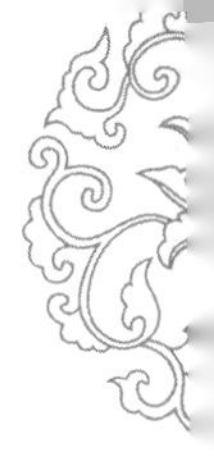

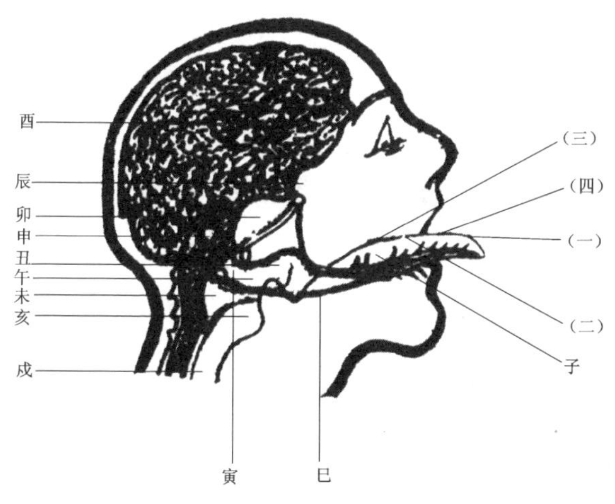

味觉器官与脑海连络形状图

此图是味觉器官和感觉器官神经和动作神经连络之全图。图中(子)是舌;(丑)是神经分支,即带味觉神经纤维经过耳鼓神经的;(寅)是耳鼓;(卯)是又一神经分支,即带味觉神经至神经中枢者;(辰)是在脑海外之味觉神经中枢,专司舌尖的味觉(巳)是又一神经分支,带布在舌根之味觉神经纤维到(午);(未)是专司舌根味觉之神经中枢;(申)是延髓穴,即转接各种器官之报告而达之最高脑府者;(酉)脑;(戌)从腹部来之胃神经,连合肠胃和脑海之东西;(亥)胃神经之支管,接收喉头所感得味觉,因而起涎,以便送食物进胃。(注意:凡物味佳者始起涎。)

又图中之(一)(二)(三)(四)表示舌之分段,详见下面之舌面分段图。又可参阅下文之线状点、蕈状点、围状点三种解剖分图和味蕾之解剖图。

再观舌官和脑海直接连络之神经,即是上文所说。自神经细胞一端发出之神经支干,其络点便是居于脑底之“延髓穴”。延髓是脊髓之顶端，位在颅内，较脊髓略大，如绳端上一个结，就是触觉神经和脑海之联络，是借脊髓做传达中枢。味觉神经和脑海，却有直接联络神经做传达中枢，不靠脊髓转达。但味觉神经，仍和“动作神经中心”及咀嚼神经、吞咽神经有关连。此关连是在延髓中，因此味觉器官与脊髓中枢有关系，所以味觉能引起他官之感应。比如吾人见了美食，便不知不觉，口内流涎，此即是胃液分泌。吾人从此可以证明，味觉神经和动作神经协作。此皆说明味觉神经内部之组织，实有神妙不可思议之奇异。

再说舌头外部，即表面之味觉神经之组织，亦有研究之价值。第一先辨舌头表面，凡舌头正面之皮最粗糙，且最厚。因常和食物相接触，所以格外生得厚些。其余如舌尖和舌边之皮，比较就薄了。其正表现糙粗部分，又可分为外内两部。有感觉神经头露出，即是和味觉相关连，内部便都是血管神经纤维和无数之腺，外部更有许多小点，形状不同，分布亦甚散乱。即此小点，便是画分舌面为内外两部之表记。内外部区分之处，以一排较大之点为界线，此等大点，约数十二，排列两面，成个英文“V”字形式，看图中之(三)便知，“V”字形是尖端向内，开端朝外，又从“V”字尖处起，有条沟直达舌尖，好比把舌面平分为两边。

再辨舌乳头，可分四类。(一)围状乳头；(二)蕈状乳头；(三)线状乳头；(四)卷叶乳头。围状乳头，就是排列成“V”字形之十二(或十个)个大乳头。此种大乳头，中有小洼，四围略高，犹如墙围，所以曰围状乳头。上文所讲关连味觉之感觉神经头，便是露在此乳头上。尤以在乳头四围高起部分者为多，总有几百个。故食物进口时，皆从外部感觉味之好歹，舌尖正面虽有极灵感觉，其反皮却无感觉。其余除舌面内部，是无感觉。前已说过，外如软腭及扁桃腺，皆略有感觉。嗓子顶头和嗓口，亦略有感觉。惟上腭完全无感觉以上所云感觉专指味感觉。又嗅觉器官，且有味感觉，如甜味和咸味，鼻子亦可以略辨一二耳。

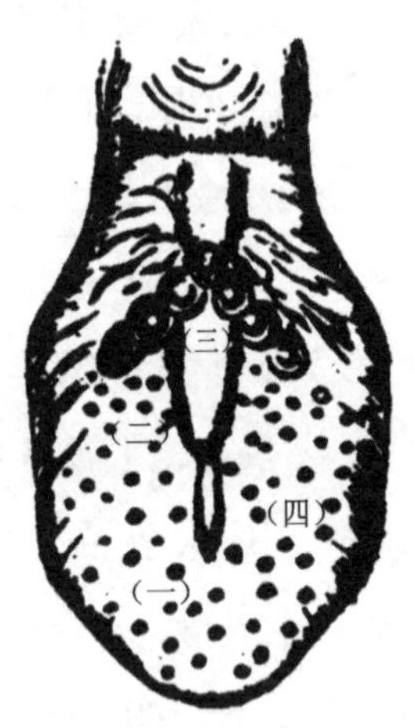

舌面分段图

此图中(一)是蕈状乳头；(二)是线状乳头；(三)是围状乳头；(注意他之形状像个井栏。)(四)卷叶乳头。图中仅示(一)(二)(四)三者。所占之地段而已，详图另列之。

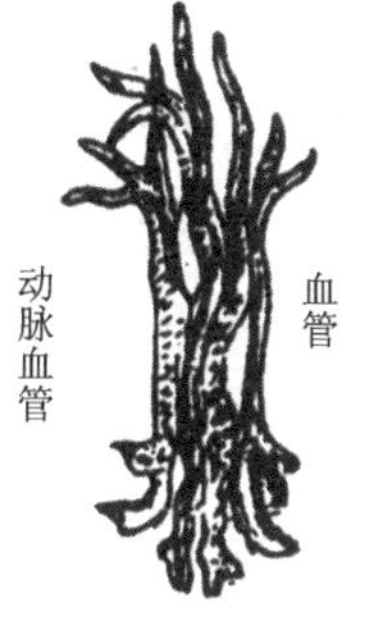

左图即线状乳头内，味觉神经纤维形状，形如毛刷者，即神经头也。

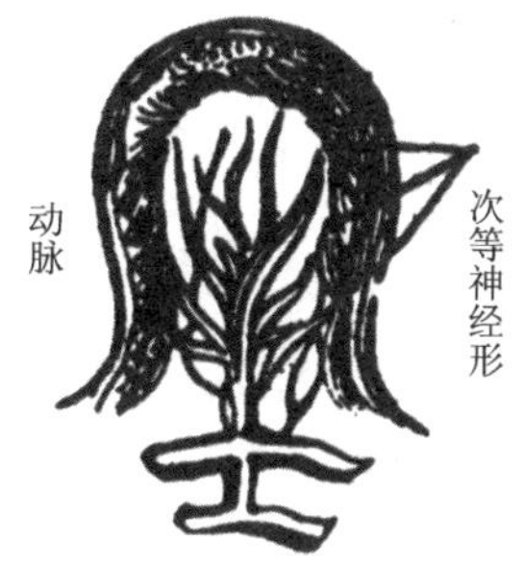

左图是蕈状乳头内部构造解剖图。其蕈状表皮极薄，颇灵感。

再看上文所说小乳头，如（二）（三）（四）种是何构造？曰：其小乳头内皆含有无数小体，称为味杯。察其形状，实似未开之花蕾，所以又改名为味蕾。味蕾和外界相通之路，名为味窍，为极细极微，人目所不能见之孔，开在小乳头面上。味蕾所以要如此深藏密躲，无非使外界略粗食物，不能接触耳。味窍之对径，有人测量之，大约一英寸一千分之一，可谓小至极矣。味蕾上面，又有毛刷一般，从味蕾发出，散布味窍左右，以便收取食物之味，传达于味蕾。

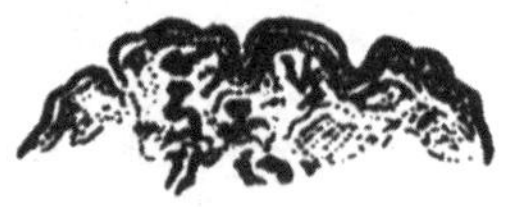
左图是围状乳头解剖后所见之解剖面。平常肉眼所见围状乳头形状颇似井栏。现在解剖后，用显微镜照察，始知此形。

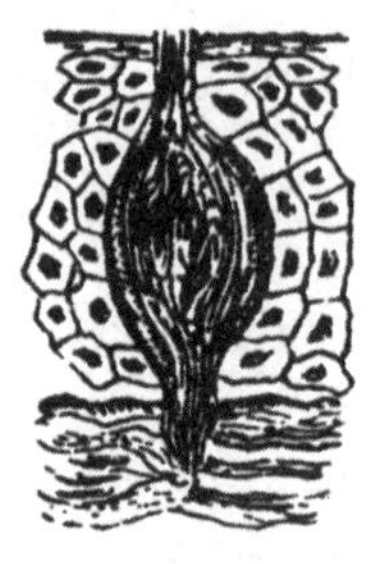
左图即是味蕾之解剖放大之图。味蕾是各种乳头内皆有，为传达味觉到脑海之机关，颇是重要。图中上面一根，便是毛刷形之东西。他之大小可以表示味窍之大小。此图是放大五百倍之形。

第三节　味[①]觉之错觉

味觉亦常有错觉，譬如糖属及硫酸镁，和其他一二物，在舌边及舌尖尝时，其

---

① 味：原作“吐”，形近之误，据会文本及文理改。

味是甜，但在舌根上尝，其味变为苦。还有许多食物，吾人常说有味，其实无味，不过因此物有浓香，香入鼻中，因而觉得，所以亦可说是味觉之错觉。比如樟脑，人皆说有味，实则无味，试掩鼻而舐之，便知是无。又如咖啡和金鸡纳霜之味一般，苹果和洋葱之味亦是一般，却因为各有各香气，便使味觉起了错觉，所以不同也注：尝，探味也。口中不须齿，以舌解滋味曰尝，儿尝胶饴之类是也。舐凡舌出，取无渣食物曰舐，或作"咶"及"餂"，如犬舐遗臼仙药是也。

凡原质之味，只有四种，甜酸咸苦是也。其余之味，皆不纯粹，与各感觉官，皆略有关系。与嗅觉关系亦最多。曾有人实地试验，证明食物之中，肉类面包，牛油乳油橄榄油，以及各种果子，各色蔬菜，皆是相同之味。若将食物形状遮住食之，便分别不出是何食物，鸡肉、火鸡、鹌鹑等，更不能从味道上分别耳。不过是香味形状名目联念，等等，合之，不是从味道可以定名也。

又说甜和苦，是绝对相反之味，那知舌上感觉甜和苦之味，却不在同一部位。大概舌尖最能辨甜，舌根最能辨苦。所以直吞苦物，往往不觉得苦。舌边最能辨酸。又成人味觉和小儿味觉，又有不同。上文说过成人舌尖反面舌中心一条，没有一点儿味觉。小儿便不然，几乎满口筋肉皆有味觉，所以最喜满口含物，此因为满口含有味觉。大抵一切生理状况，近乎等生物，此即是证据。

又如舌上小乳头感觉功能，亦各不同。有些只有感觉一味，有些便能感觉两个以上。据科学家精细实验，晓得一百二十五人之中，七十七人是对于甜酸苦三味皆起感觉，十二人只感酸和甜，余十二人只感酸，又七人感受苦和酸，四人感受苦和甜，三人只感得甜。

此外味觉之幻觉，最显著者是甜和咸之比较。若用一滴咸水，滴在舌头一侧，同时又将一滴无味之蒸馏水，滴在舌头又一侧，竟觉得蒸馏水变为甜，此是证明两性相反之缘故。能使无味之水，生出相反之味感觉。若改用糖水和蒸馏水，照前法试验，则蒸馏水又变为咸，其理正同。所以味之性质，若依感授性之难易，而定次序，便是一甜、二酸、三咸、四苦是也。

以上从霍教授及和布博士之新发明，参以生理学诸书而成之。

第三章 辨舌审内脏经脉之气化

彻賸八篇云：男子生鼻之后，目即生焉，目应肝胆。女子生鼻之后，舌即生焉，舌应心肠。目现于体外阳之用也，舌隐于体内阴之用也。盖舌为心官，主尝五味，以布五脏。故心之本脉系于舌根，脾之络脉系于舌旁，肝脉循阴器络于舌本，肾之津液出于舌端，分布五脏。又云：舌为心之外应，其本达于气管，有窍曰玄膺，为肾之上津。上通七窍，乃真气出入之关，知之者生，不知者死。蠡海集云：心之窍通于舌，舌虽心窍，而津液生之，则由心肾交媾，水火既济，阴阳升降之理也。李时珍曰：舌下有四窍，两窍通心气，两窍通肾液。心气流于舌下为神水，肾液流于舌下为灵液。道家谓之金浆玉醴。溢为醴泉，聚为华池，散为津液，降为甘露，所以灌溉脏腑，润泽肢体。是以修养家咽津纳气，谓之清水灌灵根。人能终日不唾，则精气常留，颜色不槁。若久唾则损精气，易成肺痨，皮肤枯涸。故曰远唾不如近唾，近唾不如不唾。人若有病，则心肾不交，肾水不上，故津液干而真气耗也。大抵无论内伤外感，无不显现于舌，因舌与内脏经脉均有连系。故辨舌质可诀五脏之虚实，视舌苔可察六淫之浅深。兹篇就其内脏气化外应喉舌本旨，详辨于后。

第一节　手少阴心经

《素问·应象大论[①]》云：心主言，在窍为舌。又云：手少阴之别系舌本。《经筋篇》云：手少阴之筋支者系舌本。《经络

① 应象大论：即“阴阳应象大论”。

篇》云:心气通于舌,心和则舌能知五味矣。心病则舌卷短颧赤,故舌为心之主。《五阅五使篇》云:舌者,心之官也。注云:心开窍于舌,故舌为心之官。《脉要精微论》云:心脉抟坚而长,当病舌卷不能言。注云:抟坚而长者,抟击应手,有力而长,此为太过之脉。心火太过,故当病舌卷。心主言,故不能言也。乔岳曰:心绝则舌不收及不能语。《经脉篇》云:手少阴之别,名曰通里。去腕一寸半,别而上行,循经入于心中,系舌本,属目系,其实则支鬲,虚则不能言。注云:手少阴之别络,与经相干,名曰通里之间。去腕一寸半,别经而上行,循径入于心中,系舌本,属目系。其气实鬲间,若有所支而不畅,虚则不能言。盖心主言,而经别络舌本也。

第二节　足少阴肾经

《经络篇》云:足少阴循喉咙挟舌本,至任脉廉泉穴而终。《疾病篇》云:足少阴之脉，贯肾系舌本。《忧恚无言篇》云：足之少阴，上系于舌，络于横骨，终于会厌。《卫气篇》云：足少阴之标在背腧与舌下两脉也。《经别篇》云：足少阴之正直者，系舌本。舌纵涎下烦悗，取足少阴。元珠曰：舌之下窍，肾之津液所潮也。注云：下窍廉泉穴也，一名舌本，在颏下结喉上。《灵枢》又云：廉泉玉英者，津液之道也。孙文垣曰：廉泉穴，肾之津液所关。《灵枢》曰：胃热则廉泉开，故涎下也。《灵枢·经脉篇》云：肾足少阴之脉，循喉咙挟舌本，是主肾所生病者，口热舌干，咽肿，上气嗌干及痛，烦心心痛。注云：夫肾主藏精，如主肾所生之病，则精液不能上滋，而为口热、舌干、嗌痛、烦心诸证。盖水不上济，则火盛于上矣。《素问》云：刺足少阴脉重虚出血，为舌难以言。景日昣曰：有寒伤肾帝中肿者，禁针，帝中即喉花，关于性命，不可不知。

第三节　足太阴脾经

《经别篇》云：足太阴之正贯舌中。《经水篇》云：足太阴之正上至髀，合于阳明，与别俱行，上结于咽，贯舌中。《卫气篇》云：足太阴之标在背腧与舌本也。《脉度篇》云：脾气通于口，脾和则口能知五谷矣。心气通于舌，心和则舌能知五味矣。当曲颊入系舌本。注云：口能辨五谷，舌能辨五味，心脾和，则口与舌俱和，而五谷五味，入口即辨矣。《素问》云：中央黄色，入通于脾，故病在舌本。李东垣云：舌者心也。复能知味，是舌中有脾也。王肯堂云：舌主尝五味，以荣养为身，资生于脾，以分布津液于五脏，故心之本末系于舌根，脾之络脉系于舌旁。《灵枢·经脉篇》云：脾足太阴之脉，上膈挟咽，连舌本，散舌下，是动则病舌本强，食则呕，胃脘痛，腹胀善噫，得后与气，则快然如衰，身体皆重。注云：舌本，舌根也。舌本强，食则呕等证，皆脾经之所为病也。善噫者，脾气上走心为噫也。得后与气则快然如衰者，厥逆从上下散也。《灵枢》又曰：足太阴是动则病舌本强，所生病者，舌本痛。又云：刺舌下中脉太过，血出不止为瘖。注云：舌下脉，脾脉也。瘖，不能言也。孙景思云：舌者心气之所主，脾气之所通，二脏不和，风邪中之，则舌强不能言。壅热攻之，则舌肿不能转。更有重舌、木舌、舌肿、出血等证，皆由心脾二经风热所乘而然也。

第四节　足阳明胃经

《营卫生会篇》云：上焦出于胃上口，并咽以上，贯膈而布胸中，走腋循太阴之分而行，还至阳明，上至舌下，足阳明。注云：上焦出于胃上口者，上焦所归之部署也。并咽以上，贯膈而布胸中，出走腋下，循太阴之云门，中府之分而行，还至阳明之天鼎、挟突而上，至舌复下于足阳明之分也。《藏象篇》云：其浊气出于胃，走唇舌而为味。张鸡峰曰：脾胃主四肢，其脉连舌本，而络于唇口，胃为水谷之海，脾气磨而消之。由是水谷之精，化为营卫，以养四肢。若起居失职，饮食不时，则致脾胃之气不足，而营卫之养不周，风邪乘虚而干之，则四肢与唇口俱痹，语言蹇涩，久久不治，变为痿疾。经云：治痿独取阳明，谓足阳明也。治法宜多用脾胃药，少服祛风药，则可安矣。

第五节　足太阳膀胱经

《灵枢·经筋篇》云：足太阳之筋，其支者别入结于舌本。

第六节　手少阳三焦经

《灵枢·经筋篇》云：手少阳之筋，其支者，当曲颊入系舌本，其病舌卷。

第七节　足厥阴肝经

《灵枢·经脉篇》云：足厥阴气绝则筋绝。厥阴者，肝脉也。肝者筋之合也。筋者，聚于阴器，而脉络于舌本也。故脉不荣则筋急，筋急则引舌与卵，故唇青舌卷卵缩。则筋先死,庚笃辛死,金胜木也。注云:足厥阴之气主筋,故气绝则筋绝矣。厥阴者,肝脉也。肝者,筋之合。谓厥阴之气合于肝脉,肝脏之气合于筋也。聚于阴器者,筋气之会于宗筋也。筋聚于阴器,而络于舌本,故脉不荣于筋,则筋急而舌卷囊缩矣。厥阴气绝,则筋先死,庚笃辛死,金胜木,而肝藏之木气绝也。《诊要经终论》云:厥阴终者,中热咽干,善溺心烦,则舌卷而卵上缩而终矣。注云:肝合筋,筋聚阴器络舌本,故舌卷卵缩而终也。

第四章　辨舌察脏腑之病理

盖心者生之本,形之君,至虚至灵,具众理而应万事者也。其窍开于舌,其经通于舌。故舌者,心之外候也。是以望舌可测其脏腑、经络、寒热、虚实也。屠渐齐云:辨舌欲知脏病,当先观其舌形,如舌瘦而长者为肝病,短而尖者为心病,厚而大者为脾病,圆而小者为肺病,短阔而动如波起伏者为肾病,此大要也。而尤以察胃气为至要，有胃气则舌柔和，无胃气则舌板硬。如中风入脏则舌难言，伤寒舌短即为死证，皆板硬而无胃气也。

不但病时之舌，能辨内脏寒热虚实，且无病之舌，亦能察人之性情。假如长舌之人，快活而具勇敢之气。长舌而阔雄辩之才，长舌而细居心狭窄。短舌之人，忧郁而有伪善之性。广舌之人多辩、不堪胜任大事，舌广而厚气度轩昂，舌大且阔中心坦直。狭长之舌，临事而乏诚意。短广之舌，虚伪而放大言。舌形短小，心中多伪，舌形短窄非佞即妄。尖舌之人发言锐利而耸人听闻。薄舌之人多言而利。舌形尖细喜谈鬼怪。此无病之舌关于为人性情之鉴别也。

其他如过啖五味，内伤脏气，则舌亦现特征。《千金方》云：心欲苦，多食苦，则舌皮槁而外毛焦枯。肺欲辛，多食辛，则舌筋急而爪干枯。肝欲酸，多食酸，则舌肉肥而唇揭。脾欲甘，多食甘，则舌根痛而外发落。肾欲咸，多食咸，则舌脉短而变色。此五味内合五脏本其所欲然，太过于常，皆能致病而舌亦能发现各种特征矣。

又如舌通各经内脏，内脏有病，无论属寒属热，与舌之味觉亦有特殊征象，可辨寒热虚实，亦宜知之。如胃虚则舌淡，胆热则舌苦，脾疸则舌甘，宿食则舌酸，寒胜则舌咸，脾肾虚留湿亦咸，风热则舌涩，郁热则口臭，凝滞则生疮，心火郁则舌出血，上焦热则舌尖裂，风火兼痰则舌胖短，风痰湿热则舌本强，脏热则舌生疮、引唇揭赤，腑寒则舌本缩、口噤唇青，肝壅则舌出血如涌，脾闭则舌白如雪，三经为四气所中则舌卷不能言，七情气郁则舌肿不能语。舌下有小舌者，心脾壅热。舌出数寸者，因产后中毒及大惊。舌肿者，病在血。舌痿者，病在肉。舌偏斜者，病在经。舌缺陷者，病在脏。舌战动者，病在脾。舌纵舌缩者，病在肝。舌裂舌烂者，病在脉。

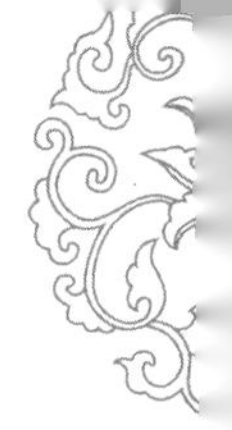

舌卷舌短者，心肝之证候。舌强舌硬者，心脾之病。时弄舌者，太阴之形证。啮舌者，少阴之气逆。此即病在内而显现于舌之证据也。

薛己云：舌虽为心苗，以证言之，五脏皆有所主。如口舌肿痛或状如无皮，或作热作渴，为中气虚热。若眼如烟触体倦少食，或午后益甚，为阴血虚热。若咽痛舌疮，口干足热，日晡益甚，为肾经虚火。若四肢逆冷，恶寒不食，或痰甚眼赤，为命门火衰。若发热作渴，饮冷便闭，为脾胃实火。若发热恶寒，口干而渴，食少倦怠为脾经虚热。若舌本作强，囟颊肿痛为脾经湿热。若痰盛作渴，口舌肿痛为上焦有热。若思虑过度，口舌生疮，咽喉不利为脾经血伤火动。若恚怒过度，寒热口苦而舌肿痛为肝经血伤火动。病因多端，当因症制宜耳。

第五章 辨舌明体质禀[1]赋之鉴别

辨舌审病，虽有确据，然亦体格体质，人有不同，男女老少，又有分别。有平时有苔而病时反无苔者。诸如此类，尤不胜枚举。兹就体格、体质、禀赋胪列于下。

第一节 体 格

盖体格之良否，虽关于健康，然于疾病发生时以及日后，可治与不可治，亦多有研究之价值。兹将体格在医学上当分为三种列下。

（甲）**强壮体** 平时舌质阔厚而坦，舌色淡红，舌背常有滑苔，或白或微黄，有神彩，骨骼强大，胸廓广阔，筋肉坚细而不粗松，皮肤滑润而有光泽。

（乙）**薄弱体** 舌质尖薄，边尖多红，或紫或有瘰，甚则沿边屈曲如锯齿形，舌心苔少，或无苔，外证骨骼细弱，胸廓狭小，筋肉瘦软，皮肤宽浮。

① 禀：原作“秉”，下同。

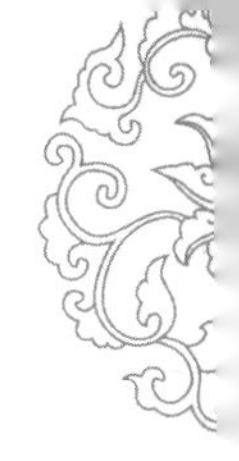

(丙)中等体　舌质狭长不厚,色亦淡红,微有薄苔,尖边淡红,其外证骨骼筋肉皮肤亦介于两体格之中间者也。

第二节　体　　质

人之有体格而后有体质,故体质在医学上,亦当别之为四,兹就各质之形状列下。

(子)肺痨质　全身构造薄弱,头长如鹤,皮色苍白,胸狭小,或扁平,颜细长,颧骨稍赤,眼球大而有一种光泽,其外貌秀丽,其舌质坦薄,边尖红赤,舌根有苔厚腻,中间[①]无苔,口中常有津。病至二期,则根苔灰白,边紫红,干咳涎痰,甚则痰中带血丝血块。重至三期,舌转红赤,无垢苔,咽痛,咳嗽脓痰,或咳涎痰,潮热盗汗,便溏胃钝,为终期也。

(丑)卒中质　骨骼筋肉均肥大,全身富于脂肪,颜大而白,或亦有兼苍兼赤,颈短而厚,肩高而耸,其外貌虽甚强健,而

① 间:原作"尖",据文义改。

身体略为运动则呼吸因之迫促。其舌质阔厚而长，尖端平圆，色淡红而白，舌面常有白腻垢苔。此质因常多脂肪少血，平素肝胃多有痰湿贮藏，故常有苔垢，病则胃中聚痰更多，舌质常呈胖短，甚则强硬或胀大，牙关亦紧，口不能出声，肺气管窒塞则不治矣。

（寅）**神经质** 神经质之特性，不在体格体质，而在其举动行为。容貌伶俐，视物敏极，发润而光，言语爽快。教以学问，按艺则比常人易于领悟，惟其意思无常，时兴奋，时郁闷，凡做事性急。其舌质薄小而端尖，边红微紫，虽有乳刺，上无浮垢，或有苔亦薄。此质之人，阴液亏，肝火旺。其有外邪之时，其苔白而带灰不厚腻。若多服温燥药，则易变光绛舌。

（卯）**腺病质** 主在小儿期皮色苍白，筋肉瘦而不润，额面如浮肿，颜面狭小，身体细弱，皮肤易变，静脉透于外面，往往生皮疹，其舌质薄短而尖，色多紫红，苔色灰白而少。

第三节 禀 赋[1]

前论体格体质之强弱，不拘男女与少壮。今论禀赋，则男女又有别，少壮亦有殊，且孕妇与产后，亦各有异谛。不可不分别详之，爰再述于后。

（甲）男女 男女气血异体，证治亦有大端不同者。男子气壮，血不易瘀，舌黑耳聋，血络痹也。如热入血室，舌卷囊缩，血痹之甚，筋失养也。亦有未及化热，两肋血络先痹者，其证舌苔忽黄忽白，必带灰黑，小便忽闭忽通，烦躁不能安眠，或有一边不良于眠，其脉忽长忽短，忽洪忽紧，系全无定象，必须攻血通瘀，方可治之，未有瘀不化，黑不退而病能愈者也。若妇人血盛，经水适来适断，与病相触，肝胃之络，最易停瘀。舌黑谵语，事所常有。但耳不聋乳不缩，不为败证。即耳微聋而谵妄狂躁者，亦邪正相搏之象。惟声息低

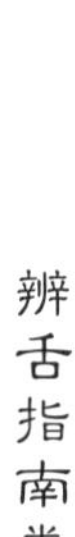

① 第三节 禀赋：原阙，据文理与会文本补。

微不能转侧，乃为危象，其舌或蓝或灰或黑，有仅在一偏，有全舌皆透，均不得据为凶候。故治妇科伤寒温病，起手即宜兼和血以防之，否则病愈而络瘀不净，积为胃痛腰痛痼疾。又世以苔黑而芒刺为热，湿润为寒。然瘀血苔黑，虽热而不生芒刺。盖男子之血，必因寒而瘀，因热而瘀，因温病过服寒剂遏热闭络而瘀。妇女不必因寒因热，邪在血不必相入而血能自瘀，故病愈而黑不退者有之节录《伤寒补例》。张石顽云：夏月热病邪火与时火内外燔灼，苔黑易生，犹可攻治。冬月伤寒舌苔全黑，决难救也。周徵之云：此乃指黑而润者，是血因寒而瘀。夏热瘀易行，冬寒瘀难行也。若热瘀则冬夏皆凶。

（乙）孕产 凡妊娠温暑伤寒，必先固其胎，胎安病易治。既察其脉，又审其色，面以候母，舌以候子，色泽则安，色败则死《脉理正义》。若面舌俱带白者寒证也，宜温之。若舌色绛赤，热入血分，恐逼胎下坠也。面舌俱红者,母子俱生也。若面舌色赤口中吐沫者,母死子活也。唇舌俱青口中沫出者,母子俱死也。申氏曰:产妇亦有面舌俱白,色黯无神,气血俱虚,亦死证也。舌见灰黑而有青筋,子已受伤,急下其胎,母尚可保。若舌见青黑,子已全死,外证面如黄土色,或干白,口出白沫,胸闷,脐腹痛冷,胎停不动,甚则胸塞,口吐白沫,而有臭秽气,或指甲亦黑则母子均不救矣。其他产后辨舌,亦有不同。《脉理正义》云:产后百脉皆虚,以心主血也。经云:少阴气绝则血不行,舌紫黑者为血先死,亦谓不治。此皆余临证目击。如此学者不可不知也。

(丙)老年 老年气血衰颓,津液枯涸,一经染病,元气不能抵抗,邪气内溃,故舌与少壮异。凡老年阴阳俱不足者,苔虽白必浮。中有裂纹者,中阳虚者,质胖无华者,浊阴内聚。虽润而非液者,两畔厚白中有裂纹。质绛为痰火,质白为痰气，此苔易脱，脱后色绛，胃阴竭也。脱后色白，肺阴涸也。均为不治。上半有薄白苔，下半如刀切齐者，是生气不至于胃，上有而下竭待心肺胃三经津液尽而死矣。上半无苔而光绛，乃胃火旺，阴将涸也，宜急救其阴。若下半有白厚湿苔，用蒸动肾气法，十中可救一二。亦有因前医误用温燥之剂，肝阴受烁，其苔必干白无液，或如豆瓣，厚薄不匀，不可再用劫阴之药。若初起厚白苔，服药后苔脱去，苔根或起泡或显红刺为痰热化解，使一脱之后，并无泡刺而苔质现干绛裂纹，亦为伤液之征，宜滋其阴。苔聚于中，两旁化露而老黄干厚，热伤肺胃，心营受烁也。非紫雪至[①]宝合玉女煎之类不可。如干厚见黑色涕涎一条者，结津也，危在顷刻。苔脱后舌上如涂墨者危，须问曾否食过青果、山楂、石榴等酸味之物，否则即属肾气上泛而欲气促痰升之兆，急用救逆回阳之法。如头

① 至：原作“紫”，据医理与育新书局本改。

汗面黑等象，已显是其机已发，不可救药矣。此《医学抉微》中语，余屡试验，不失毫厘，故转录之。余治验一高年阴液大亏，素有肝阳上亢之病，一经温暑之病。医者初误芳燥淡渗，大便不下，身热增剧，舌黑燥无津，继用甘寒阴柔，热退身凉，脉沉弱无力，舌仍干燥，硬如栗壳一层，口燥不喜饮，大便始终不下，已十余日。小便清长，人体不能动，凡用凉泻之品，日见沉困。后邀余治，余谓此因初服芳燥，重伤其津，继用凉润阴柔而无助输运之品，故大便不下，甚则命火亦被熄灭。其肠中宿垢，同药汁冰伏下焦，以致气化失蒸腾之职，故仍口燥，舌仍干黑，而津液不能上升故也，故如此。余用熟地、麦冬、淡苁蓉以益肾阴，盐炒党参以立中气，炮姜、肉桂以温脾壮命火，大黄、元明粉以清[1]润导下。服一剂，大便即下盈斗，下后舌苔仍不退，惟口齿已润。后改用复脉汤加减五六剂，

① 清：原作“消”，据医理与会文本改。

干苔脱去，如壳一片，舌质淡红而光软无津，仍用复脉五六剂，则苔渐生而胃纳始动，元气渐复。此亦为治老年水亏木旺，热病过凉，立温润攻下之例也。

（丁）**婴孩** 凡小儿三四岁以下，患温热杂病，辨舌与常不略同。惟产生至一二岁，其舌有特种疾患，不可不防之。美医嘉约翰云：小儿之病，舌上每有白衣。若初生小儿，舌上白膜裹住，或如石榴子，或遍舌根，哭不出声。若不刮去，其儿必哑或发惊先将舌上白膜，用指甲刮破令出血，煅白矾末二分，绿豆粉一分和敷之。若出血不止，用发灰掺之即止。若小儿舌根下，忽有筋一条，绊其舌尖，不能吮乳，或舌下总筋上生白膜，连舌尖绊住，银针磨尖，轻轻挑断之其法用簪横刺膜中，直勒至舌尖下，断其膜，须仔细下簪，勿穿在总筋之内及误伤舌根及小舌，为祸不少。挑后拭去血涎，用蒲黄、海硝研末掺之，或陈墨亦可。若初生儿舌上忽生黄泡出水，此为心脾之火用大螺蛳肉三枚，焙为末加上腰黄末三分，灯心灰五分，共为末掺之，愈。若小儿初生舌上生白屑如米，剧者口鼻亦有之，此由胞胎中受谷气盛，所谓鹅口是也用冰片一分，煅月石二分研和吹搽白粒上。凡小儿舌大，肿硬不能转动，此心火挟痰也。用竹片轻刮拭净，不可用手按舌根，乃损长成言语不正。若舌肿满口，或胀出口外，难纳药者，用僵蚕、牙[①]皂等分为末少许，吹鼻中，口自开，顽痰自出，再用箸绕丝绵，蘸甘草汤润其舌，然后用蒲黄末掺之，此皆小儿所特有也。

第六章　辨舌质生苔之原理

章虚谷曰：观舌质可验其证之阴阳虚实，审苔垢即知其邪之寒热浅深。《诊家直诀》云：凡察舌须分舌苔舌质，舌苔虽恶，舌质如常，胃气浊秽而已。《形色简摩》云：舌苔可刮而去者，属气分，主六腑。若刮而不去，即渐侵血分，内连于脏，全属血分与五脏。舌尖上红粒，细如粟者，乃心气挟命火真火，而鼓起者也。然此皆属舌质也，至于苔乃胃气之所熏蒸，

① 牙：原作“芽”，据医理改。

五脏皆禀气于胃，故可藉以诊五脏之寒热虚实也。章虚谷曰：舌苔由胃中生气所现，而胃气由心脾发生。故无病之人，常有薄苔，是胃中之生气。如地之上微草也，若不毛之地，则土无生气矣。又云：苔者，如地上之草根，从下生垢者。如地上浮垢，刷之即去。无根者表分，浊气所聚其病浅，有根者邪气内结，其病深。有根之苔当分其厚薄、松实。厚者邪重，薄者邪轻，松者胃气疏通，实者胃气闭结也。吴坤安云：舌之有苔，犹地之有苔。地之苔湿气上泛而生，舌之苔胃蒸脾湿上潮而生。故曰：苔，平人舌中常有浮白苔一层，或浮黄苔一层。夏月湿土司令，苔每较厚而微黄，但不满不板滞。其脾胃湿热素重者，往往终年有白厚苔或舌中灰黄，至有病时脾胃津液为邪所郁，或因泻痢，脾胃气陷，舌反无苔，或比平昔较薄，其胃肾津液不足者，舌多赤而无苔，或舌尖边多红点。若舌中有红路一条，俗称鸡心苔，血液尤虚，此平人之常苔也。周徵之曰：尝见舌中心如钱大，光滑无苔，其色淡紫，但苦常遗滑，余无他病。又见舌质通体隐隐蓝色，余无他苔，但患胃气痛者，此皆痰血阻于胃与包络之脉中，使真气不能上潮，故光滑不起软刺，是血因寒而瘀也。通体隐蓝是浊血满布于微丝血管也。故舌苔无论何色，皆属易治。舌质既变，即当察其色之死活。活者细察底里隐隐犹见红活，此不过血气之有阻滞，非脏气之败坏也。死者底里全变干晦枯萎，毫无生气，是脏气不至矣，所谓真脏之色也。若血败凝瘀于中而舌必强硬而死也。故察舌之吉凶，则关乎舌质也。章虚谷曰：凡舌光如镜，毫无苔垢或有浮垢，刷之即光者，其色红活是胃中虚热；色赤者，营中邪热，皆胃津干涸，必多烦渴。当用凉血滋阴，兼助胃气，其苔可以渐生。若舌质红紫杂现而色不匀，营血瘀滞也。苔垢杂色并现，或中有边无，中无边有，胃气不化也。若

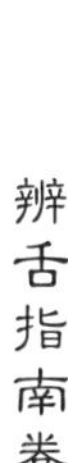

舌绛而光亮，或绛而不鲜，甚至干晦枯萎，或淡而无色如猪腰样者，此胃肝肾阴枯极而舌无神气者也。急宜加减炙甘草汤加沙参、玉竹、鸡子黄、生龟板等类，濡润以救之。若舌本淡白，或如煮熟猪肝者，此元阳败胃无生气，如不毛之地，故光而无苔，必不能进食也，纵服大剂参附后，不能生苔，或如浮皮，此残灯余焰，必死不治。倘有薄苔渐生，则渐思食，方为生机，然百中无一二者。其有舌本全白如纸，毫无红色，不论有苔无苔，元阳已绝而死。刘吉人云：舌上无苔，质光如镜，为胃阴胃阳两伤。胃肠中之茸毛贴壁，完谷不化，饥不受食之候完谷伤阴，脉必细涩，亦有顽痰胶滞胃中痰滞胃中，脉必洪滑而大，茸毛亦不起，皆有此候。又有前半光滑无苔，后根上有肉瘤两粒。如舌肉色者，阴虚痨病之象也。如表面无苔，而皮内有一块如钱大，或黄或白者，正气不足，血液亏虚，兼有痰凝之候。

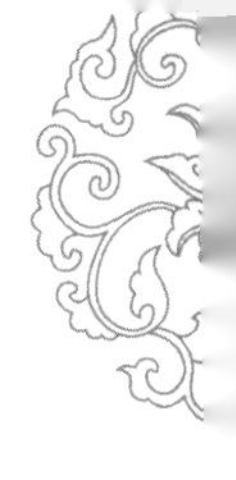

第七章　辨舌苔有根无根之鉴别

周徵之云：前人只论有地无地，可以辨热之浮沉虚实，不知有根无根，亦可察中气之存亡也。地者，苔之里一层也。根者，舌苔与舌质之交际也。夫苔者，胃气湿热之所熏蒸也。湿热者，生气也。无苔者，胃阳不能上蒸也，肾阴不能上濡也。前人言之晰矣。至于苔之有根者，其薄苔必均匀铺开，紧贴舌面之上。其厚苔必四围有薄苔辅之，亦紧贴舌上，似从舌里生出，方为有根。若厚苔一片，四围净洁如截，颇似别以一物涂在舌上，不是舌上所自生者，是无根也。此必久病，先有胃气而生苔，继乃胃气告匮，不能接生新苔，而旧苔仍浮于舌面，不能与舌中之气相通，即胃肾之气不能上潮，以通于舌也。骤饮误服凉药伤阳，热药伤阴，乍见此象者，急救之犹或可复，若病势缠绵日久，渐见此象，真气已索，无能为矣。常见寒湿内盛之病，舌根一块白厚苔，如久经水浸之形，急用温里，此苔顿退，复生新薄苔，即为生机。余亦见寒湿内盛之人，初病舌不见苔，及服温化之药乃渐生白苔，而由白转黄，而病始愈。又如寒湿在里，误服凉药，呃逆不止，身黄似疸，而舌反无苔，脉象沉细无力，此脾胃气陷之征也。水气凌心，胃阳下陷，忽变无苔，日久即变黯紫也郭元峰脉如。苔亦有内热闭滞，致脾气不行，饮食津液停积于胃。故舌生苔，若脾气不滞则饮食运化，津液流通，虽内热未必有苔也。周氏又云：亦有常人胃中夙有冷痰凝血，舌上常见一块光平如镜，又凡有痞积及心胃气疼者，舌苔亦多怪异，妇人尤甚，又见病困将死之人，舌心一块厚苔，灰黄滞黯，四面无辅，此阴阳两竭，舌质已枯，本应无苔而犹有此者，为病中胃强能食，五脏先败，胃气后竭也。或多服人参，无根虚阳结于胸中，不得遽散，其余焰上蒸，故生此恶苔，甚或气绝之后，半月胸中犹热，气口脉犹动也。余又见一肾阴肾阳大

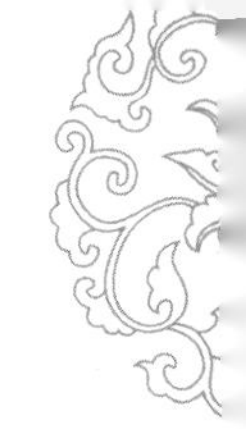

亏之人，舌质紫红润泽无垢，近舌根生一块黑润厚苔，其苔上生紧密黑毛，长二三分，百药罔效。余用大剂温肾填阴，服多剂，黑毛始脱，黑苔亦逐渐化尽而愈。此肾命大亏，浊阴上结而生苔毛。肾得温补，命火蒸腾，浊阴渐化也。

第八章　辨舌苔察时温与伏热

吴坤安云：凡外邪之入，先到卫分，卫分不解，而后入气分而营分，再不解则深入血分。如风热无湿者，舌质白润无苔，或有苔亦薄。热兼湿者，必有浊苔而多痰，此邪在卫分，可汗解之，如麻杏薄荷之类。如舌苔白厚而干，邪在气分，宜解肌清热，如荆葛翘荷之类。白内兼黄，仍属气分之热，不可用营分药。白苔边红，此温邪入肺，灼干肺津，不可辛温过表，清轻凉散为当。若气分化热不解，则入营分，此由卫而气，由气而营，由营而血，逐层递进，顺传之径也。或温邪由口鼻吸入，上焦心肺先受而后竟入营分，舌苔亦由白而绛，为逆传也。邪热入营，舌质必绛而燥，惟犀羚栀翘鲜大青为妙品，以能透热于营中也。邪在营分不解，渐入血分，入血分则舌质深绛，烦躁不寐，时有谵语，宜急清血分之热，如鲜生地、丹皮、金汁、犀角之类。若舌质红苔白，根带黄，此热虽入营，温湿之邪尚在气分流连，可冀战汗而解。若舌红绛，中仍带黄白等色，是邪在营卫之间，当用犀羚以透营分之热，荆薄以解卫分之邪，两解以和之。此由外而内，自上而下，顺逆传经法也。外感温病，风寒诸感，无不皆然。若伏气温病，自里出表，乃先从血分，而后连于气分，故温暑初起，舌即绛者，因内挟伏气，而邪不入气分，而直窜营分也，宜先清营分之热，如鲜地、大青、丹栀、豆豉、白薇之类。大抵寒温自表传里，发病即现白苔，而舌质之色如常无变。温暑之邪，自里达表，初起舌质光红，虽有浮垢反而无根。马良伯云：凡风寒湿诸热病，始起则舌滑而薄；温热暑风，始起则舌即绛色。盖温暑病，里先有郁热，故宜清泄，甚或用凉，切忌辛温芳燥。邵仙根云：伤寒邪从肌表而入，以舌之白黄，分表里而汗下之。温暑从口鼻吸入，以舌之绛白，分营卫而清解之。更以舌质之燥润，辨津液之存亡。炳章按：凡伏气温暑起病之初，往往舌红润而无苔垢。诊其脉软，或弦或数，口未渴而心烦恶热，即宜投以清解营阴之药。迨邪自营从气分出而化苔，然后再清其气分热可也。若伏邪重者，初起即舌绛咽干，甚则有肢冷脉伏之假象，亟宜大清营分伏邪，而反现厚腻黄浊之苔，此即内伏之邪外达也。既达于气分，则从气分治之。更有邪伏深沉，不能一齐化达者，如前化出之苔已退尽，色亦淡红，惟口苦或甜黏，其内伏未尽之邪仍留也。逾一二日舌复干绛，苔复黄燥，当再清之、化之。正如抽蕉剥茧，层出不穷。秋月伏暑深沉者，屡多此类之证。余前治姚姓妇伏暑，因初病时尚食肉品麦面，兼服补品，迨热重胃闭始停，而后身灼热，胸痞便闭，小溲短涩，因热逼血室，经水适来，俄顷未净即止，以至热入血室，耳聋目闭，神昏谵语，手足瘛疭，便闭溲涩。前医皆遵热入血室例，治多罔效，至病势危殆，始邀余诊治。余诊其脉弦数搏指，舌底苔灰黑黄焦，浮铺苔上，且黏厚板实，舌尖深绛，边紫兼青。询其前由，问其服方，参考现证，为其疏方。遂重用蚕砂、鼠粪化浊道而通胞门之瘀塞，硝、黄、牙皂以涤垢攻坚积，地鳖、桃仁逐瘀通血络，鲜生地、大青叶、羚羊、钩藤清血热而熄肝风，鲜菖蒲、天竺黄豁痰而开心窍，服一剂，而大便下黑垢瘀块，成团成粒者甚多。瘛疭即定，神志略清。次晨复诊，脉势已平，而舌苔松腐，黑垢满堆，刮去瓢余，未减其半。且逾时又厚，继进桃仁承气汤加减，服至五剂，舌垢始净，身凉胃动，调理而痊。按此证因先病伏暑挟湿，继则挟食，再则阻经停瘀，湿蒸热灼，便闭溲涩。邪无去路，又值经来，邪热竟入血室，经水被热煎熬，以致凝瘀，瘀塞胞门。前医虽当热入血室治，然药性不能直入瘀塞之胞门，故皆罔效。证因挟湿、挟食、挟瘀、挟痰，堆积至重重叠叠。余治以先通胞门瘀塞，其血室内之热，亦可同时引导下出。舌苔因化反厚者，此因积藏过多，如抽蕉剥茧，层出不穷者是也。又有湿遏热伏之证，亦同前状。初起脉沉濡而数，舌尖绛，边绛略淡，中根灰白或灰黄厚腻，日晡热甚，便不畅，溲短涩，此为热伏于内，湿遏于外，伏暑秋瘟秋燥，均多此证。治法以蚕砂、滑石、蒌皮、郁金，化浊宣气开郁，鲜生地、豆豉、青蒿、白薇、焦栀以清透营热，从外达湿化热透，大便自下，小溲亦长。若误用荆、防、枳、朴，反增胸闷干呕。若用硝黄妄下，则下利稀水，口舌化燥，胸闷干呕，热亦反增，脾胃浊垢反不下，此余屡验之矣。

辨舌指南卷一终

辨舌指南卷二

鄞县　曹赤电炳章撰述

绍兴　周炳墀越铭参校

第二编　观 舌 总 纲

第九章　观舌之心法

临证观舌，最为可凭，然亦未可执一，《正义》云：凡见黑舌，问其曾否食酸甜咸物，因是物能染成黑色，非因病而生也。然染成之黑必润而不燥，刮之即退。虚寒舌润能染，若实热舌苔干燥，何能染及耶？凡临证欲视病人舌苔燥润，禁饮汤水，饮后则难辨矣。王秉衡曰：淡白舌苔，亦有热病。黄厚满舌，亦有寒证。舌绛无津，亦有痰证。当以脉证便溺参勘。又白苔食橄榄即黑酸物亦然，食枇杷即黄，又如灯下看黄苔每成白色。然则舌虽可凭，而

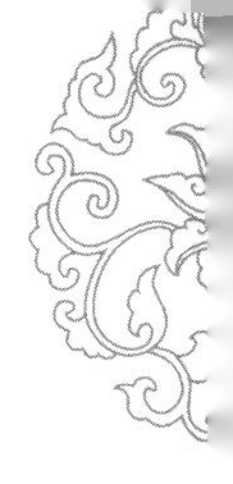

亦未尽可凭。非细心审察,亦难免于误治矣。其他观法,再举于后。

一、舌色

凡病人欲察舌之时,宜先诊而后食,则苔之厚薄易分。诊而后饮,则苔之滑涩易辨。至于干黑之舌,又当以蜜拭其苔垢,然后视其形色。红赤者可治,青黑者不可治,亦望舌之所宜知也。

二、舌质

凡舌质亦有色,如绛、红、紫、青、蓝即其色也。血热之证,舌质底色紫。又有大小,如湿热有痰之证,舌质胀大满口,边[①]有齿印。

三、舌尖

凡舌尖属心。如满舌白苔,舌尖有红刺,此心火旺盛,勿用温燥之药。

四、舌心

凡舌四边有苔,中心则无,或中有直裂,或有直槽,或有横裂,皆心胃阴液不足,

---

① 边:原作"迹",据医理与育新书局本改。

亦忌温燥。

五、舌边

苔色与边齐否,舌边缺,曲如锯齿者,不治也。舌边红者,脾热也。舌边青色一条者,木克土也。胡玉海云:舌边肝胆部位,有一点紫泡如黄豆大,此热毒归脏。在左者重,在右者轻,在中间更轻。其证舌红面赤,而两手见阴脉,或脉来摆摇无根,恍惚难凭者,为不治也。

六、舌根

凡根后有无苔色接续,有无大肉瘤,亦须注意。

七、燥润

若以手摸之或滑润,或燥刺棘手,有看之似润而摸之燥者,有看之似燥而摸之滑者。

八、变换

刘吉人云:观其变换与不变换,总之苔黄为正,白次之。无论何证,若用药当,皆由白而黄,由黄而退,由退复生新薄白苔，此为顺象。若用药不当，则由黄而白，由白而灰，由灰而黑，由活苔变为死苔，此逆象也。骤退骤无，不由渐退，此陷象也。更有气聚苔聚，气敛苔敛，气化苔化，气散苔散。气散布苔亦散布，气凝聚而结苔亦凝聚而结，气结于一边苔亦结于一边。故气郁之证，苔边整齐如石阶之起边线，线内有苔，线外无苔，但红边而已。若气化则布散，由密布而疏散，则不似斩然齐一之边矣。故苔有边齐如斩者，皆气聚也，有积滞抑郁者也。

第十章　辨舌之形容

心者，生之本。其经通于舌，其窍开于舌，故舌为心之外候也。察舌质形容可定内脏之虚实，观舌苔垢色可以辨外邪之寒热。所谓形容者，如舌之软硬，舌之胀瘪，舌之战痿，舌之歪斜，舌之伸缩，舌之吐弄，是也，皆能辨脏腑经络之寒热虚实，病之可治与不可治，于此已可判矣。故先录此例如下。

第一节 软　硬

软者，痿柔也，气液自滋。硬者，强硬也，脉络失养。有胃气则舌柔和，无胃气则舌板硬。舌软者，软而不能动也。舌红痿软难言者，心脾虚也。心清语蹇，舌软无力难言者，营卫不足也。软而淡红者，宜补气血。深红者，宜凉气血。赤红者，宜清凉脏腑。紫红者，宜寒凉攻泻。鲜红灼红者，宜滋阴降火。绛红而光痿软者，阴亏已极，不治之证也。舌萎软黄燥，腹满不得睡，将发黄也。声乱音嘶，舌萎，伸[①]不得前者，因误发其汗也。舌萎，人中满，唇反者，脾经气绝也。在病后乏力之时，舌亦萎软不能言，养胃益阴则自复也。

舌强硬者，如木舌、重舌、肿舌、大舌之类，皆脏腑俱热，而心经尤为热极也。舌忽肿而不硬者，木舌也。舌肿满口，溢出如猪胞，气息不得通，硬如木石者，血壅

① 伸：原作“声”，据会文本改。

气滞也。舌木硬者，厥阴病也。舌红而强硬，失音者，死候也。凡红舌强硬，为脏腑实热已极，不如燥火内伏，误服温药，则舌根亦强硬，不能言语。或时疫直入三阴，皆里证实热宜苦寒救补汤即服。舌边四围红色，中间至根有干硬黑色，如有长小舌，其上有刺者，热毒坚结大肠也宜白虎合承气汤下之。有痰者，舌灰胖而硬，宜豁痰。亦有白苔干硬如砂皮者俗名水晶苔，此邪热在表时，津液已干燥，后虽入胃，不能变黄，宜增液承气下之。下后白苔润泽者生。凡疫证苔如积粉，此火极水化。若误认为寒，妄投温燥，其苔愈厚，津液愈耗，水不上升，二火煎熬，变白为黑，其坚硬似铁，其厚似甲，敲之嘎[1]嘎有声，言语不清，非舌卷也。专用甘寒以充津，如五汁饮、增液汤之类。大抵温暑热证，舌硬不语，下证为多。杂证舌强硬，胃气将绝也。如中风入

① 嘎（gā 旮）：原作“戛”（jiá 荚），据文义与育新书局本改。

脏则舌难言。伤寒舌短，亦为死证，皆板硬无胃气也。凡板硬之舌，不论何色，不治者多有苔硬如石，如茧裂，为龟纹，刮之不去。在舌心者，可治。满舌如是者，不治。

第二节 胀　瘪

胀者，浮而肿大也，或水浸，或痰溢，或湿热上蕴。瘪者，薄而瘦小也，或心虚，或血微，或内热消肉。舌肿胀者，病在血。舌赤胀大满口者，心胃之热也。舌赤肿满不得息者，心经热甚而血壅也。舌肿大者，或因热毒，或因药毒也。唇舌紫黯青肿者，中毒也。舌紫肿厚者，酒毒上壅，心火炎上也。或饮冷酒壅遏其热也。舌紫短团圞[1]者，食滞中宫，而又热传厥阴也，宜即下之。如神志清爽，舌胀大不能郁口者，此属脾湿胃热郁极，化风化痰，毒延口也，邪在脾胃，唇口亦肿也。如胀大不能出口，神不清者，病在心脾两脏也，用大黄

① 团圞（luán 鸾）：亦做“团栾”，圆貌。

磨汁，和入煎剂内，更须参辨苔色。如舌色白滑、黑滑者，多由水气浸淫者，宜通阳利水。黄腻满布者，由湿热郁而化毒，宜清湿火化毒。白腻、黄腻者，痰浊相搏上溢为胀也，宜蠲痰化浊。舌黄胀大满口者，乃胃府湿热蕴结不消也。舌红胀大满口者，乃心胃俱有热毒也。红舌胀出口外不恬者，热毒乘心也外用银针，砭去恶血，以梅冰、人中黄末掺之。舌形圆大胖软者，足少阴虚证也。生有红点者，热毒乘心也。若舌肿耳干，下血不止，脚浮者，六日死。足肿者，九日死，肾绝也。又耳干舌肿光绛，溺血大便赤泄，足肿者，肉绝，九日死。胃绝五日死也。嘉约翰云：舌之肿大，或有出于心火发炎，或因于疔毒者，或因于过服汞药而致者，间有舌微肿，一伸出即现齿印者。

舌瘪者，薄瘦也。舌肉属心脾，心脾虚，则舌瘦瘪也。亦须辨其苔色。若淡红、嫩红者，心血不足也。紫绛灼红者，内热动风也。舌干绛，甚则紫暗如猪肝色者，皆心肝血枯也。舌紫枯瘪，形如猪肝色，绝无津液，乃不治证也。舌质不赤，中黄无苔枯瘦者，乃过汗，津枯血燥，死证也。舌红干瘪不能言者，亦死证也。舌红舌瘪能言者，因证治之，或可救也。

第三节　战　　痿

舌为心苗，其伸缩展转，则筋之所为，肝之用也。舌战者，舌颤掉不安也。舌红而战动难言者，心脾虚也，汗多亡阳者有之。舌挺出振战者，多见于酒客、湿热病、神经衰弱者。大抵舌战由于气虚者，蠕蠕微动。由于肝风者，习习煽动。更宜参之舌色，如舌色淡红而战者，气血俱虚也。嫩红而战者，血虚液亏也。鲜红而战者，血液亏肝风内动也。紫红而战者，肝脏热毒动风也。

舌痿者，舌软而不能动也，为舌神经麻痹所致。亦有暴久之分，如暴痿多由于热灼，故常现于红干之舌。如深红者，宜

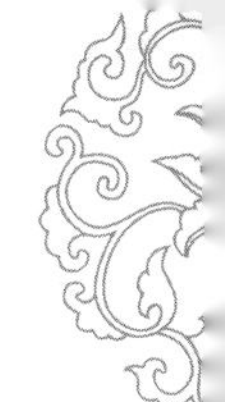

清凉气血。紫红者，宜泄肝热，通腑气，鲜红宜滋阴降火。色淡红者，宜补气血。若病久舌色绛而痿软者，阴亏已极，津气不能分布于舌本，为不治。叶天士云：若舌绛而不鲜，干枯而痿者，肾阴涸也宜阿胶、鸡子黄、地黄、天冬等治之。吴坤安云：舌形敛束，伸不过齿，紫绛痿软，为肝肾阴液枯涸而败。若其舌色红泽而光，或其色鲜红者，属胃阴干涸，犹可滋养胃阴。章虚谷云：舌本或短或痿，而赤色苔厚者为邪闭，色淡白如煮熟猪肝而痿者，不论有苔无苔，皆为正败，死不可治。

第四节　歪　　斜

歪者，斜偏一边也。痉痱与偏枯常见，当再辨其色。若色紫红势急者，由肝风发痉。宜熄风镇痉，色淡红势缓者，由中风偏枯。若舌偏歪语塞，口眼㖞斜，半身不遂者，偏风也。舌偏向左者左瘫，舌偏向右者右痪，宜补气舒筋，通络化痰。嘉约翰云：舌伸出有偏于一边者，乃第九对脑筋坏也，偏右者则坏右之半面，偏左者则坏左之半面，而将发半身不遂之病也。

第五节　舒　　缩

舒者，伸也。伸之无力者，气虚也。宜补中。欲伸如有绵吊者，经脉不和，非燥即寒也。热病舌难伸出，伸则频振，语言不清者，正气虚弱之险证也。舌出不能收，不能语者，心绝也。舌伸长收缓，面红烦躁，口渴溺赤者，心经有热也。舌形坚干，伸出似有摺纹者，气盛有火也。若形松润，如絮浸水中者，气虚有湿也。舌常欲伸出口外者，心有热痰，舌中胀也。常以舌舐唇者，胃热而唇燥也。舌伸出长而尖者，热未甚尚宜透邪，伸出圆长而平者，热已甚急宜清热，伸舌圆短，不能出齿外，热已盛极，速当泻火。舌绛欲伸出而抵齿难骤伸者，痰阻舌根，内有肝风也，亦有脾肾气败，而舌短不能伸者，因脾肾之脉连舌本，其形貌面色，亦必枯瘁，多为死证。

如舌根黄尖白，短缩不燥，硬而麻木，欲伸不能出者，肝风挟痰也，宜熄风化痰。伸而常舐唇者，脾燥也。红舐者，全舌必紫而兼瘀，脏腑为疫毒内攻，逼迫心经，所以舌出口外时动不止，或舐上下唇，左右口角，或舐至鼻尖不等，皆宜苦寒，清热泻腑也。偶时伸出弄唇者，中蛇毒也。伸出不收者，痰涎上壅也。若发热口噤，临死舌出数寸者，此女劳复，阳气虚极也。阴阳易舌出数寸者，死证也。舌出数寸者，又有因产后与中毒大惊之候也。据证治之，犹可生也。小儿病舌出不能收者，心气散也，不治。若舌枯细而长，如绛色无苔，或干枯红长而有直纹透舌尖者，阴亏已甚，心气已绝于内，不能上通舌根，故不显苔也，必死。若赤紫红色中，尚有黄黑腻苔者，虽有直纹透尖，仍宜作脏腑实热治之，余如干红舌，忽瘦而长，为心气绝也，亦不治。

缩者，卷短也，舌系收紧，不能伸长之

谓也。凡舌短由于生就者，无关寿夭。若因病缩短，不能伸长者，皆危证也。邪陷三阴，皆有此证。如邪客于少阴，则舌卷而短。客乎少阳之络，令人喉痛舌卷，口干心烦。客乎阳明之筋，其病支痛，转筋，舌卷，客厥阴络者，则舌卷唇青，卵上缩。凡舌短囊缩者，属热极。舌短囊不缩者，属虚寒。舌短而胖者，属痰湿。舌本短缩者，厥阴，外证必目睛直视，男子囊缩，妇人乳缩，乃脏腑热极而肝血竭也。郭元峰云：舌青紫而焦燥，或胀大，或卷缩者，为热证。然寒证亦必卷缩，筋脉得寒而收引也，然苔不焦燥为辨。凡舌短缩强硬，神昏谵语，及素有痰病，而舌本硬缩及神昏不语者，皆不治。舌本缩，口噤唇青者，小肠腑寒也。言声忧惧舌本卷缩者，脾寒受邪，木克土也。舌形灰色，渐干缩者，死证也。舌卷缩如丹，咽唾不得，足踝微肿者，肉绝死证也。颧赤舌短卷者，心病也。舌卷不能言者，亦心病也。汗出不流，舌卷黑者，心绝也。舌苔根黄尖白，不甚干燥，短缩不能伸出者，风痰挟宿食也宜清化剂中加姜汁、竹沥、川贝、胆星，以化风痰，切忌滋脏。垢腻揩去仍缩者，内有所阻，犹可治也。舌缩边卷者，胃液燥也。汤饮润之仍卷者，胃液燥极也。汤饮润之即坦者，病去而舌未和也，为可治。舌红短而有白泡者，心火燔灼，因浮火不入血络，故有白泡也。霍乱转筋，舌卷阴卵入腹者，肝血涸也。中热咽干，善溺心烦，甚则舌卷卵上缩者，厥阴终也，皆不可治。窦汉卿云：一人无故舌缩短，不能言，余用白芥子末，醋调敷颈项下，即时能言再服清脾降火药，复用紫雪丹涂之愈。陈远公云：一人舌缩入喉咙，不能言语者，乃寒气结于胸腹用人参三钱，白术五钱，肉桂、干姜、附子各一钱，清水煎服，其舌自舒。此二证一由心脾痰滞结热，一由心脾虚寒，各有区别。故其治法，亦一凉一温，可不慎乎？

第六节 吐　弄

脾主舌本,脾热则吐舌、弄舌。舌伸长而收缓者,为吐舌,乃心脾积热,水不上济。舌微出口外,而即收者,为弄舌,属心脾亏损,兼有微热。若心火亢盛肾阴不能上制,所以舌往外舒,肝火助焰,风主动摇,胃热相煽,舌难存放,故舌如蛇舐,左右上下,伸缩动摇,谓之弄舌。《小儿总微论》云:弄舌者,其证有二:一者心热,心系舌本,热则舌本干涩而紧,故时时吐弄舒缓之;二者脾热,脾络连舌,亦干涩而紧,时时吐弄舒缓之。皆欲饮水,因心热发渴,脾热则津液耗,二证虽引饮相似,惟心热面赤,睡即口中气热,时时烦躁,喜冷咬牙,治宜清心经之热;脾热者,身面微黄,大便稠硬赤黄色,治宜微导之,不可用凉药,又不可用下法。若误下之,则脾胃虚、津液耗,又加五心烦热,面黄肌瘦,变为疳也。冯楚瞻曰:凡舌出长而收缓者,名曰舒舌。微露即收,舌干肿涩者,名曰

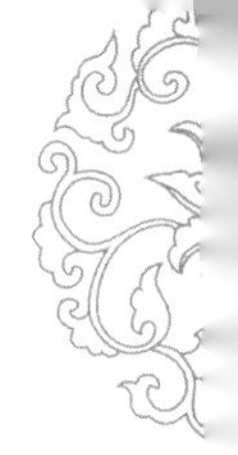

弄舌。又曰：弄舌者，是心脾结热，舌络微紧，时时舒舌，宜泻黄散，徐徐服之。若大病后弄舌者，大凶。舌如蛇舐，伸缩动摇，唇焦舌干，烦躁便秘，名曰弄舌，心脾热也。慎斋用黄连汤，缓缓与服。凡弄舌摇头者，痌病也。病人喜扬目吐舌者，羊痌也。

第十一章　辨舌之质本

质者，舌肉也。本者，舌本也。经云：唇舌者，肌肉之本也。平人察舌本，即知其脾之气血。故无苔则审舌之本色，有苔则凭舌之苔也，皆无苔之谓也。如舌质生点刺，舌生瓣晕，舌生星斑，舌生裂纹及舌中凹如剥去，及舌生凹块，舌苔之直横，皆燥热伤阴，盲肠有燥矢，久留不去，其证多险，兹将各状，汇辨如下。

第一节　点　刺

苔点凸[1]而起瘰者，臬毒内伏也。凹而缺陷者，脏形萎顷也；苔点如粞者，内有虫蚀也；若苔现槟榔纹，隐隐有点者，亦属虫蚀也，皆宜祛积杀虫。亦有红舌中，更有红点如虫碎之状者，热毒炽甚也，宜苦寒清泄之。若舌绛碎而有黄腐点者，此温热邪火蕴久不宣，蒸腐气血化为瘀浊。叶氏云：舌绛而有碎点白黄者，当生疳也。黄连、金汁皆可用，即此证也。满舌红点坟起者，心火燔灼也，宜即清之。若舌紫肿而起大红点者，乃热毒乘心，以导赤加犀、连、金汁。舌红而有大红点者，营热甚也。苔白而带黑点者，亦胃热也。舌苔青蓝杂色，如斑如点者，此疫疠秽邪也。舌本不红苔滑者，为虚寒。舌本赤而干燥者，为实热。面赤舌红，舌边有一点，紫泡如黄豆大，或舌边缺，曲如锯齿者，在左

---

① 凸：原作"凹"，与医理相悖，据育新书局本改。

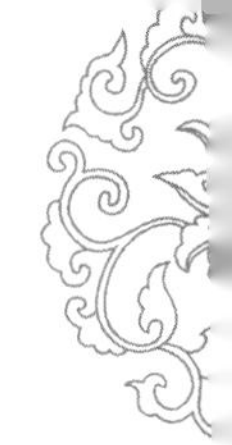

（属肝胆）者重，在右者轻，在中间者更轻。舌赤起紫泡者，心经热极也。又有舌根白苔板厚，如水泡形，而两边现红肉两点者，是下焦寒水甚结，真阳不宣也。如舌黑而灰，或黄而发泡，生虫蚀腐烂，虽为湿热，亦属肝伤，俱为危候。

舌常有刺也。无刺者气衰也。刺大刺多者，邪气实；刺微刺少者，正气虚。叶天士云：舌上生芒刺者，皆上焦热极也。当用青布拭冷薄荷水，揩之即去者轻，旋即生者险矣。章虚谷云：凡舌生芒刺者，苔必焦黄或黑。无苔者，舌必深绛。其苔白或淡黄者，胃无大热，必无芒刺。或舌尖或舌边有赤小瘰，是营热郁结，当开泄气分，以通营清热也。如白滑灰刺如湿润，刮之即净，为真寒假热；干厚刮不净，是脾胃湿热困心肺，里证热极也。白苔黑刺满舌者，如刮之黑刺即净，光润不干，渴不多饮，在杂病而真寒假热；若刮之不净，干燥粗涩，乃表经热极，传入阳明里证，始有此舌。又有白苔满布,中有朱砂点子者,是暑疫失解,抑郁心阳,宜凉透开泄之。如厚黄苔燥刺,或边黄中心焦黑起刺,脐腹胀满硬痛,乃阳明里证也。若纯红鲜红起刺,此胆火炽营分热,即用犀角、知、丹等清解之。如舌尖独赤起刺,心火上炎之故,犀角合导赤散以凉散之。若舌红极而有黄黑芒刺者,热毒入腑也,调胃承气汤下之。若舌起红紫刺,心经极热而又受疫邪熏蒸而发也。若舌尖灰黑,干燥起刺,是得病后,如常饮食,乃热极津枯,宿食不消也,宜调胃承气汤下之。若黑而燥刺,是热邪已入太阴,宜清火解毒,津液枯涸宜甘露饮。黄而生芒刺黑点者,为热势极;黄而瓣裂者,为胃液干,下证尤急也。舌中红赤点,目黄头汗,小便不利者,将发黄也。

第二节 瓣 晕

苔起瓣晕,由脏腑实火熏蒸,见于湿温瘟疫等病为多。瓣则黑色为多,晕则灰黑为多,瓣则一二瓣尚轻,三四瓣已重,六七瓣极重而难治。《石室秘录》云:凡舌见黄苔,而隔一瓣一瓣者,乃邪湿已入大肠,即用大黄茵陈下之。若舌黄而涩,中有花瓣形者,热入胃府,邪毒甚也。石顽云:极黄而瓣裂者,为胃液干枯,宜增液汤即下之。亦有黑苔生芒刺及燥裂纹隔瓣者,先用青布蘸薄荷汤拭润,以生姜切平擦之。撅去隔瓣,看下瓣底舌质红者可治,宜即下之。若舌质俱黑,为不治矣。舌黑腐烂者,心肾俱绝,更不治。晕则一晕尚轻,二晕则重,三晕必死。亦有横纹二三层者,与此相同,宜急泻火解毒,急下存阴,服至灰晕纹退净,则气津血液渐复可愈。凡灰色苔起深黑重晕者,温热疫毒传遍三阴也。热毒传内一次,舌增灰晕一层,最危之证,急用凉膈散、大承气汤等下之。凡舌有纯灰色,中间独两晕黑者,亦瘟疫热毒将入肾也。亦有舌根淡红,中有红晕一圈而弦又纯黑者,乃心包络蕴热,后受邪火，二火相逼，故现此舌，宜即下之。亦有舌边黑晕二重而中心红者，乃阳明热毒传厥阴心包，亦当急下。若舌苔上见圆晕分二三色者，乃燥热内结，燥粪不下之候，其证必险。

第三节　星　斑

星者，较点大也，亦属脏腑血分热也。凡纯红舌而有深红星，乃脏腑血分皆热也。燥火疫毒及实热证，误用温燥药，皆有之。吴坤安云：舌现红星，此因热毒乘心，外证必神昏谵语，宜用苦寒急泻其阴。狂乱者，非川连、金汁不解。石顽云：红舌中起红星，心包火炎也，消膈散主之。若舌淡红尖起紫色蓓蕾星点，乃热毒中心血也，时疫、酒、湿、梅毒等证皆有之，宜犀角、大青、银翘、金汁等解之。舌红而起白星点者，乃心火有邪也。若红舌上起白星，点如珍珠者，乃火极水化之象，较之紫赤黄苔上芒刺者更重，瘟疫多见此舌，即宜解毒清泄。亦有冬月伤寒，白苔呕恶，误用白虎，以致脉伏，舌苔成圆圈如白豹纹者，用正气散加姜桂，数服愈。若舌红而有黑星点者，乃胃热已极将发斑疹之证。大抵舌上星点鼓起者，皆心火胃热也。在两旁主肝胆热，在尖主心热。淡而陷下者，胃虚也。在小儿为有滞有虫。

《正义》云：凡红舌中见紫斑者，将发斑也，宜元参升麻汤。斑已见，宜化斑汤。舌淡红中见红赤斑点，将发黄也。章虚谷云：舌红极有紫斑及红斑，如遍身发斑者，阳毒入心，宜人参白虎汤加犀连。若舌浑紫，满舌有红斑，为酒毒内蕴，湿中生热，宜化斑汤、消斑清黛饮。石硕云：舌紫中有红斑，或紫而干黄，紫而短缩，俱宜凉膈散下之。何报之云：若酒毒内蕴，舌必深紫而赤，或干涸。若淡紫而带青滑，则为寒证矣。须辨。若白苔黑斑舌，如刮之即净者，为湿热微也。刮不净者，为脏腑皆实热，阴液欲竭也，即以苦寒合甘寒救阴。舌见紫斑，身疼恶寒，发热腮赤者，将发斑也。

第四节　裂　　纹

平人之舌无纹也。有纹者，血衰也。纹少纹浅者，衰之微；纹多纹深者，衰之甚。舌生横裂者，素体阴亏也。舌生裂纹如冰片纹者，老年阴虚常见之象也。淡白舌有发纹满布者，乃脾虚湿侵也。舌红露黑纹数条而苔滑者，水乘火位，寒证也。舌淡红中见紫黑筋数条，肝经寒证也。全舌绛色无苔，或有横直罅纹而短小者，阴虚液涸也。舌现蓝纹者，在伤寒为胃气衰微，在杂病为寒物积滞中宫。碎裂者，血痕伤迹也，舌衄与抓伤当辨。凡有伤痕血迹者，必问曾经抓挖否？不可见有血，而便认为枯证也。如裂纹出血者，血液灼枯也。此因内热失治，邪火炽甚者有之，宜急下存阴。如舌尖出血，乃手少阴心经邪热壅盛所致，宜三黄泻心加犀角治之。凡舌见裂纹、断纹，如“人”字、“川”字、“爻”字及裂如直槽之类，虽多属胃燥液涸，而实热内逼者亦有之，急宜凉泻清火。中有裂纹者，多属胃气中虚，忌用寒凉，宜补阴益气。间有本无裂纹，经下后反见“人”字纹者，此为肾气凌心，宜纳气益肾。若舌根高起累累如豆，中露人字纹深广者，胃有积也。若舌红而开裂纹，如“人”字者，乃邪初入心，宜石膏黄连以解之陈杏轩治一农人，伤寒数日，寒热交作，自汗如雨，脉虚神倦，舌白滑分开两岐，宛如刀划，考已任遍，有阴证误服凉药，舌见“人”字纹，之语，先与六味回阳饮，继进左、右二归饮数剂，舌苔渐退而愈。阴证误用凉药，舌赤亦现人字纹，如杏轩医案是也。舌红润而有黑纹为厥阴之寒候。若舌纯红干燥，中露黑纹两三条，为火极似水。一带纯黑者，俱不可治。舌黄如有虎斑纹者，为气血两燔之候，急宜清泄之。舌红赤苔腻厚而裂纹者，脏腑实热也，即宜苦寒泄热。如无苔无点而裂纹者，阴虚火炎也，宜苦寒兼育阴。舌红极而裂纹，燥热入肝也，宜清凉兼下。凡舌绛光燥裂纹，为阴液大伤；但裂不光，为胃阴不足，痰热凝结。若舌色绛红，边尖破碎，舌有血痕而痛者，此阴液大亏，心火上炽也，宜费氏大泽汤西洋参、生地、天冬、麦冬、龟版、丹皮、柏子仁、茯神、蛤粉、石膏、灯心、竹叶、藕汁主之。舌大赤裂，大渴引饮者，上消之证也。

第五节 凸 凹

凡舌起瘰而凸者，多见温毒时疫证，多肠胃枭毒内伏，急宜凉泻，速攻其毒。若凹陷而有缺点者，有虚有实。实者，舌间先起糜点，糜脱去则现凹点。虚者，由胃阴中竭。气盛则凸，气陷则凹，余如霉点性溃，溃则舌上乳头缩小成凹，亦有舌生疮，久蚀成穴，屡服凉剂不效，用黑锡丹以镇浮阳而得瘥。舌生疮者，上焦热也。舌生疮裂破，引唇揭赤者，心藏热也。舌黑中烂凹陷者，不治。舌中剥蚀边有腻苔者，湿痰停积也。更有红点坑烂，凸似虫蚀草者，乃水不济火，热毒炽甚也。

第六节 直　横

合病舌则直分二三路者，以表里分。中间为里，两边为表。左主肝胆，右主脾胃。并病舌则横分两三截者，以三焦分，尖为上焦，中为中焦，根为下焦。再辨其颜色，可以决其寒热虚实也。如伤寒邪入胃经，则白苔中黄；邪中少阴，则白中变黑。若满舌一色为一经证，边与中间两色，俱传经证。若从根至尖直分两路者，是合病与夹阴寒证舌也。合病则白中兼两路黄，夹阴则白中兼两路黑润及灰色也。若从根至尖横分两三截者，是并病舌也。合病者，一邪而伤两经也，或虽由此经传彼经，而仍是寒邪，谓两经合病于一邪也。并病者，此经寒邪，蕴为彼经热病，或一经而有寒热之二病，谓两邪合并于一身也。故尖白根黄，尖白根黑为并病，以上下焦分。若半苔灰滑者，为半表半里证。白苔多而滑者，黄黑苔少者，表证多也，尚宜和解。若黄黑苔多而白苔少，或生芒刺，黑点干燥者，里证多也，必下无疑。虽中心黄黑而润，边仍白者，此表证未尽，风寒尚未全化热也。伤寒则大柴胡汤而解之，温热时疫则凉膈散，或白虎合承气攻下之。张石顽曰：中间一路舌质润，苔黑燥，两边或黄或白者，此因素有畜血，正气内虚，邪气外实。边黄则调胃承气，边白则大柴胡汤。若中间一路黑滑薄苔，两边白滑，此表里俱虚，胃中虽有留结，急宜附子汤温之。凡黑苔为凶，因心气为瘀血所阻，故见此舌。邪气内溃，更神速矣。

第十二章　辨舌之神气

《通俗伤寒论》曰：舌色如朱柿，或如锦面，或如去膜腰子，或敛束如栗子肉，或干枯细长，而有直纹透舌尖者，病皆不治。更有舌质已枯，生气将绝，而舌质上面反罩一层苔色，洁白似雪花片，呆白似豆腐渣，或如嚼碎饭子，晄白兼青枯，白而起糜点，视其舌边舌底，必皆干晦枯痿，一无神气，乃舌质之坏，脏气绝也，病必不治。张景岳云：黑舌连地，灰黯无神，此其本原已绝，死无疑矣。若舌心焦黑，质地红活，未必皆为死证。阳实者，清其胃火，火退自愈。亦有元气大损而阴邪独见者，其舌色黄黑。真火涸竭者，其舌亦干焦，此肾中水火俱亏，原非实热之证。但察其神气脉色，自有虚实可凭。而从补从清，反如冰炭矣。故凡焦黑干涩者，尚有非实火之证。再若青黑少神而润滑不燥者，则无非水乘火位，虚寒证也。若误认为火，苦寒一投，则余烬随减矣。凡见此者，但详求脉证神气，以定寒热虚实，亦不可以其焦黑断热，言清火也。兹将舌之神气分淡浓、深浅、荣枯、老嫩为四节，胪举如下。

第一节 淡 浓

舌色本红。淡红者，血虚也。淡红无苔，反微似黄白苔者，气燥不化液也。淡红兼青者，血分虚寒也。妇人子宫冷者，舌色亦多青。胎初死腹中，舌亦见淡青。

若平素有痰，必有舌苔。其心虚血少者，舌色多淡红或淡晦无神，邪陷多危。若舌质淡红无苔者，热初入阴分也。红而浓者，气不化津也。舌质淡红无苔，中有直沟如刀背印成者，阴津元气皆虚也。舌淡白者，气分寒有水，白而有发纹者多湿，淡白而青者寒深。淡黑者，气血虚寒。红之浓者，绛也。舌尖绛者，心火上炎也；舌根绛者，血热内灼也；通绛无苔，反似有苔粘腻者，血热又挟秽浊也。若绛而无苔，亦属阴虚。更有病后绛舌，如镜发亮而光，或舌底嗌干而不饮冷，此肾水亏极也。唐烈三云：大红舌色无苔者，是心火之色浮越于外，盛极将衰，欲化灰也。若舌色纯红，必肾气素虚之人。无他症，而忽现此舌者，宜用附子引火归原。又有瘟疫将发之时，舌现纯红，乃热蓄于内而病将发也，不问何经，用透顶清神散治之。若绛而深紫干晦者，肝肾内竭也。紫而浓者，热伤

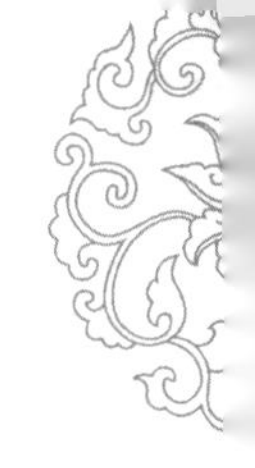

阴液也。紫润而暗者，中脘[1]瘀也。紫而专黑者，络瘀化毒，血液枯涸也。舌本无苔，隐隐若掺烟煤者，若兼之烦渴，乃平素胃燥舌也，吸烟体多有之。不渴而肢冷也，为阴证。舌光黑苔者，肾水凌心也。

第二节 深　浅

诸色深者邪实，诸色浅者正虚。赤为热，赤之深者实热，赤之浅者虚热。青为寒，青之深者实寒，青之浅者虚寒。舌明润而或赤或青则生，枯暗之浅者虽病轻而当死。舌赤者心之正色也。赤者，火之色也。干红火之烟也，赤黑相杂，则为紫色，水克火也。火少甚则舌尖起刺，火之焰也，火亢甚则舌中焦刺。深赤者为太过，若朱红喜热热饮者，为龙雷之火上炎也。浅红者为不及，深而紫者。血分热，深青者瘀血疼痛。深赤而黑者热极，深黄腻厚者大热也，浅黄腻薄者微热也。刘吉人云：又有似白非白，如画工以胭脂调粉者，

① 脘：原作"腕"，据医理与会文本改。

为雪青色。亦有深浅二种。深者如雪青杭纺色，此乃暑热二邪已入血分之候。浅者如雪青湖绸色，此乃热邪入营初候。此苔类似薄白，但舌质红，而细看有乳头微点者，故以雪青色名之。为邪热入血分必由之苔。但人多以白苔视之，多误作寒治，故特提出。如舌质深红，如红萝卜干有盐霜者，此乃热邪深入久留，误服攻燥之药，胃阴大伤之候。

第三节 荣 枯

荣者，有光彩也，凡病皆吉。枯者，无精神也，凡病皆凶。荣润则津足，干枯则津乏。荣者谓有神，神也者，灵动精爽，红活鲜明，得之则生，失之则死。明润而有血色者生，枯暗而无血色者死。凡舌质有光有体，不论黄白灰黑，刮之而里面红润，神气荣华者，诸病皆吉。若舌质无光无体，不拘有苔无苔，视之里面枯晦，神气全无者，诸病皆凶。凡病初起，舌即干者，津竭可知。病久而舌犹润者，胃气尚存。望之若干，扪之却润，其色鲜红者，湿热蒸浊

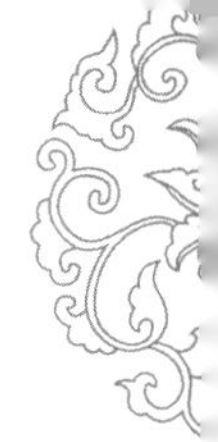

也。色紫而暗者，瘀血内蓄也。望之若润，扪之却燥，其苔白厚者，气浊痰凝也。苔白而薄者，气虚伤津也。

第四节　老　　嫩

凡舌质坚敛而苍老，不论苔色白黄灰黑，病多属实；舌质浮胖兼娇嫩，不拘苔色灰黑黄白，病多属虚。舌圆大碎嫩，其质红润者，皆属心经虚热，病尚可治；舌枯小卷短，其质焦紫者，皆属肝肾阴涸，病多速死。若舌本无苔，而舌皮光薄，且红白柔嫩，宛如新生，望之若有津唾，抹之燥涸殆甚者，此因妄汗吐下，走亡血液所致，虽不板硬，亦死不治。若舌红色柔嫩，望之似润而实燥干者，数行汗下，津液告竭也，病多不治。如淡红嫩红，白中带红，是温邪之轻证，初起微寒，继则发热不已，口渴甚者是也，宜柴、芩、栀、翘等清解之。舌心绛干而老，乃胃热上烁心营，宜清心胃。舌尖绛干乃心火上炎，宜导赤散以泻其府。余如黄苔亦有老嫩之不同。刘吉人云:老黄色为胃阳旺盛之候。若厚腐堆起,此胃中饮食消化腐浊之气上达之候,为湿温化热之始,湿热传入阳明之候。黄如炒枳壳色,为胃阳盛极,阳亢阴虚之候,胃气欲伤,胃汁干槁,故苔色如枳壳炒过状,以其苔色干枯不润泽也。嫩黄色者,由白而变为黄,乃胃阳初醒之吉兆也,为饮食消化腐浊初生也。牙黄色者,为胃中腐浊之气始升也。牙黄无孔,谓之腻苔,中焦有痰也。裱心纸色,苔虽黄而兼灰青,此伤风初候,或阳明抑郁,则苔无正色,当舒气化郁。黄如粟米,颗粒分明,此谓胃阳太旺,胃热之候。黄如蜡敷,湿温痰滞之候。

第十三章　辨舌之津液

夫肾主津液,内溉脏腑,经系舌本,外应病症。考察津液之润燥,可知胃气之盛衰;察津液之滑涩,可知病气之寒热。其他如腐腻,可辨津液与湿浊;糙黏可辨秽浊与痰涎。此四者,为察津液之要纲,兹

别列如下。

第一节 润 燥

滋润者其常,燥涩者其变。润泽为津液未伤,燥涩为津液已耗。湿证舌润,热证舌燥,此理之常也。舌色红润属表,属阴,属寒,属虚,舌燥有苔属里,属阳,属热,属实。无论润燥,大抵有苔垢者,湿病为多,无苔垢者,热病为多。然亦有湿邪传入血分,气不化津而反燥者。如热证传入血分而舌反润,亦有误用燥药,津液被劫,逼迫而上,胃阴不能下济,舌反润者。何报之云:凡脾胃有痰饮水血,则舌多不露燥象,不可误认为寒也;凡舌苔不燥,自觉闷极者,为脾湿盛也。张石顽云:脾胃有痰饮水血者,舌多不燥。不可因其不燥,而延缓时日致误也。若阴虚夹食,亦黄而不燥,总宜即下,但下法微有分别耳。凡发热内夹瘀血者,舌心多黑润,不可误作阴证治。凡舌绛而润为虚热,舌绛而燥为实热,舌绛而光亮为阴液不足,舌无苔而干燥者，肾藏不足，津液虚极也。舌中心黑厚而干燥者，谓之焙舌。邪传少阴，热甚津枯也。口干舌燥而渴者，少阴病也。舌上苔津液干燥，毒邪传里也。舌白者，阳气虚不能化津上润也。白而干者，津液已枯，虽有表邪，宜作里治。舌黄燥，下利不渴，胸中实，下不止者，死证也。腹满口干舌燥者，肠间有水气也。如润滑姜黄色苔者，为太阴寒化也。焦燥不渴者，阴液枯槁也。舌苔黄燥，若足冷脉沉，非纯阳证，切忌硝磺。无病舌红而涸，偶见红心点者，将欲发黄也。凡干燥之舌，皆属热毒亢甚，胃阴欲竭之势，切忌温燥淡渗伤阴之品，必须以存津为先。若燥而垢者，痰毒甚也。燥而黄者，胃热极也。燥而黑者，热极而阴竭也。若全舌黄黑积滞，或干焦罅裂芒刺者，实热也，宜清凉之。苔黑而燥，为痰热结胸；苔黑而润，为虚寒夹湿；灰黑苔为湿食停滞。若初病发热胸闷，遍舌黑色而润，外无险恶情状，此胸膈素有伏痰也，即用薤白桂枝半夏一剂，黑苔即退，或不用桂枝，即枳壳桔梗亦效。唐烈三云：凡舌黑如淡墨，不分燥润，总属肾水克心火，阴盛阳衰之候，宜温补之法。若久病舌起烟煤，为胃虚液涸。亦有舌无苔而有如烟煤隐隐者，不渴肢寒。如口渴烦热而燥者，平时胃燥也，不可攻之。若燥者，宜甘寒益胃。若不渴肢冷而润者，知夹阴病也，宜甘温扶中。若黑燥而中心厚苔者，为脾燥肾竭，急以咸苦下之。若舌黑，望之虽燥而生刺，但渴不多饮或不渴，其边或有白滑，其舌本淡而润者，亦属真寒假热，治宜温补。其舌心并无黑苔而舌根有黑苔而燥者，热在下焦也，宜即下之。若舌本无苔，惟舌尖黑燥，为心火自焚，不可救也。若全舌燥苔，由舌边渐渐润至舌心者，为病退佳兆。大抵辨舌之法，不论黄白灰黑，先宜区分燥润及刮试坚松，以定胃肠津液之虚实。若无苔而舌色变幻，多属心肾虚证，或肝胆风火证，甚则脏腑绝证。

第二节 滑 涩

滑者津足，扪之而湿；涩者津乏，扪之且涩。滑为寒，寒有上下内外之分；涩为热，热有表里虚实之辨。滑苔者，主寒主湿也。有因外寒而滑者，有因内寒而滑者。全舌淡白滑嫩，无点无罅缝，无余苔者，虚寒痰凝也。如邪初入里，全舌白滑而浮腻者，寒滞中宫，胃阳衰也。若全舌白而有点，花罅裂积沙等苔者，真热假寒也舌苔刮不净，底色却隐红，多刮欲呕，重刮则沙点傍，或出血少许，此假证也。最易惑人，宜辨之，白滑者风寒湿也，滑而腻者，湿与痰也，滑腻而厚者湿痰与寒也。惟薄白如无，则虚寒也。但滑腻不白者，寒湿与痰也。两条滑腻者，非内停湿食，即痰饮停胃也。白浮滑薄苔，刮去即还者，太阳表症受寒邪也。白浮滑而带腻带涨，刮之有净有不净者，邪在半表半里少阳证也。王肯堂云：如舌上滑苔者不可下，是邪未全化热，犹带表寒故也。

及其邪传里为热，则舌上苔之不滑而滑涩也。舌上白苔而腻滑，咳逆短气者痰饮也，咳而口中有津液，舌上苔滑者肺寒也。舌上无苔而冷滑者少阴中寒也，脏结舌上白苔滑者难治也。舌色淡红，苔薄而滑者，内寒也。舌色深红，苔厚而滑者，外寒也。苔黄而滑，目黄，头汗齐颈而还，小便不利者，必发黄也。舌黑而滑者，水极似火也。黑舌俱系危证，惟冷而滑如淡墨然者，乃无根虚火，可以化痰降火治之。若黄苔光滑，乃无形湿热，中虚之象。

涩为热，苔薄而涩，舌淡红者，虚热也。苔厚而舌深赤者，实热也，苔白而涩，热渐入里也。苔转黄腻，深入胃也。舌白粗涩，兼有朱点罅裂纹之苔粗显则不光泽，朱点者显其脏腑有热，罅裂纹多，因误服温药之故。白干胶焦燥满苔，刮不脱，或脱而不净者，刮去垢泥后，底子仍留污质腻涩，不见鲜红，皆里热结实也。又有其白苔在舌，如面上傅粉，刮之多垢，其白色与舌为两物，是实热也。成无己云：舌上白膜白滑如苔，甚则或燥涩黄黑，是邪热浅深之别也。若舌苔干涩如雪者，脾热也。舌赤明润，苔厚燥涩者，形气病气俱有余。舌淡红枯暗，苔薄冷滑者，形气病气俱不足。舌干口渴，苔不滑而涩者，邪传厥阴也。嘉约翰云：大抵初起白苔而后干燥，或粗涩，或硬，渐变黑色者，重也。更有血枯而津液不清及不能改换炭气，则遗毒而致病者，舌亦干涩，此险证也。余如温暑之证，其舌红干，内脏发热及瘖痘者，其舌亦多干涩。总之口干者，舌汁少也。由此而推，而舌干涩者，即知五脏内津液少也。凡病舌先干而后渐润者轻，舌先润而后干枯者重。

第三节　腐　　腻

腐者无迹，揩之即去，为正气将欲化邪；腻者有形，揩之不去，为秽浊盘踞中宫。刘吉人云：腐与腻不同。腐者，如腐渣，如腐筋，如豆腐堆铺者。其边厚为阳有余，能鼓胃中腐化浊气上升，故有此象。

腻者，则中心稍厚，其边则薄无毛孔，无颗粒，如以光滑之物刡[1]刮一过者，亦有刮而不脱，满积而干而舌本尚罩一层黏涎，此谓厚腻之常苔，为阳气被阴邪所抑，必有浊湿、痰饮、食积、瘀血、顽痰为病，宜宣化。一为阳气所余，一为阳气被抑。盖厚腐之苔无寒证，由胃阳上蒸浊气上达，故苔腐厚，忌用温燥宣化之剂，尤忌发表，宜清降导下。或中有直槽，气虚不能运化之故，宜补气。不得因苔色尚白而温表之，宜燥之。犯之，必变灰暗，不可不知也。厚腐虽由胃中腐浊上泛，然尤有脓腐、霉腐之别。如舌上生脓腐苔，白带淡红，黏厚如疮脓，凡内痈多现此苔。肺痈及下疳结毒多白腐，胃痈多黄腐，肝痈多灰紫腐。若霉腐满舌生白衣为霉苔，或生糜点如饭子样，谓之口糜，此由胃体腐败，津液悉化为浊腐蒸腾而上，循食道上泛于咽喉继则满舌，直至唇齿，上下颚皆有糜点，其病必

① 刡(mǐn 敏)："削"之谓。

不治矣上参《通俗伤寒论》。《医原》云：此因胃肾阴虚，中无砥柱，湿热用事，混合熏蒸，证属不治。

苔黄而腻为痰热，湿热黄腻而垢为湿痰，初结府气不利及食滞，滑厚而腻为热未盛，结未定，宜清下之。黄腐苔如豆渣炒黄堆铺者下证也。白滑而腻者，湿浊与痰也。滑腻厚者，湿痰与寒也。滑腻不白为湿痰。两条滑腻非内停湿食，即痰饮停胃。舌苔黑而温滑者，脏结证也。刘吉人云：黄苔无孔而腻水黄舌，如鸡子黄白相间染成之状，此黄而润滑之苔，为痰饮停积，温湿证候，或为湿热病而有水饮者，或热伤胃阴误服燥药变生。此苔者，宜以脉参断。

第四节 糙 黏

糙者，秽浊也；黏者，痰涎也。苔白如糙石糙手者，此燥伤胃汁，不能润舌，肾气不能上达之候。亦有清气被抑，不能生津者。如舌苔黄黑相间，如锅焦黄色，摸之刺手，看之不泽，如胃中津液焦灼，舌干口燥之候。然亦有阳气为阴邪所阻，不能上蒸而化为津液者。当以脉证分别断之，凡黄苔有质地而起浊腐而黏者，邪已结里，黄浊愈甚，则入里愈深，热邪愈结。焦黄则热甚，宜下之。平人舌上有黏黑苔垢，拭之不净，经久不退，且口甜气秽，便是胃脘发痈之候，宜凉膈散下之。若津液如常，口不燥渴，身发热而苔白滑，迨寒化热则舌苔不滑而枯，以热耗津液。糙者，津液已燥也。若舌燥苔渐厚，是邪热入胃，挟浊饮而化火也，此时已不辨滋味矣。迨厚苔而转黄黏，邪热化火已入阳明胃府。若热甚失治，津液渐枯，则舌苔黑色，胃火已甚也。若擦去厚苔，而舌底红色者，火灼津亏也。此皆表邪传里，由津液多少之变也。

第十四章　辨舌之苔垢

苔者，如地上之草根从下生。垢者，如地上浮垢，刷之即去。无根者，表分浊气所聚，其病浅。有根者，邪气内结，其病深。有根之舌，又当辨其无病常苔及病时所变，有无食物触染，与苔之偏全，与厚薄。偏者邪结一脏，全者苔全铺满舌也，有虚有实。厚者邪重，薄者邪轻及化退先后，郁滞内结，然后参以脉证，则寒热立判，虚实可辨。兹将各节列举于下。

第一节 常变

常者，舌苔始终一色，不拘白黄灰黑，即有薄、滑、涩、干润、浓淡之不同，总属常苔。变者，如苔色一日数变，或由白而黄由白变黄，以嫩黄色者为顺，由黄而黑或乍有乍无，乍赤乍黑者，皆为变苔。感变缓变者吉，暴变骤变者凶。欲知其变，先察其常。如平人无病常苔，宜舌地淡红，舌苔微白隐红，须要红润内充。白苔不厚，或略厚有底，然皆干湿得中，斯为无病之苔，乃火藏金内之象也。所谓变者，有因感触而变，有因得病而变者，有因病中误药而变。感触及因病而变者，如阴虚火旺之人，平时舌质淡红无苔，偶因用力过度，或行路太急，则舌质骤变深红。或常舌淡红，素不饮酒，而强饮至醉，则舌亦变深红，甚则红紫。或平时舌淡红无苔，在早起食物未进之前，亦有淡薄白苔一层，食后仍退者。亦有平时苔润，在卧时口不紧闭，则醒觉后舌必干燥，因肾系蒸腾之气液，随口开而外出，故舌干燥也。亦有在惹厌之时，舌小而尖。痰阻胸膈之时，舌胖短而润。在晕厥并停呼吸之时，舌之热度减少。在霍乱吐泻时，舌之热度更极少，并其呼吸亦稀。在热病热退后，再用凉降药太过，舌色先青，而后黑润而冷，呼吸气亦稀而寒。新病血足者，色或鲜红。久病血枯者，色必淡白。周雪樵云：血热而多则舌色红，血寒而少则舌色淡，此皆余之经验也。利济外乘云：无病之舌，形色各有不同。有常清洁者，有稍生苔层者，有鲜红者，有淡白色者。或为紧而尖，或为松而软，并有牙印者。或当伸出之时，润而软弱，或收束紧时，而成尖锋。此因无病时，各有禀体之不同，故舌质亦异也。其他如常人胃气现于舌，舌上亦必有淡白薄苔。一经感寒，白苔必滑，舌质淡红。伤暑伤热，舌质必红，即或质上有苔垢，亦必薄白。然亦有无病常见白厚苔者，多里滞脾虚湿胜也。有病而苔不显者，多中亏胃枯液涸也。病本无苔而忽有者，胃浊上泛也。病本有苔而忽无者，肾阴将绝也。苔之变色，亦有因误药而致者，如唐笠三云：常人舌上必有薄白苔垢，俗医误用消导药，以致光赤无苔，必须调养胃气，至渐能思食，则白苔亦渐生。余常见久病厚苔满舌者，一用消攻药，忽然退去，光而且燥，乃胃气渐绝之征。刘吉人云：如白如银色者，谓光亮似银，此热症误补之变苔也。白如旱烟灰色者，不论润燥，皆热证误燥之变苔也。白如银锭底者，谓有如银锭底式，此因热病误补、误燥，津液已伤，元气欲陷，邪将深入之候也。白如腐渣堆积

者，此因热病误燥，腐浊积滞胃中，欲作下证也。如中心开裂则为虚极，反似实证之候，宜补气养胃，更参脉证分别之。又如妇人病伤寒，舌最易生黑苔，不得遽以为凶。若内有瘀血，舌即转黑，虽有内热而不遽生芒刺，若瘀血兼挟痰水，则苔灰黑。有烟瘾之人，苔亦常带灰黑糙刺，此非内有真热，乃肺胃津伤耳。凡见灰黑之苔无硬刺者，必须兼用行血，若火证热甚现此苔，必有神昏谵语，灼热便利证状。无寒热者，必胸膈有一块结热，内烦而夜不安眠也。

第二节　触　　染

林慎庵云：凡临证欲视病人舌苔，必须禁饮汤水。余谓亦有未然。若灼热液涸之人，舌干焦黑糙，舌缩口内无津，必须先润以汤水，其口能开，舌可舒伸。苔之燥润、糙黏，须以指摸为准。若舌本红白，偶食酸甜等物，皆能染成黑色，非因病而生也。又如食枇杷，白苔则成黄色，食橄榄则成黑色。然染成之色，必润而不燥，刮之即净。如虚寒舌润能染，若舌苔干燥，实热之证亦不染也。章虚谷云：有黄白苔垢，而食酸味，其色即黑，尤当辨其润而不燥。又如灯下看黄苔，亦似白色。凡吸烟之人，无病常见燥苔，一经染病，不拘白苔黄苔，必兼灰黑，或兼裂纹。故临诊之时，先须问其吸烟与否。常苔染苔，斯可攸分。爱吸烟之人，上焦皆燥痰，中焦皆积滞，下焦则寒湿也。其热在腑，其虚在脏，且脉象便尿，亦与常人不同。虽然我民国政府烟禁森严，吸食之人，渐次绝迹，然于诊断上仍须备具一格耳。余如因受事物感触，舌亦变色，宜参前节常变互考。

第三节　全　偏

全者，苔铺满也，为湿痰滞中。偏者，其苔半布也，有偏内偏外，偏左偏右之分。凡偏外者，外有苔而内无也。邪虽入里，而尤未深也，而胃气先匮。偏内者，内有苔而外无也。里邪虽减，胃滞依然，而肠积尚存，及素有痰饮者，亦多此苔。偏左滑苔，为脏结证，邪并入脏，最为难治。偏右滑苔，为病在肌肉，为邪在半表半里。再看苔色，以分表里。白色多表证宜和解，黄黑灰色多及生芒刺、黑点、裂纹，皆里热已结宜和解兼下。又有从根至尖直分二三条，为合病。从根至尖横分二三截，为并病已见前横直中，兹不再辨。又如边厚中薄，或中道无苔者，阴虚血虚也。中道一线深陷，极窄如隙者，胃痿也。舌根高起，累累如豆，中路"人"字纹深广者，胃有积也。舌中小舌者，传变危象也。舌有中道一条，或拇指大黑润浮苔，两边或黄或白者，两感证也。石顽曰：凡舌苔半黄半黑，或半黄半白，或中燥边滑，或尖干根润，皆为传变之邪，寒热不和之候。舌有根黑而尖带红者，乃肾中热邪未散也。舌根黑而尖白者，乃胃火乘肾也。舌根黑而尖黄者，乃邪热将传肾也。舌纯红而尖黑者，乃肾虚心火来乘也。舌中心红晕，而四围边旁纯黑者，乃君相二火炎腾，急用大黄，重加生地而救之。舌中心灰黑而四边微红者，乃邪结大肠也，下之则愈，不应是肾水枯槁，不[1]能润之推送。舌外红而内黑也，此火极似水也，亦宜下之。又如内黑而外白，内黑而外黄，皆前证也，与上同治，十中可愈五六。惟舌中淡黑，而外或淡红，外或淡白，内或淡黄者，较前稍轻，俱可前法减制治之，十中可痊七八也。李梴云：舌黑有数种，有四边红而中灰黑成路者，失下也。有黑圈者，过经未解也。有黑尖者，虚烦也。有舌见黄而中有黑至尖，或杂黑点者，热毒深也。有弦红心黑，或白苔中见黑点者，表未解也。有根黑尖黄，脉滑者，可下之，脉浮者，可汗之。有尖黑而有乱纹，脉滑实者，急下之。脉数无力者，必发渴而死，此皆论苔舌也，若全舌光滑无苔者，虚寒也。有苔者，微热也。

① 不：原作“又”，据医理与会文本改。

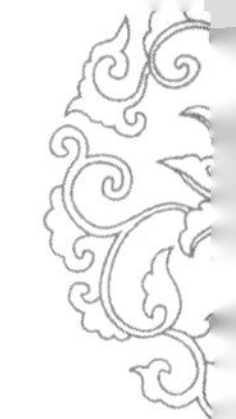

满舌俱白，隐隐黑色者，大虚大寒也。有苔散堆舌，如雪松厚满边者，胃气绝，心火自焚也。如全舌淡白兼微红，无苔垢者，无病之舌也。若瘟疫见此舌，舌上必有烟雾白色盖满，外必有发热恶寒等症也。若全舌苔白起砂，四围肉色紫红者即白砂苔，为湿遏热伏之温邪，伏于膜原者，宜达原以透邪。若四围肉色腻者，为白碱舌，为中宫湿阻气滞，与食积相搏，宜芳淡兼消导。若黄苔见于全舌者，为脏腑俱热，见于某部，即某经之热也。若舌无苔，全舌黄如金色者，脏气交绝也。

第四节　薄　　厚

苔垢薄者，形气不足；苔垢厚者，病气有余。苔薄者，表邪初见；苔厚者，里滞已深。白而苔薄者，寒邪在表，或气郁不舒。薄白无苔为虚寒。白而苔厚者，为中脘素寒或湿痰不化。薄黄为热。薄黄而滑，表犹未罢，热未伤津。苔黄而厚，湿热内滞。黄苔有根地而浊者，邪已入里。黄浊愈深，入里愈深，热邪愈结。若望之似有薄苔，一刮即净，全无苔迹者，血虚也。一片厚苔，或黄或白，如湿粉所涂，两边不能渐匀渐薄者，胃绝也。若白厚粉湿滑腻，苔刮稍净，而又积如面粉发水形者，里寒湿滞也。凡舌苔初则粗白渐厚而腻，是寒邪入胃，挟浊饮而欲化火也，迨变黑则胃火已甚也。或干而燥裂则毒火更甚也。若苔厚渐退，而舌底红色者，火灼水亏也。平人舌中常有薄苔者，胃中之生气也。《诊家直诀》云：凡舌苔以匀薄有根为吉。白而厚者，湿中热也。忽厚忽薄者，在轻病为肺气有权，在重病为肾气将熄也。刘吉人云：舌苔薄白，如米饮敷舌者，此伤寒中寒之初候也。如无表证，为饮停膈上也。如白而滑润，如稠白豆浆敷舌者，伤寒、中寒、湿邪、痰饮等候也。若舌薄白不润泽，舌质不甚红者，伤燥表证也。白而厚如豆腐脑铺舌者，痰热证也。亦有如白豆腐筋堆舌者，谓白苔厚而有孔，如豆腐

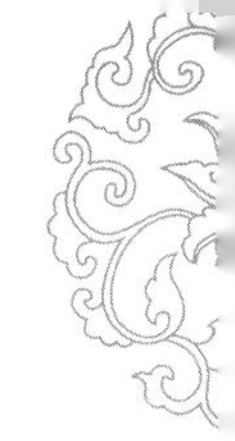

煮熟有孔者曰筋，谓有二三条白者，余则红色，或圆或长，此胃热痰滞，腐浊积聚误燥，当下不下之候。过此不下，则无下证可见矣。若白而疏，如米粉铺红者，伤寒、伤暑初传之候也。白如粟米成颗粒者，此热邪在气分也。

第五节　化　　退

《医级》云：苔随食化者，中虚之候。因朝起未食则苔厚，食后则苔退。又如舌苔忽剥蚀而糙干，为阴虚。剥蚀边仍有腻苔为湿痰。剥蚀由尖及内，症可渐平。四围旁退中留，胃败变至。刘吉人云：苔之真退真化，真退必先由化而后退。假如苔由厚而退薄，由板而生孔，由密而渐疏，由有而渐无，由舌根外达至舌尖，由尖而渐变疏薄，乃里滞减少，是为真退。由退而后生薄白新苔，乃胃气渐复，谷气渐进之吉兆。若骤然退去，不复生新苔，或如驳去，斑斑驳驳存留，如豆腐屑铺舌上，东一点，西一点，散离而不连续，皆逆象也，皆因误用攻伐消导之药，或误表之故，胃气胃液，均被伤残，故现此候。若满舌厚苔忽然退去，舌底仍留污质腻涩，或见朱点，或有发纹者，是为假退。一二日间即续生厚苔，亦有满舌厚苔，中间驳落一瓣，或有罅纹，或有凹点底，见红燥者，须防液脱中竭。若厚苔忽然退去，舌光而燥者，此胃气渐绝也，病多凶危。假如风温之邪，首伤肺经气分，故舌多无苔，即有黄白苔，亦薄而滑，渐次传里与胃府糟粕相为搏结，苔方由薄而厚，由白而黄，而黑而燥，其象皆板滞不宣，迨下后苔始腐。腐者，宣松而不板实之象。由腐而退渐生浮薄新苔一层，乃为病邪解尽。

第六节　滞　　郁

凡食滞于中宫，则舌现灰白，滞积甚则黄厚灰白，宜消运，黄厚宜攻下，食消则苔必自退。邪郁于血分则舌红，郁甚则舌紫。紫而枯燥者，血郁热甚也。紫而滑润者，寒郁血瘀也。若舌本红紫杂现而色不

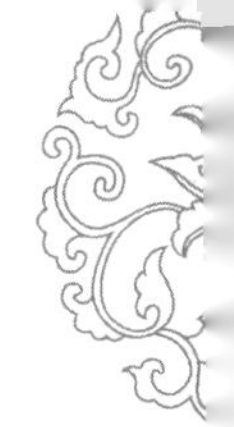

匀者，营血瘀滞也。郁于气分者，则舌苔薄白，湿而不浮，苔如地生之草。胃气和调，苔必升浮，中气郁滞，苔必紧闭也。阳为阴郁则舌青，升阳则青退，阴竭则舌光亮，阴枯多死。

第十五章　辨舌之颜色

马良伯云：舌根心脾肾三脏之阴，司肠胃传化之变。外淫内伤，脏腑失和，则舌上生苔。故白苔者病在表，黄苔者病在里，灰黑苔者病在肾。苔色由白而黄，由黄而黑者，病日进。苔色由黑而黄，由黄而白者，病日退。吴坤安云：白苔肺经，黄苔胃经，黑苔脾经，绛苔心经，鲜红胆经，紫色肾经，焦紫起刺肝经，青滑肝经。李缵文云：凡病在太阳太阴舌白，入胃则苔黄厚，入三阴，则舌灰黄或黑，虚人舌多裂纹津液少，舌光赤无苔，痨病坏病，舌起白浮点，此皆一定之颜色也。其他如黑与黄间，红与紫呈，白与黄杂，红与黑形，此兼经互呈，犹当鉴别。兹分类条辨于后。

第一节　白苔肺经

（候卫分气分之表邪也）

吴坤安曰：肺主胃[①]，主气，主皮毛。风寒先入皮毛，内应乎肺，又太阳经亦主一身之表，故肺家之邪，即可以候太阳之表。仲景麻黄汤亦散肺分之邪也，舌无苔而润，或微白薄风寒在表，故无苔而或薄白者，风寒也。外证必恶寒发热，而口不渴，宜温散之。

舌苔白而燥刺者温邪也。外证初必微寒，继即发热不已，此邪在乎太阴肺经，宜凉散之，忌足经辛温药。

舌白而黏腻者，湿邪在于气分也，外证必发热头重身痛，而口不渴，宜解肌去湿，如桂枝、秦艽、羌活、紫苏、二陈、二苓之类。

肺分虽兼太阳，惟寒邪可用足经辛温药若风湿入肺，症见发热口渴，咳嗽喉痛，舌苔白燥，或白兼边红，治宜轻清凉解肺

① 胃：应作“卫”。

经，如焦栀、豆豉、桑叶、杏仁、栝楼皮、象贝、前胡、薄荷、苏子、黄芩、桔梗之类。

凡风寒湿初中皮腠，则苔白薄，当疏散之。寒湿本阴邪，白为凉象。故白苔滑者，风寒与湿也。白滑而腻者，湿与痰也。滑黏而厚者，湿痰与寒也。但滑腻不白者，湿与痰也。两条滑腻者，非内停湿食，即痰饮停胃，亦宜温化。

白苔黏腻，吐出浊厚涎沫而口甜者，为脾热湿聚，当用佩兰叶、蔻、滑、通草，芳淡而化之。

舌白不燥，或黄白相兼，或灰白不渴，此湿热郁而未达，或素多痰饮，虽中脘痞痛，亦不可攻，宜用开肺化浊。

舌苔白腻，胸膈闷痛，心烦干呕，时欲饮水，水入则吐，此热因饮郁，宜辛淡化饮。

舌苔薄白而干者，为肺津已伤，宜用清润之品。如麦冬、银花露、鲜芦根等。

白而燥者，肺阴亡也。宜麦冬、花粉、

元参[1]之类。

白厚而干燥者，此胃燥气伤也，宜加甘草于滋润药中，使之甘守津还之意。

舌苔燥如白砂者，此温邪过重，宜急下之，白燥而厚者，调胃承气下之。苔白底绛，为湿遏热伏，防其就干，当先泄湿透热，再从里透外，则变润矣。初病舌就干，如神不昏，急加养正透邪之药，神已昏，则已内匮。脉沉脘闷，则为痰阻于中，而液不上潮，补益未可投也。

苔如碱者，胃中宿滞，挟浊秽而郁伏，当急急开泄，否则闭结中焦，不能从膜原还出矣。

苔白不燥，而口中自觉黏腻者，湿渐化热也，宜用厚朴、槟榔等苦辛微温之。

苔白不燥，而口中苦渴者，邪已化热也，宜用淡渗苦降微凉之。

苔白不燥而渴喜热饮者，邪已化热而痰饮内盛也，宜用清热而蠲饮。

---

① 参：原作“麦”，据医理及育新书局本改。

初病舌苔白燥，症见发热口渴，咳嗽喉痛者，风温入肺也，宜轻清凉解肺经，如桑叶、杏仁、栝楼皮、象贝、前胡、焦栀、桔梗之类，忌用辛温。

苔白滑而脉右缓者，秽湿著里，邪阻气分也，宜草果、查肉、神曲，以运脾阳。

白苔渐退，而舌心反见裂纹者，此湿热已转燥矣。

苔白滑而光亮无津者，此湿蕴津伤之候，勿投香燥。

苔白而滑厚者，寒饮积聚膈上，又脏结证也。

白浮滑薄，其苔刮之即还者，太阳表分受寒邪也。

白浮滑而带腻带胀，刮之有净有不净者，伤寒邪在半表半里也。

全舌白苔浮腻浮胀，渐积而干微厚，刮去浮面，其底仍有者，寒邪欲化火也。

苔白厚粉湿滑腻，刮稍净而又积如面粉发水形者，里寒湿滞也，用草果以醒脾阳，则地气上蒸天气之白苔可除。

满舌苔白，干胶焦燥，刮不脱，或脱不净者，为里热结实也。

舌起白苔如雪花片者，此俗名雪花苔，为脾冷而闭也，不治。

舌与满口生白衣如霉苔，或生糜点者，胃体腐败也，多死。

[**粉白实热**]马良伯云：舌厚腻如积粉者，为粉色舌苔，旧说并以为白苔。其实粉之与白，一寒一热，殆水火之不同道。温病热病瘟疫时行，并外感秽恶不正之气，内蓄伏寒伏热之势，邪热弥漫，三焦充满，每见此舌。与热在阳经者异，与腑热燥实者亦异，治宜清凉泄热。粉白干燥者，则急宜大黄黄连泻心汤等，甚或硝黄下之。切忌拘执旧说，视为白苔则大误矣。又有舌正赤，苔如积粉不滑，外证若烦热发渴，亦当以白虎清内热也。又脾胃有水饮者，舌多不燥，不可误认为寒证也。

[**全白虚寒**]王晋三云：戊午岁之疫，

舌苔白者居多。伤寒脏结证，舌上白苔滑者难治，戒之，不可攻。而《舌鉴》白苔十九证，皆用汗下辛热之法。余阅历多年，未有能治之者。夫白苔虽有白滑、白屑、白粉之异，原其义皆由热胜寒复，火胜水复，热极反兼胜己之化也，用炮姜附子则白苔厚而液燥，用芩连则手足冷而阳脱。余寻思，舌为心之外候，其色当赤。白为肺之色，反加心火之上，是侮其所胜，显系寒邪入肺，郁蒸见于舌，是卫实营虚，乃以大剂生姜汁泄卫，肉桂通营，人参、南枣、当归助营卫之正气，服之皆应手而愈，名曰姜桂汤生姜汁三钱，肉桂二钱四分，人参三钱，当归二钱四分，南枣三枚，上水二钟，煎八分，冲姜汁，分三服。随时服之。宗仲景心营肺卫立方也。按：温热证初起舌白，瘟疫证舌白如粉而滑，四边色紫绛者，乃疫邪初入募原，未归胃府，当即与透解，如前条粉白证是也。此方不可误投，治法汇曰：脾热则舌滑而苔，脾闭则白苔如雪。陈淮齐云：二句不论内伤外感，皆以脾热闭论，大抵当以症象参脉互断之，不可专执舌苔。

沈尧封云：项肿如匏[①]，按之热痛，目赤如血，而足冷便泄，人事清明，六脉细数，右手尤软，略按即空。尧封云：此虚阳上攻也。唇上黑痕一条如干焦状，舌苔白如傅粉，舌尖赤白，不赤，是皆虚寒确据。况便泄足冷，脉濡，断非风火。若是风火，必痞闷烦热，燥渴不安，岂有外肿如此，而内里安贴如平人者乎？按：此即喻氏浊阴从胸上入，即咽喉肿痹，舌胀睛突，从背上入，即颈项粗大，头项如冰，浑身青紫而死之类也。末句辨证，尤为精切不易。最眩人者，在热痛目赤。若非此者，虽足冷便泻，脉濡不空，犹未能决为真寒也。上二条录之，反复探察白苔之实热虚寒也。因证状疑似难明，故特列专条，以申辨之。

［**白兼黄**］凡白苔由白转黄者，风热从火化也。治宜清泄。有苔而黄白者，热滞胃脘也，宜枳实、厚朴、元明粉之类。舌

① 匏（páo 袍）：葫芦之属。

苔白中带黄，或微黄而薄者，邪初入阳明也。如兼微恶寒。犹带表证也，宜凉散之。舌苔由白而黄者，白苔主表，黄苔主里，但看舌苔带一分白，病亦带一分表。必苔纯黄无白，邪方离表而入里。苔黄白相兼而脘闷者，外邪未解而里先结也，宜轻苦微辛，如杏、蔻、桔、橘等以宣气滞。舌尖白根黄，不甚干而短缩不能伸出者，痰挟宿食也，宜下之。

［**白兼红**］凡舌苔先白后红者，温邪从口鼻吸入上焦，心肺先受邪，先入气分而后入营分也。白中带红，外症初起微寒，继即发热不已，口渴者，此湿邪之轻证也，宜芩、栀、翘、赤等清解之。红中兼有白苔者，更感非时之寒也。舌白无苔而兼淡红者，肺胃虚寒也。苔白底红，脉形弦细者，阴虚而挟湿热也。四边色红，中心干或白燥，外证烦渴烦热者，乃上焦气热烁津，宜急散无形之热。此非邪入血分，勿用血分药。

左半边光红，右半边白苔，湿滑如水晶粉团之色者，此肝营被劫，而痰浊又恋[1]于胃也。

［**白兼绛**］凡舌苔白而底色绛者，湿热自气分伤营也，乃湿遏热伏也。当先泄湿透热，防其即干也。从里而透于表则变润矣。舌苔白腻底绛尖红者，湿遏热伏之征也。色绛而白苔满布者，肺胃热也，宜清肃肺胃。若兼神气昏瞀者，伏痰内盛也，宜兼开其痰热。舌底绛望之黏腻，独舌心有苔白厚如豆大一瓣者，伏暑内挟痰饮也。深绛而苔白厚腻者，温邪入营而兼伏湿也。

［**白兼灰**］舌白滑灰者，寒湿也。灰白不浊者，寒兼痰湿也。为阳气不化，阴邪壅滞，不可乱投苦寒滑泄以伤阳。从根至尖白，中直纹两条灰色而润者，湿热兼夹阴寒食也。舌白，半边苔灰而滑者，伤寒半表半里证也。

① 恋：原作“变”，据育新书局本改。

［**白兼黑**］凡白苔带黑点，或苔见黑纹而黏腻者，太阴气分之湿也，宜行湿和脾。黑苔望之虽燥而生刺，但渴不多饮，或不渴，或边有白苔，其舌本淡红而润者，假热也，治宜温补。全黑由淡白忽然转色，其间无变黄之一境，望之似焦黑芒刺干裂，刮之必净，湿之必润，外证唇白不红，为寒结在脏，真寒假热也。从根至尖白，中直纹两条黑润者，夹阴寒证也。尖白根黑者，伤寒半表半里也。

［**白兼青**］凡舌色晄白兼青者，中焦生气已绝也，不治。

［**白黄兼红**］凡绛色中兼黄白苔者，为热初传营分，气分之邪未尽也，泄卫透营，两和之。

［**白兼黄黑**］凡白苔变黄，由黄变黑，刮之不脱，湿之不润者，为寒邪传里化火，热极伤阴也，甚则芒刺干焦罅裂，宜用苦寒以泻阳，急下以救阴。中间一拇指大黑润浮苔，两边或黄或白者，两感证也。由

白苔渐黄而灰黑者，传经证也。或生刺点燥裂，不拘在根在尖，皆宜急下。若苔黄黑白杂见，或中燥边滑，或尖干根润，皆并病、合病、寒热不和之候。

［**白兼灰黑**］凡白苔而带灰黑，更兼黏腻浮滑者，此太阴在经之湿邪，是从雨雾中得之，宜解肌渗湿，如五苓加羌防之类。

［**白兼绛紫**］凡苔白如粉而滑，四边色紫绛者，瘟疫病初入膜原，未归胃府也急宜透解，勿使传入而为险证也。

第二节　黄苔胃经
（候阳明里证之热邪也）

阳明燥金从土化，故黄色应胃。盖白苔主表，黄苔主里。太阳主表，阳明主里。故黄苔专主阳明里证。辨证之法，但看舌苔带一分白，病亦带一分表。必纯黄无白，邪方离表入里。

如见舌苔白中带黄，或微黄而薄，是邪初入阳明，犹带表证，微微恶寒，宜凉散之。如苔黄而燥，外证不恶寒，反寒热，是伤寒外邪初入阳明之里，或温热内邪欲出阳明之表，斯时胃家热而未实，宜栀豉、白虎之类，清之可也。如厚黄燥刺，或边黄中心焦黑起刺，脐腹胀满硬痛，乃阳明里证也，宜承气汤下之。若嗜酒之人，湿热内著，从饮食中得之，苔必厚黄黏腻，痞满不饥，呕吐不纳，惟泻心汤最效，川连、干姜、赤苓、半夏、枳实、茵陈、通草之类。舌黄或渴，当用陷胸、泻心。若光滑者，乃无形湿热，已有中虚之象，大忌前法。其腹或满或胀或痛，此邪已入里，表证必无，或十之一二，亦须验之于舌，或黄甚或如沉香色，或如灰黄色，或老黄色，或中有断纹，皆当下之，如小承气汤加槟榔、青皮、枳实、元明粉、生首乌等。若未见此舌，不宜用此法。舌中苔黄而薄者，脾热也。舌中苔厚而黄者，胃微热也。黄苔不甚厚而滑者，表犹未罢，热未伤津，犹可清热透表。黄薄而干者，邪虽去而津受伤也，宜甘寒轻剂养之。苔或黄或浊而有地，并不光滑，并脘中痛，或痞胀者，邪已入里，当用苦辛泄之，以其入腹近也。或黄或浊而光滑者，此无形湿热也，只宜开泄疏利，如杏、蔻、橘、桔等味。老黄色或中有断纹，而脐以上之大腹，或满、或胀、或痛者，邪已入里也，当下之。舌中有黄燥苔者，肠中有燥矢也。然腹无硬痛之状，只宜养阴润燥，不可妄用下法。舌苔黄而脉沉实者，邪积聚于阳明也。平素多黄苔者，其人必胃热。黄苔刮之，洁净光明，见淡红润泽底者，为无病矣。黄苔刮之，仍留粗涩垢腻，如薄浆糊一层，或竟不脱者，均热证也。浅黄腻薄者，微热也。干涩深黄厚腻者，大热也。老黄芒刺焦裂者，热极也。全舌黄苔者，脏腑俱热也。黄苔滑厚而腻者，热未盛，结未定也。冬时未可遽攻，夏月伏阴在内，里热即炽，而苔不燥，即当用下。黄燥而生芒刺，中心瓣裂者，热结甚也，当速下以存其阴。

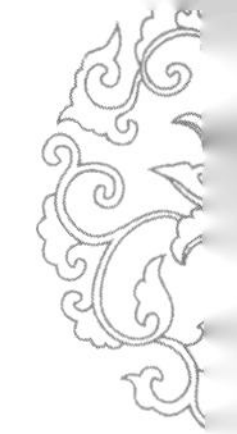

[**兼黄红**]凡热时舌色干红，热退苔色黄腻者，为湿遏热炽，将燥未燥也。又阴液已伤而湿热犹盛也。四边色红，中心干或黄，并烦渴烦热者，乃上焦气热烁津，急用凉膈散，散其无形之热，勿用血药。

[**黄兼绛**]凡苔黄不甚厚而舌绛者，热初入营，邪结未深也，尚可清热，以辛开之药，从表透发。

[**黄兼灰**]凡苔先灰滑后黄燥，大便坚结，为湿久生热，热必伤阴也。

[**兼黄黑**]凡舌苔黄中带黑，而浮滑而黏腻者，太阴湿热内结，宜利湿清热。边黄中心焦黑起刺，外证兼脐腹胀满硬痛者，阳明里证也，宜下之。舌芒刺焦裂老黄，夹黑色苔者，里热极也，亦宜下之。舌燥苔黄，中黑通尖，下利臭水者，肠胃腐败也，十不救一。舌苔老黄甚则黑者，黑水色也，火极而似水也。

[**黄兼红黑**]凡舌反赤为黄，反黄为黑者，乃热极反兼水化，至危之候也。红

中兼黄黑有芒刺者，邪热入腑也。黄赤兼黑者，此名霉酱色，乃脏腑本热而夹有宿食也，且内热久郁者，夹食中暑者，夹食伤寒传太阴者，皆有之。

［**黄兼青紫**］凡苔黄厚而舌中青紫者，阴寒夹食也。甚则碎裂口燥而舌不干，宜斟酌温下之。

第三节　红色胆经

（候少阳内发之温邪也）

少阳相火从火也，故红色应胆。少阳以木火为用，温邪内发，必借少阳为出路，乃同气之应也。如淡红嫩红，白中带红，是温邪之轻者。初起微寒，继则发热不已，口渴甚者是也，宜柴、芩、栀、翘等清解之。如纯红鲜红起刺，此胆火炽而营分热，急宜犀角翘、丹等清解之。如不解，此温邪伏于少阴而发于少阳之表也，证非轻渺，速宜重加鲜生地、麦冬、元参之类，以滋少阴之水，而少阳之火自解矣，大忌风药。凡风温瘟疫等证，如舌苔鲜红者，当从手少阴治，或从手厥阴心包络施治，亦即是治心。苔舌尖独赤起刺，心火上炎之故，犀角合导赤散以泻之。舌尖红而出血者，心经邪热壅盛所致，亦宜清之。舌尖赤者，心热也。尖赤而起芒刺者，心热甚也。舌边色赤者，肝热也。甚则起芒刺者，肝热极也。舌形胖嫩而色淡红，外证见躁扰不安，六脉迟微，或动气内发，腹寒畏冷，或初起吐利，手足逆冷，或格阳躁狂，六脉洪数无根者，为肾气大亏，坎中火衰也，宜益火之源。更衣后舌苔去而见淡红有神者，佳兆也。淡红无神，或干而色不荣者，为胃津伤而气不化液也，当用炙甘草汤，不可用寒凉药。红嫩如新生，望之似润，而燥涸殆甚者，为妄行汗下，以致津液内竭也，多不治。舌干红，知饥善纳者，水亏阳亢，土燥于中也，宜投咸苦寒剂。舌心干红者，为阴伤也，宜用甘寒。平素舌多红赤者，其人必营虚。全舌淡红，不浅不深者，为无病平人之常苔也。

全舌无苔,色浅红者,气血虚也。全舌无苔,色赤红者,脏腑俱热也。全舌纯红而有黑小点者,脏腑皆热极也。

舌色鲜红无苔点,舌底无津,舌面无液者,阴虚火炎也。舌色灼红,无苔点而胶干者,阴虚水涸也。舌色灼红,无苔点而有裂纹者,阴虚火炎也。舌红中有裂纹,如“人”字形者,心火燔灼,热毒炎上也。红舌中有红点,如虫碎之状者,热毒炽甚也。舌红碎痛者,肝家风火炎炎之势,渐迫心君也。舌光如朱红柿者,君火上炎也。又相火下炽,引动君火,皆危险之候也。

[**红兼灰**]凡舌红中夹两条灰色者,湿热兼夹寒食也。

[**红兼紫**]凡全舌无苔,色紫红瘀红者,脏腑热极也。中时疫者有之,误服温补者亦有之。

[**红兼青**]凡舌淡红带青者,血分虚寒也。妇人子宫冷者常有之,久痢虚极者

亦有之。

第四节　绛色心经
（候营分血分之温热也）

凡邪热传营，舌色必绛。绛，深红色也。心主营主血。舌质绛燥，邪已入营中，宜清络中之热，血分之火，忌用气分药。马良伯云：满舌明红，并无他苔者，为绛色，心之本色也。舌绛而润为虚热，舌绛而干为实热，绛而起刺为热甚，绛而光嫩为阴液不足，绛光燥裂为阴液大伤。凡温病、热病、瘟疫、伤寒，邪热内传三焦，熏灼心包，先受热蒸则本脏之色见，故治宜清心存阴化热。章虚谷曰：热入营分，舌色必绛，风热无湿者，无苔，或有苔亦薄。热兼湿者，必有浊苔而多痰也。然湿在表分者，亦无苔或有苔亦薄，其脉象必细涩也。温邪从口鼻吸入，上焦心肺先受。如舌苔先白后红者，邪先入气分，后入营分也。如初起舌即绛色者，邪不入气分而入营分也，宜清解营分之热，如犀角、鲜地、

丹皮、元参之类。凡初传绛色，中兼黄白色，气分之邪未尽也，泄卫透营，两和可也。白苔邪在气分，宜解表，忌清里。绛舌邪在营分，宜清热忌发汗。绛纯鲜色者，包络受病也，宜犀角、鲜生地、连翘、郁金、鲜菖蒲等清泄之。若平素心虚有痰外热一陷，里络就闭有痰者必有舌苔，心虚血少者，舌色多不鲜赤，或淡晦无神。邪陷多危而难治。若邪火盛而色赤，宜牛黄丸。痰湿盛而有垢浊之苔者，宜至宝丹，以开其闭。再邪已入营则舌色绛，胃火烁液则中心干者，乃心胃火燔，动烁津液，宜鲜生地、犀角、黄连、石膏等，以清营热而救胃津，或白虎汤加犀、地、竹叶、莲心、黄连亦妙。若干绛延及舌尖者，为津干火盛，宜玉女煎再加西洋参、花粉、蔗浆、梨汁，舌尖绛独干者，此心火上炎。其热在气分者必渴，以气热烁津也。热在血分，其津虽耗，其气不热，故口干而不渴也，宜导赤散加童便治之。舌绛赤，外证耳聋目赤者，为温病从少阳发出也，宜犀角、鲜大青、栀、翘、鲜地、丹皮之类，以解木火之郁，大忌汗散。舌赤无苔，其证神昏内闭，此系湿热伤阴，宜犀角、鲜地、银翘、菖、郁、芦根、梨汁、竹沥、姜汁等。绛而光亮者，胃阴亡也，急用甘凉濡润之品，如炙甘草汤去姜桂，加蔗浆、石斛、饴糖。舌绛而上有黏腻，似苔非苔者，中挟秽浊之气，急加芳香逐之。舌绛，望之若干，扪之原有津液者，此津亏而湿热熏蒸，将成浊痰，蒙蔽心包也。舌绛而苔滑泽者，温邪入营而平素有痰也。绛而抵齿难伸出口者，痰阻舌根，有内风也。舌绛无苔无点，光亮如镜，或半舌薄小而有直纹，或有泛涨而似胶非胶，或无津液而咽干带涩不等，红光不活，绛色难名者，水涸火炎，阴虚已极也。舌绛无苔，干枯红长而有直纹透舌尖者，心气内绝也，必死。绛舌者，因实热证误补温补，灼伤真阴，或误服滋补腻涩，酸敛胶黏，实热引入阴分，俾郁火耗烁真阴致现此舌，而为阴虚难疗矣。舌虽绛而不鲜，干枯而痿者，肾阴涸也，急以阿胶、鸡子黄、生地、天冬等救之，缓则恐涸极无救矣。病后绛舌如镜光亮，或舌底嗌干而不饮冷者，肾水亏极也，宜急救其津液，否则立涸矣。舌尖独红绛者，心营暗炽也，宜犀羚、鲜石斛、鲜生地等。舌根绛者，血热内燥也。全舌无苔色深红者，气血热也。舌肉绛者，邪居血分也。舌绛不渴夜热甚者，邪入营也。无苔而红绛者，热伤血分也宜丹皮、地黄、麦冬、元参等。舌色绛而润者虚热也，舌色绛而干者实热也，绛而起刺者热甚也，绛而有黄白碎点者将生疳也。绛而光者，阴液不足也。满舌红紫色而无苔者，两色合而成绛，肾虚也。

第五节　灰色脾经（候三阴之寒热也）

灰色苔者，即黑苔之轻也。如以青黄和入黑中则为灰色也，当与黑苔同治。为痰水注于脉中，致微丝血管停阻而瘀，而呈斯苔，然有直中传经之殊。盖传经热邪,始自白苔而黄,由黄而灰,或生芒刺黑点,纹裂干燥,不拘在根在尖,俱宜攻下泄热。舌灰而润,并无苔垢,更不变别色,始病即见非由白黄渐变者,为夹食中寒及停饮蓄血证,当用消用补,用燥用攻,因证而治。又有屡经汗下,而灰黑不退,或滋润,或不润,亦不燥者,脉必虚微无力,此因汗下太过伤阴使然,急宜救阴津,故不得用硝黄,亦不可用姜附。灰色即黑之轻也,与黑同治。兼有表者双解散,下利者解毒汤,内实者承气汤。但少阴寒证,亦见灰色,见在一二日,无苔而冷滑是也,四逆汤主之。下利者理中汤。舌中尖见灰色者,外证消渴气上冲心,饥不欲食,食则吐蛔乃伤寒邪入厥阴也,宜乌梅丸。若杂病见此舌,为实热里证,则宜大承气汤与白虎汤合用。全舌纯灰无苔而少津者,火邪直中三阴也,宜三黄、白虎、大承气并用。舌苔灰色重晕者,为温病热毒传遍三阴也,急去表药,用凉膈散合承气以下之。舌灰唇焦者，中焦有浊积也。舌灰目黄者，湿中生热也。舌灰齿煤，其脉细涩若无，身已不热者，此火过呈炭，须大剂补阴，宜熟地、西参、麦冬、阿胶、龟板、鸡子黄等，不必寒凉，以其病已无热也。无苔而有如烟煤隐隐，并不渴，肢寒而润者，挟阴病也，宜甘温扶中。无苔如烟煤隐隐，口渴烦热者，平时胃气燥也，宜甘寒益胃。久病舌起烟煤者，胃虚液涸也。凡舌见灰色者，病皆非轻，均里证无表证，有实热证无虚寒证，有邪热传里证，有时疫流行证，郁积停胸证，蓄血如狂证。其证不一，治法不外寒凉攻下，寒凉以救真阴，攻下以除秽毒，在当用之时，不得以此言为戕伐焉。

第六节　黑色脾经

（候太阳湿土之寒热也）

太阴湿土所主，而水就湿。故脾家见症，每每舌现黑色。有始病即舌心黑色，非由白黄变化，舌转瘦小者，为真脏中寒。此寒水凌心，肾气外现，急宜用温，稍缓则误事。有中黑而枯，并无积苔，边亦不绛或略有微刺者，为津血燥证，急宜养阴生津，误用攻下或温经，皆必死。夏月中暑，多有黑苔为湿痰郁热。亦有黑滑腻厚舌，又不可与传经证同论。有苔黑腐烂者，为心肾俱绝，舌黑而卷缩者，乃肝绝，皆不治。若黑薄而润滑者可治。

如苔灰黑而滑者，此寒水侮土，太阴中寒证也。外证腹痛吐利，手足指冷，六脉沉细，宜理中汤主之，甚加附子。若杂证而现黑滑苔者，必是湿饮伤脾，宜温中和脾逐饮治之。若黑而燥刺，是阳证注入太阴之热邪，宜清火解毒兼阳明治。如屡清不解，腹无痞满硬痛之症者，不可妄投承气，是胃中津液干涸，少阴肾水不支，宜大小甘露饮主之。如舌苔黑刺，大便闭结，脐腹硬满耕痛，此燥矢为患也，承气汤下之，仍从阳明治。若黑而坚敛焦刺如荔子形者，乃阳亢阴竭，胃汁肾液俱涸也，不治。不得已用大剂滋阴清热之法，药勿间断，间有生者。以上吴坤安辨黑舌法也。凡舌苔由白而黄，由黄而焦，或枯黑燥裂，其舌边胖大，舌底滑润者，甚有舌底亦燥，而绝无津液，其糙刺如沙皮敛束如荔子者，皆因劳伤脾肺，气虚发热。误用发散，益虚益热。复用寒冷，重阴内逼，以致虚火上炎。所以白上加黄，黄上加焦，而枯黑燥裂也，大剂参附养荣汤，不时灌服，多有得生者。

更有其舌以一黑色，一属寒水侮土，一属肾气凌心。盖寒水侮土者，其黑色正聚于舌中，系阴甚于内，逼阳于外，外假热内真寒，格阳证也，宜附子理中汤。肾气凌心者，其黑色直底于舌尖，然未有不胖且嫩者，干燥滑润，在所不拘，系阴盛于下，逼阳于上，上假热而下真寒，戴阳证也，宜人参八味汤。若是实火证则其形必坚敛，其色必苍老，而万无胖嫩者耳。此一虚二寒证，皆验舌所必知，为杨云峰之言也。黑苔舌有水竭津枯一候，不宜凉药，宜重用壮水之剂。世多习而不察，率投苦寒，遗人夭殃。殊不知脉虚数或微细，胸腹无胀满日多错语，舌虽焦黑干枯，肿而生刺，乃真水衰竭，水不制火使然。大禁凉剂，以大剂生料六味地黄汤饮之。虚寒者苔黑而松，加桂附、五味子，则焦黑刺肿，涣若冰释。此余所亲验。故看黑舌苔须分燥润，及刮之坚松，以定虚实寒热为要法。此即林慎庵之法也。凡黑苔有寒热之分，辨别不精，死生立判。汪苓友谓：舌苔虽黑必冷滑无芒刺，斯为阴证无疑，诚扼要之言也。舒驰运《伤寒集注》云：黑苔干刺为二症，一为阳明热结，阴津立亡，法主大黄芒硝，急夺其阳，以救其阴，阴回则津回。一为少阴中寒，真阳霾漫，不能熏腾津液，以致干燥起刺，法主附子炮[1]姜，急驱其阴，以回其阳，阳回则津回。据此则黑苔冷滑者，必无阳证。而黑

① 炮：原作“泡”，为形近之误，据文义及育新书局本改。

苔干刺者，有阳证复有阴证矣。临证者不可慎欤？苔黑而口黏淡者，当从太阴脾湿治，不可便泥肾气凌心也，其因亦不仅虚寒、实热、伏痰、挟血而已也。舌中苔厚而黑燥者，胃大热也。舌心有黑燥苔者肠中有燥粪也，然腹无硬痛之状，只宜养阴润燥，不可妄用下法治之。舌中心焦黑者肾阴涸，心胃火炽也，宜犀角地黄汤清之。舌中苔黑燥，而连牙床唇口俱黑者，胃将蒸烂，非生大黄等大剂不能救也。然以舌燥不燥为别，黑而不燥者非是。舌根黑苔而燥者，热在下焦也。舌本无苔惟尖黑燥者为心火自焚，不可救药。黑苔焦枯者，火炽水竭也不治。中黑无苔，而舌底干燥有小点纹者，胃经实热，非六气侵扰也，宜白虎三黄等。

中黑无苔而舌底湿嫩光滑无点纹者，胃经虚寒也，宜理中温之。初病遍舌色黑而润，发热胸闷外，无险恶情状者，此胸膈素有伏痰也，宜用薤白、栝楼、桂枝、半夏即退，或去桂枝用枳壳、桔梗亦效。舌黑湿滑、无苔、无硃点、无芒刺、无罅裂，刮之明净，如水浸猪腰，有淡淡融融之形，外证口不苦唇不燥者，为脏腑极寒也，全黑无苔而底纹粗涩干焦，刮之不净者，热极也，全黑无苔，而无点无罅裂干燥少津，光亮似镜者，即绛舌之变阴虚肾水涸也。孕妇亦有之，宜大剂甘寒。全黑无苔，有点有罅，干燥无津，涩指如锉者极实热证也，宜大剂苦寒。黑色暗淡无苔，无点无罅、非湿非干似亮不亮者，阳虚而气血两亏也，久病见之不吉。舌淡黑如淡墨乃肾虚火炎为无根之火也。黑舌燥裂芒刺隔瓣者，津液焦灼少阴真水垂涸最为凶象，用新青布蘸薄荷汤湿润，揩去刺瓣，舌质色红者可治。急攻下其热滞若刺瓣下仍黑色者，则肾阴已竭脏色全露不治。苔黑腐烂者，心肾俱绝也不治。舌黑而卷缩者肝绝也亦不治。舌黑咽燥烦渴不寐者热入心营，而血液受劫也。

[**黑兼灰**]伤寒已经汗解，而见舌尖灰黑者，此有宿食未消，或又伤饮食热邪复盛之故也，以调胃承气汤下之。若杂病里热见此舌，宜大承气汤重加黄连。淡灰转黑者伤腐脾胃也不治。

[**黑兼青**]平素舌常如水黑青色者，其人多虚寒。若因跌仆，而舌青黑者瘀血内蓄也。因痘疹而舌青黑者疫毒内陷也。因痈疽而舌青黑者毒气内攻也。因中寒，而舌青黑者，邪气入脏也。因发斑而舌青黑者胃烂也。因痢疾而舌青黑者胃腐败也。

第七节　紫色肾经
（候少阴本脏之虚邪也）

少阴君火从火化故紫色应肾，六经惟肾无实证，故仲景于少阴证中，揭出脉微细但欲寐为主病，示正气之虚也。如见舌形紫而干涩，口渴唇燥外见少阴证者，此肾阴不足坎中水亏，宜壮水为主，六味饮一阴煎之类。如兼谵语神昏，又当从手少阴治。微清痰火，如生地、丹参、茯苓、川贝、菖蒲、钩滕、天竺黄之类。如舌形胖嫩，而色淡红者，外证必见烦躁不宁，六脉迟微，或动气内发，腹寒畏冷，或初起吐利，手足逆冷，或格阳躁狂，六脉洪数无根，此肾气大亏，坎中火衰，宜益火之原人参八味汤主之。舌形紫燥唇焦齿黑，二便俱闭，此为阴中兼阳可兼阳明以治。凡舌形圆大胖嫩，皆属足少阴虚证。不拘伤寒杂证，如见舌色紫如猪肝，枯晦绝无津液者，此肾液已涸，痢疾见此苔，胃阴已竭必死。伤寒更衣后舌苔顿去，而见紫色如猪肝者，此元气下泄，胃阴已绝不治。如舌苔去而见淡红有神者佳。上录《吴坤安舌诊》

马良伯云：紫如猪肝色，上罩浮滑苔者，邪热传里表邪未净也，既不可下，又不可表，治宜清中以解外。若全舌紫光暗并无浮苔者，阳极似阴也，多不可救，急下之，间有得生者。若酒后中寒及痰热郁久者，往往亦见紫色苔。叶桂云：热传营血，其人素有瘀阳宿血在胸膈中，挟热而搏，其舌色必紫而暗。暗即晦也。扪之潮湿不干，以凉膈散加入散血之品，如琥珀、丹参、桃仁、丹皮等，不尔，瘀血与热为伍，阻遏正气遂变如狂发狂之证，乃其人胸膈中素有虚瘀与热相搏，宜犀地、丹皮、丹参、赤芍、郁金、花粉、桃仁、藕汁等味，凉血化瘀。若晦而干者精血已枯邪热乘之故为难治。紫而肿大者，酒毒攻心也，于应用药中，急加黄连以清之。深紫而干涸者，酒毒内蕴也。紫如去膜猪腰者，危险之候也。舌敛束如荔子肉，而绝无津液者，亦危险之候也。

[**紫兼红**]周徵之曰：红紫二舌均指舌质言之，固无红苔，亦断无紫苔，其有见紫苔者必舌面已腐或兼微黑苔与赤红相映而然也。舌紫肿大而生大红点者热毒乘心也，用导赤散，加犀角、黄连、金汁治之，或稍加大黄。

[**紫兼青**]淡紫而带青滑者，寒证也，

或为直中阴经证,治宜用温。淡紫带青而湿润,又绊青黑筋者,寒邪直中三阴经,其身凉四肢厥冷,脉沉缓或沉弦,宜四逆汤、理中汤。小腹痛甚者,回阳急救汤。若舌不湿润而干枯乃是实热。青紫无苔多水,滑润而瘦小者,伤寒直中肾肝阴经。吴茱萸汤、四逆汤温之。紫舌中心带青或灰黑下证复急者,热伤血分也宜微下之。

[**紫兼蓝**]淡紫转蓝者邪毒攻心也不治。

第八节　焦紫肝经
(候厥阴阳毒之危证也)

厥阴风木从火化,故焦紫应肝。舌苔焦紫起刺如杨梅状者,此阳邪热毒已入肝脏之险证也。大便闭者,更衣丸下之,金汁、人中黄之类,大清大解之。舌苔两旁有红紫点者,肝脏伏毒也,大凶之证,急用犀角尖、人中黄透之解之。

第九节　青滑肝经
（候厥阴阳毒之危证也）

肝属木，故青色应肝。舌苔青滑，乃阴寒之象，急宜四逆、吴萸辈温之，外证若见面青、唇紫、囊缩、厥逆，筋急直视等症者，厥阴败证也不治。凡舌苔紫焦如刺厥阴热毒难治，青滑厥阴寒邪吴萸温之即愈。舌边色青者有瘀血郁阻也，有热者用赤芍、生瓦楞壳、竹茹等治之。舌青口燥漱水不欲咽，唇痿胸满无寒热脉微大来迟，腹不满其人自言满者内有瘀血也。产母舌青而面赤者子已死于腹中也，古方用黑神散下之，或平胃散加芒硝下之更稳。孕妇面舌俱青者母子俱死。

第十节　蓝色肝经（候肝脏之本色也）

蓝者绿与青碧相合，犹染色之三蓝也。马良伯云：有苔滑中见蓝色苔者肝藏本色也，邪热传入厥阴，阴液受伤脏色外见，深而满舌者法在不治，有微蓝而不满舌者,法宜平肝熄风化毒,旧法主用姜桂,邪热鸱张肝阴焦灼逼其本脏之色外现,再用姜桂是抱薪救火也。瘟疫及湿温热郁不解,亦有此舌感受不正之气蒸热不解也,治宜芳香清泄。满舌滑腻中见蓝色者,湿痰痰饮,为阴邪化热之候,法宜清化。蓝色苔者湿热郁蒸也。舌见蓝色者肺气已绝,肝木独盛来侵土位也。微蓝者,肺气犹在可生,深蓝者必死,宜大剂补肺脾而制肝本也。蓝色有苔者脏腑尚能生苔,虽伤未甚犹可医治。光蓝无苔者不论何脉皆属气血极亏,势必殒命。孕妇舌见纯蓝者胎死腹中也,宜即下之。周徵之曰:余曾见痫厥及胃气久痛者,舌体全蓝此亦瘀血在胃,肝气不舒也,故青黑蓝绛。皆谓之浊,皆竭血分,须辨寒热燥湿及痰血宿食燥屎症块而治之,总以松动血分为主。

辨舌指南卷二终

辨舌指南卷三

鄞县　曹赤电炳章撰述

绍兴　周炳墀越铭参校

第三编　辨舌证治

第十六章　仲景察舌辨证法

[**白苔**]《伤寒论》曰：阳明病，胁下硬满，不大便而呕，舌上白苔者，可与小承气汤。上焦得通，津液得下，胃气因和，身濈然而汗出，解也。病如结胸状，而饮食如故，时时下利，寸脉浮，关脉小细沉紧，名曰脏结。舌上白苔滑者，难治。脏结无阳证，不往来寒热，其人反静。舌上苔滑者，不可攻也。成无己曰：邪气在表者，舌上则无苔，及邪气传里，津液结搏，则舌上生苔也。寒邪初传，未全成热，或在半表半里，或邪气客于胸中者，皆舌苔白而滑也。

经云:舌上如苔者,以丹田有热,胸中有寒,邪初传入里者也。阳明病,胁下硬满,不大便而呕,舌上白苔者,可与小柴胡汤,是邪气在半表半里者也。阳明病若下之,则胃中空虚,客气动膈,心中懊恼,舌上苔[①],栀子豉汤主之,是邪客于胸中者也。脏结宜若可下。舌上苔滑者,则云不可攻也,是邪未全成热,犹带表寒故也,及其邪传为热,则舌之苔不滑而涩也。

[**干燥**]太阳病,重发汗而复下之,不大便五六日,舌上燥而渴,日晡时小有潮热,从心上至少腹硬满而痛,不可近者,大陷胸汤主之。伤寒病,若下后七八日不解,热结在里,表里俱热,时时恶风,大渴,舌上干燥而烦,欲饮水数升者,白虎加人参汤主之。《金匮要略》云:肺中寒者,两臂不举,舌本燥,喜太息,胸中痛,不得转侧,食则吐而汗出也。腹满,口舌干燥,此

① 苔:《伤寒论》原文在苔后有“者”字,本文脱。

肠间有水气，己椒苈黄丸主之。消渴病，渴欲饮水，口干舌燥者，白虎加人参汤主之。病人胸满、唇痿、舌青、口渴，但欲漱水不欲咽，无寒热，脉微大来迟，腹不满，其人言我满，为有瘀血。成无己曰：经云伤寒七八日不解，热结在里，表里俱热，时时恶风大渴，舌上干燥而烦，欲饮水数升者，白虎加人参汤主之，是热耗津液，而滑者已干也。若热聚于胃，则舌为之黄，是热已深也。

［**黄苔**］《金匮要略》云：病者腹满，按之不痛为虚，痛者为实，可下之。舌黄未下者，下之黄自去。成无己曰：舌黄未下者，下之黄自去。若舌上色黑者，又为热之极也。《黄帝针经》云：热病口干舌黑者死，以心为君主之官，开窍于舌。黑为肾色，见于心部，心者火，肾者水。邪热已极，鬼贼相刑，故知必死。观其口舌，亦可知其逆顺矣。

第十七章　胡玉海察舌辨证法

头痛身热恶寒，脉浮滑，阳明太阳。

身热口燥，脉弦滑，阳明少阳。

身热舌苔白，脉洪滑，正阳阳明。

舌苔微黄，正阳阳明。

舌苔前白后黄，正阳阳明按：是上寒下热，外寒内热。

前黄后白，正阳阳明按：是上脘化热，而中焦有水饮。

四围白中间黄，正阳阳明。

白带灰色，阳明将入太阴。

白带有路，阳明太阴。

微白燥黄色，阳明太阴。

粉白微红，阳明少阳。

无白微桃红，阳明少阴。

前半红后半白，少阳太阴。

前半红后半黄，少阴太阴。

前半黄后半黑，阳明太阴。

前半黄后半赤，太阴少阴。

前半黄后半紫，太阴厥阴。

纯黑色，太阴。

纯黄色，太阴。

黄分八字，阳明太阴。

一边黄一边白，阳明太阴。

一边黑一边黄，阳明太阴。

焦黑，太阴。

润黑，太阴。

花黄灰黑，阳明太阴。

纯红镜面，太阴其形色光如漆桌，如光而不湿，舌下华池皆干者重，宜细审之。

舌厚如三个厚，少阴。

舌阔，如如三个阔少阴。

舌圆，少阴。

舌平无尖，少阴按：旧谓舌边缺如锯[1]齿者死。

白苔有一点点红，阳明少阳。

白苔有一点点黑，阳明太阴。

白苔有一点点黄，正阳阳明。

尖红后赤，少阴少阳。

---

① 锯：原作“铭”，据育新书局本改。

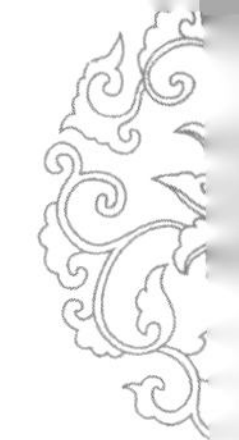

尖赤后紫，少阴少阳。

以上三十五法，乃辨证之大略，余照此类推之可也。

广东、福建、浙江、江苏分野，鱼盐海滨之地。肠胃脆薄，气盛血热。所以风邪一客即病，头虽痛，不如斧劈，项虽强，尚可转侧，背虽牵制，尚可动摇。风邪入胃，肺则凝塞，所以一日为风，二日为热，三日为火，热甚之故。热与风火相搏，凝寒成毒。此毒，胃主肌，脾主肉，不在肉而在肌。肌，毛窍之内也。故点点然如斑之状，如疹之形，红色鲜明，一日三潮，三日九潮，故毒必三日，虽不治，亦疏散也。脉左寸浮，右关滑，气口大，无有正伤寒也。故太阳经虽病不病，此阳明之正病也，谓之阳明太阳。舌苔白，一日不口渴，二日不大便，至三四五六日，大便解，则腠理开，汗出而解。如阳明第四日，血热成，毒不能发越，毒郁在中，腠理不开，郁遏邪热，则传入少阳。一日口渴，左关洪大，右关洪滑,右寸气口闭遏,此肺经热邪冲遏,气道不舒,斑在肌腠,血凝在皮,少阴虽然受热,而未尝著病。二日目赤,舌苔红,耳鸣,左关脉洪大而数,此热甚邪胜也。第三日谵语,不能眠,右关洪滑而实。四日斑出则少解,斑不出,狂叫不安,右关滑实有力,左关脉洪数微弦,左尺脉虚大,此邪气将入于里。第五日耳聋,不欲眠,起坐不休,谵语欲狂,此斑毒不得发越,口干消水,舌苔红黄色,邪尚未曾传里也。舌苔红紫色,将入于脾,左关弦,右关实,乙木怒极,热郁之甚,耳聋,肾之火闭也。斑毒出于胸项脊背,此阳邪有余,隐于胸项脊背,此阳毒将陷入阴分。六日大便解,邪气得下,斑必发出。六日不解,火气闭于幽门,小便短涩,毒反熏胃,肺闭,大肠热,目直视,不欲见人,脉数,舌焦。邪传太阴,目黄,面黄,此风胜湿郁。第七日耳聋,口渴,目黄,两颊黄赤,舌苔焦,脉与六日同。此病尚在阳分未除,邪虽入里,犹可挽回。少阳不得解，邪传入里，流入太阴脾经，一日右关洪大而软，左关弦劲，左寸闭。此热邪客于包络，神昏气短，白珠红。肺经郁抑，斑毒则颈项上见者红色，两颊无有，心胸不见，季胁有微点，腹上点点红色，手臂前俱有红色，舌苔黄黑。虽然传里，阳证未除。二日右寸见弦脉，风邪客于肺，将发白斑。气促者死，鼻煽者死，耳聋者生，面颊红者生，闭目不欲见者生，鱼口鸦声者死。第三日右关数，左寸不见，右尺洪大，此邪热客于肾。唇紫，舌焦黑，目直视，不欲见人，此毒郁于小肠，燥粪不得下，斑隐于肉内。怒狂叫骂者生，口渴消水者生，小便不滋润者死。第四日左寸闭，左关弦，左尺洪大，右关虚软，右寸见芤脉，右尺不见，血热在中焦，斑见蓝色。第五日左右手关脉不见，两尺洪大，声嘶欲哭，斑郁不得发越。目黄身黄者死。第六日尺寸俱无，两关弦紧，舌苔湿滑，此火甚感寒，头凉，舌苔燥裂，仍以火论。或阳明第五日斑发不透,邪毒不入少阳,竟入太阴,此非越经传也。或饮食所伤,或药饵所误。太阴一二日,季胁痛,下痢,左关弦软,右关弦长,气口脉洪,尺脉大,口渴甚,嘴唇干,舌燥,神气清,舌苔黄厚,黑灰色。第三日舌根黑中黄,尖白,目赤面青,左关脉数,右关滑大有力,肺脉大,两尺脉闭,头面有斑,颈项无斑,胸背有斑,肚腹无斑,此阳气不得发越,阴气凝塞。太阴四日,左三部闭,右关软,肺脉大,尺脉洪,口渴甚,目红,面赤,鼻青,唇黑者死,伏斑下陷。太阴五日,尺寸俱浮,右关芤,左关紧,时作寒战,头痛,目赤,鼻黑,舌青,唇紫者也。斑毒乘于肝,非传厥阴,邪中厥阴也。太阴之脉利于无力,邪入于脾,气盛血热,流于四肢,分布百体,贯注于心,心神失司其权,是以相火之邪甚炽,心神与相火失位,则一身无所主矣。故四肢百骸俱痛,腹满,口干,舌黄舌黑,唇燥,五脏与大小肠、膀胱、三焦,皆受其制。脉之细小者，胃气不伤。脉之滑大者，胃气已坏。胃主纳谷，脾主消谷。胃主受纳，脾主转输。胃之受纳在于肺，脾之转输在乎肝。在上者为痰，在下者为糟粕。膈气实则痰滞于膻中，心气热则糟粕滞于小肠。渴欲饮冷者，膈气热也。饮水不小便者，肺叶焦也。肺气盛者，则大肠之道不行。夫邪在阴分，不利见阳脉。病在阳分，不利见阴脉。太阴之病，利于细小虚软，不利于洪大滑实。通其经络，导其闭塞，毋使风木成邪，致人九窍不通而死。太阴之脉，非独取右关，左寸、左关、右尺，皆可概见也。独肺居华盖，肺气凝涩，更利于细小，不利于实大，与正伤寒之病，传入太阴，皆脉大者病进，病小者病退，有力者病进，无力者病退，滑实者病进，虚软者病退，紧实者病进，芤软者病退，洪数者病进，细软者病退。如病之外现，目红面红，舌红唇红，手足摇动，坐立不宁，舌苔焦黑，此毒邪炽甚。脉见细小，此皆有胃气，不可谓不治也。如目青面青，唇青舌白，脉见微细者，毒气下陷，将出汗而死矣。太阴病，面赤目赤，唇紫舌黑，两关见数脉者危，见促脉者死。面白目赤，鼻青唇青，舌苔灰色，左尺右关见紧脉者死，目赤面黄，鼻煽[1]唇青，右寸见数脉，关部见弦脉，两尺不应者死。神气如常，舌苔微黑，两关见革脉者死。舌黄目青，面白唇白，脉见微弱，手足厥冷，身发白斑者死。舌光如镜，目红面青，两关洪大，两尺洪数，两寸不应，毒陷下焦，颈项斑不出者死。舌上芒刺，苔色灰黑，腹胸胀满，渴甚不欲饮水，右寸见弦，右关见软，左关见涩，结胸者死。舌尖平，季胁痛，舌苔焦黑，时下清水，口渴不欲饮汤水，左尺见结，右寸见代，右关见牢，热结小肠死。舌苔黄白，点点红紫，唇青面白，目赤，左关见软，右关见牢，肺脉不应者死。舌苔厚白，上灰黑色，脾部干燥，唇红

① 煽：原作“搧”，据医理及育新书局本改。

目赤，左关见软，右关沉实，两寸不应，颈项发白斑者死。舌苔红紫，目赤面黄，唇干胸满，神气昏沉，手足厥冷，右关不应，左关弦紧，左尺空大，斑毒陷下者死。舌焦圆厚，华池干燥，唇焦齿黑，目红面赤，神气昏愦，脉见细小，频叫不知人者死，知人者可生。大便频解，不知人者死。大便频解，渐知人者可生。舌不出口，发战者死。大便解后，舌不润转者死不治。大便解后，神气倏清，舌虽润即出汗者死。大便解后，脉见独大，必定血从口鼻出，急服更衣散一服，使肝分得凉，藏血可生。如迟，吐血必死。夫病至太阴，死证已多。若传入少阴，则邪甚正衰，危者十九，死者亦多。传入厥阴，则风木成邪，九窍将闭，不必细论矣。

凡舌红面赤，而两手见阴脉，或脉来摇摆无根，恍惚难凭，舌边肝胆部位，有一点点红泡或紫泡，如黄豆大者，此热毒归藏，或舌边缺如锯齿者，皆不治之证。在左肝胆位者重，在右者轻，在中间者更轻。察其脉，可救者须救之。

第十八章　吴坤安察舌辨证歌

六淫感证有真传，临证先将舌苔看，察色分经兼手足，营卫表里辨何难白苔主表，黄苔主里。足经之邪，分表里治之。白苔主卫，绛苔主营。手经之邪，分心营肺卫治之。邵仙根评。

凡诊伤寒，当先察舌之形色，分别足经手经。卫分营分，在表在里，再参脉证施治，无不获效。若拘定足六经治病，非但无效，且病亦鲜有合乎六经者。

白肺绛心黄属胃，红为胆火黑脾经，少阴紫色兼圆厚，焦紫肝阳阴又青此条统论手经足经，以舌之形色辨之。邵仙根评。

此以形色分六经，兼心肺两手经。足六经不言太阳者，以太阳初感，舌未生苔也。故凡临证，见舌无苔而润或微白而薄，即是太阳。若黄苔阳明，红色少阳，黑苔太阴，紫色少阴，焦紫厥阴阳邪，青滑厥阴阴邪太阳与肺同主表，邪尚在表，故舌无苔而或薄白。

邵仙根评。

表白里黄分汗下，绛营白卫治分歧，次将津液探消息，泽润无伤涩已亏。

白苔属表，当汗。黄苔属里，当下。绛苔营分之热，宜清忌表。白苔卫分之邪，宜汗忌清。治法天渊，再以舌之燥润，验其津液之存亡，不拘何色。但以润泽为津液未伤，燥涩为津液已耗。热病以存津液为主，故宜深察。

白为肺卫仍兼气，绛主心营血后看，白内兼黄仍气热，边红中白肺津干。

凡外邪之入，先到卫分。不解，然后入气分而营分。不解，然后入血分。白内兼黄仍属气分之热，不可用营分药。白苔边红，此温邪入肺，灼干肺津，不可辛温过表，清轻凉散为当。

卫邪可汗宜开肺，气分宜清猛汗难，入营透热羚犀妙，到血未清地与丹。

凡舌苔白润而薄，邪在卫分，可汗，开肺即是开太阳，如麻黄、羌活之类。如苔白而厚，或兼干，是邪已到气分，只宜解肌清热，如葛根、防风、连翘、蝉蜕、薄荷之类，不可用辛温猛汗也。若寒邪化热，过卫入营，或温邪吸入，竟入营分，则舌苔红绛而燥，惟羚犀为妙品，以能透热于营中也。邪在营分不解，渐入血分，则发热不已，宜清血分之热，鲜生地、丹皮之类。

白黄气分流连久，尚冀战汗透重关，舌绛仍兼黄白色，透营泄卫两和间。

凡舌苔白中带黄，日数虽多，其邪尚在气分流连，可冀战汗而解。若舌红绛，中仍带黄白等色，是邪在营卫之间，当用犀羚以透营分之热，荆防以泄卫分之邪，两解以和之可也此条是泄卫透营之要法，惟荆防不如薄荷连翘之稳。邵仙根评。

白而薄润风寒重，温散何防液不干，燥薄白苔津已少，只宜凉解肺家寒。

此辨风寒与风热治法不同。凡风寒初入太阳，则舌无苔，或生苔白润而薄，此寒邪重，津液不亏，辛温汗之可也。如白苔虽薄而燥，或舌边舌尖带红，此风热之邪伤于气分，病在手太阴肺经，津液已少，不可过汗，只宜轻清凉解气分，如前胡、苏子、杏仁、连翘、黄芩、薄荷、桔梗、淡竹叶之类。

苔若纯黄无白色，表邪入里胃家干，更验老黄中断裂，腹中满痛下之安舌苔纯黄无白，邪入胃经，热而未实，宜白虎等汤，清热凉润。若焦黄断裂，热入胃府而燥实，症必腹满坚痛，故可下之。邵仙根评。

凡治病先要辨清营卫表里，上文辨营卫，此论表里。然表证即属卫分，故此专论里证。

伤寒由表入里，故舌苔先白后黄。至纯黄无白，邪已离表入里，即仲景所云：胃家实也。然舌苔虽黄，而未至焦老裂纹起刺，大便虽闭，而未至痞满硬痛，尚属胃家热而未实，宜清不宜攻。必再验其舌形，黄厚焦老，中心裂纹或起刺，腹中硬满胀痛方用承气，下之则安。

舌中心属胃，凡肠中有燥矢，舌中心必有黄燥黑燥等苔。若腹无硬满耕痛之状，亦只须养阴润燥，不可妄用承气攻之二条论外邪，以舌之黄白分表里。惟舌燥有津亏邪实之不同，须分别施治。邵仙根评。

太阴腹满苔黏腻，苍朴陈苓湿桔开，黄燥还兼胸痞满，泻心陷胸二方裁湿邪结于太阴，症必胸腹满闷，湿阻气机，宜以苦湿开之。若痰热湿邪结于心下而痞痛者，邪滞中宫，宜泻心、陷胸，以开痞涤痰。邵仙根评。

阳明实满，舌苔老黄燥裂。太阴湿满，舌苔白而黏腻。阳明实满，满及脐下少腹。太阴湿满，满在心下胃口此数句辨证确切，当熟记之。邵仙根评。湿邪结于太阴，则胸腹满闷，宜苦温以开之，苍朴、二陈、二苓之类。若黄苔而燥，胸中痞满，此阳邪结于心下，按之痛者，热痰固结也，小陷胸法。呕恶溺涩者，湿热内结也，泻心法。

微黄黏腻兼无渴，苦泄休投开泄安，热未伤津黄薄滑，犹堪清热透肌端。

病有外邪未解而里先结者，如舌苔黏腻微黄，口不渴饮，而胸中满闷是也。此湿邪结于气分，宜白蔻、橘红、杏仁、郁金、枳壳、桔梗之类，开泄气分，使邪仍从肺卫而出则解矣。不可用泻心苦泄之法，逼邪入里。

黄苔虽主里，如苔薄而滑者，是热邪尚在气分，津液未亡，不妨用柴、葛、芩、翘或栀、豉、翘、荷之类，轻清泄热，以透表邪，亦可外达肌分而解也。

湿留气分苔黏腻，小溲如淋更快联，
湿结中焦因痞满，朴陈苦温泄之安。

此以黏腻舌苔为湿邪之验。白而黏腻者寒湿，黄而黏腻者湿热，更验其小便不利，大便反快。为湿邪痞满，乃湿邪结于中焦，宜厚朴、苍术、二苓、二陈之类，苦温以开泄之。若舌黄黏腻，痞满呕恶，大小便俱不利，此湿热结于中焦，宜泻心法之类，苦辛寒以开泄之。

上焦湿滞身潮热，气分宣通病自痊，
湿自外来肌表著，秦艽苏桂解肌先。

凡看舌苔，或白或微黄，而黏腻不渴者，总属湿邪。但湿自内出，恒结于中焦而成痞满。若湿自外来，上焦气分受之，每见潮热自汗。医者表之不解，清之不应，不知热自湿中来，只要宣通气分，如淡豆豉、茯苓皮、滑石、半夏、猪苓、米仁、广皮、白蔻、黄芩之类，气分湿走，热自止矣。若冒雨雾，湿邪留于太阴，卫分之表，发热自汗不解，口不渴饮，身虽热，不欲去衣被，舌苔灰白黏腻，宜桂枝、秦艽、紫苏、茯苓皮、二陈、姜皮之类，解肌和表，湿邪自去。

湿热久蒸成内著，厚黄呕吐泻心权，若兼身目金黄色，五苓栀柏共茵煎。

湿热内著，从饮食中得之，嗜酒人多此苔，必厚黄黏腻，痞满不饥，呕吐不纳，惟泻心最效，川连、干姜、赤苓、半夏、枳实、茵陈、通草之类。湿热内结，若误治必致成疸，宜五苓加茵陈、栀、柏之类。

舌绛须知营分热，犀翘丹地解之安，若兼鲜泽纯红色，包络邪干菖郁攒，素有火痰成内闭，西黄竺贝可加餐。

舌绛为邪入营中，宜泄营透热。故用犀角以透营分之热邪，翘、丹、鲜地以清营分之热邪。邪入心包络则神昏内闭，须加广郁金、石菖蒲以开之。若兼有火痰，必致痰潮内闭，更当加西黄、川贝、竺黄、竹沥之类，清火豁痰。

心承胃灼中心绛，清胃清心势必残，君火上炎尖独赤，犀兼导赤泻之安。

如黄苔中心绛者，心受胃火蒸灼也，于清胃药中加清心药如石膏、川连之类是也，其势必孤矣。如舌刺独赤起刺，心火上炎之故，犀角合导赤散以泻之。

若见边红中燥白，上焦气热血无干，但清膈上无形势，滋腻如投却疾难。

凉膈散去芒硝、大黄，加石膏，能清膈上无形客热。其邪不在血分，妄投滋腻，必增病矣。舌苔边红中心燥白，乃上焦气分无形之热。其邪不在血分，切勿妄投滋腻血分之药，宜轻清凉解为治。邵仙根评。

绛舌上浮黏腻质，暑兼湿秽欲蒸痰，恐旁内闭芳香逐，犀珀苍蒲滑郁含。

暑蒸湿浊则成痰，暑湿兼秽，恐蒙闭心胞，故用菖蒲、郁金藉其芳香逐秽，犀角以透营分暑邪，琥珀、滑石清暑利湿。舌绛黏腻上浮，暑湿酿蒸痰浊，蒙闭心胞也。急用芳香逐秽，宣窍涤痰之法。痰多可用西黄、天竺黄之属。邵仙根评。

白苔绛底因何故，热因湿伏透之难，热毒乘心红点重，黄连金汁乱狂安。

舌苔白底绛者，热因湿邪遏伏，宜泄湿以透热，如犀角、滑石、茯苓皮、猪苓、米仁、茵陈、黄柏之类。若湿温证，舌现红星点点，此热毒乘心，必神昏谵语，宜苦寒之品治之。狂乱者，非黄连、金汁不解，如无金汁，以人中黄代之黄连清心火，金汁解热毒。

舌绛碎生黄白点，热淫湿匿欲生疳，古名狐惑皆同此，杂证伤寒仔细探。

舌绛而碎生黄白腐点者，此湿热邪毒，蕴久不宣，蒸腐气血，化为瘀浊，得风木之气化而成虫也上邵仙根评。狐惑，即牙疳、下疳之古名也。近时惟以疳名之，牙疳即惑也，蚀咽腐龈，脱牙穿腮破唇。下疳即狐也，蚀烂肛阴，由伤余毒与湿匿为害。若胃强能食，能任苦寒重药者可治。

按：狐惑虫证也。上唇有疮，虫食其脏，兼咽烂名惑。下唇有疮，虫食其肛，兼声哑名狐。面色乍白乍黑乍赤，恶闻食气，情[①]志默默，此其候也。此参《准绳》与《金匮》之言相同。又云狐惑，虫病也。惑当作蜮，看其上唇内生疮如粟，唾血，心内懊憹而痛，此虫在上，食其五脏。下唇内生疮者，其人不寤，此虫食下部是也。《金匮》：食于上部则声哑，甘草泻心汤。蚀于下部则咽干，苦参汤洗之。蚀于肛者，雄黄熏之。邵仙根评。

舌绛不鲜枯更萎，肾阴已涸救之难，紫而枯晦凋肝肾，红泽而光胃液干。

舌形紫晦，如紫肝色，绝无津液者，为枯。舌形敛缩伸不过齿，为痿。此肝肾已败，不治。若舌色红泽而光，其色鲜明者，属胃阴干涸，犹可滋养胃阴，甘凉纯静之品主之，如鲜生地、鲜石斛、蔗浆、梨汁之类。

黄厚方知邪入里，黑兼燥刺热弥深，屡清不解知何故，火燥津亡急救阴。

① 情：原作“清”，为误。据文义改。

舌苔黑燥，为阳明之热，腹无痞满硬痛，非承气证，只宜清解。若清之不应是肠中燥火与热邪固结，胃土过燥，肾水不支，胃中阴液已干，宜大小甘露饮，以救胃汁，阴液充溢，阳邪自解，二便自通。

黑滑太阴寒水侮，腹疼吐利理中宜，更兼黏腻形浮胖，伏饮凝痰开逐之。

舌苔黑滑，为太阴之寒，所谓寒水侮土，理中证也。若兼黏腻浮胖，是湿痰寒饮伏于太阴，当用温药和脾，如二陈、厚朴、姜汁、合五苓之类开之逐之，痰饮自去。

舌见边黄中黑腻，热蒸脾湿痞难禁，吐呕便闭因伤酒，开泄中焦有泻心。

胃热蒸脾湿，则舌黄中带黑腻，中焦痞满呕吐，小便不利，嗜酒人多此证。舌苔边黄，中心黑腻，是胃热蒸动脾湿，蕴结中宫，以致痞满呕吐便闭，用泻心汤开泄中焦。邵仙根评。

寒湿常乘气分中，风兼二气自从同，重将黄白形中取，得诀绕将脉症同。

寒湿二气，都入气分，风兼寒湿，亦入

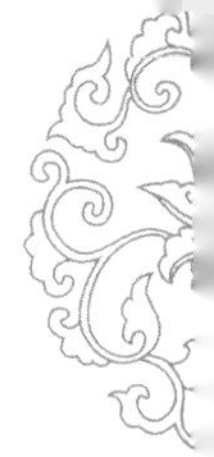

气分。风兼温热，或入气分，或入营分矣。气分之邪，于舌苔之黄白取之。营分之邪，于舌苔之红绛取之。得此要诀，再将脉证兼参，病无遁形。

温邪暑热走营中，兼入太阴气分同，吸受心营并肺卫，暑温挟湿卫营通。

温暑二气，常入营分，兼入气分。盖温暑都从口鼻吸入，则上焦先受。故或入心营，或入肺卫，或先卫后营。惟湿邪常走气分，必暑挟湿，湿挟暑，则三焦营卫通入矣。

伤寒入里阳明主，热病阳明初便缠，先白后黄寒化热，纯黄少白热蒸然。

太阳主表，阳明主里，伤寒由表达里，故在表属太阳，入里即入阳明腑病。热病自内发外，借阳明为出路，故初起即在阳明。但看舌苔先白后黄者，伤寒由表达里，寒化为热也。若初起纯黄少白，或黄色燥刺，是病发于阳明，由里出表，热势蒸燃内盛也。更参外证，初起恶寒发热为伤寒，壮热无寒为热病。

热病无寒惟壮热，黄芩栀豉古今传，恶寒发热伤寒证，发汗散寒表剂先。

凡温热之证，不可发汗，如仲景阳明病之栀豉汤，少阳病之黄芩汤，皆可通治此条亦伏气所发之热病，切不可辛温发汗，宜用栀豉、黄芩等方，清解少阳阳明。若是伤寒，可用表剂发汗矣。邵仙根评。

少阳温病从何断，舌绛须知木火然，目赤耳聋身热甚，栀翘犀角牡丹先。

凡温病热病，皆纯热无寒。热病发于阳明，温病发于少阳。当从何法断之，但看舌苔黄燥为阳明热病，绛赤为少阳温病。温病宜用犀角、栀、翘、鲜地、丹皮之类，以解木火之郁，大忌汗散。舌绛赤，外证耳聋目赤者，是温病从少阳而发出也。当清解木火之郁，与伤寒少阳证之可用表散不同，故忌汗散。邵仙根评。

若是温邪从上受，窍中吸入肺先传，芩翘栀豉桑蒌杏，气燥加膏肺分先，邪入心营同胆治，再加元参郁苍鲜。

温邪从内发者，以少阳胆经治之。若

因天时晴燥太过，其气从口鼻吸入，则上焦心肺受邪，舌苔白燥边红，治在气分。舌色鲜红，治在营分。营分与少阳胆经同法，亦用犀角、丹皮、鲜生地之类，再加元参、麦冬、广郁金、鲜菖蒲以清心开窍也。春时温邪从口鼻吸入，受而即发。舌苔不燥者，邪先入肺也，从肺卫气分治之。若舌鲜红而绛，邪逆入心营也，治与少阳胆经同法，加入清心开窍之品。邵仙根评。

寒温二气前粗辨，暑湿相循病必缠，温病已陈黏腻舌，只将暑证再提传上文论伤寒温病，以下言暑邪湿温。邵评。

暑伤气分苔因白，渴饮烦呕咳喘连，身热脉虚胸又满，无形气分热宜宣，蒌皮贝杏通苓滑，栀豉翘心竹叶煎，或见咳红荷叶汁，痞加朴蔻郁金川。

邵仙根云：此条暑伤气分，治从肺卫，如肺气郁则暑邪入营中，故咳红。

暑入心营舌绛红，神呆似寐耳如聋，溺淋汗出原非鲜，失治邪干心主宫，犀滑翘丹元地觅，银花竹叶石菖同，欲成内闭多昏昧，再入牛黄即奏功。

暑热之邪，上蒙清窍则耳聋，不与少阳同例，忌用柴胡。乘于包络则神昏，宜清心开闭。凡邪在手经，忌足经药。凡温热暑邪，由口鼻吸受，邪在手经，从三焦立法，忌用足经药，此与治伤寒分别处也。邵仙根评。

暑湿合邪空窍触，三焦受病势弥漫。脘闷头胀多呕恶，腹痛还防虐痢干，栀豉杏仁芩半朴，银花滑石郁红安。

暑邪挟湿，从口鼻空窍触入，则三焦气分受病，头胀脘闷呕恶。此邪初入见症，其势尚轻，故只用栀豉等，以清宣气分。余如鲜枇杷叶、通草、淡竹叶之类，亦可加入。

暑热之邪，留于膜原则变虐，入于肠胃则成痢，治宜随证加减。

湿温气分流连久，舌赤中黄燥刺干，咯血毋庸滋腻入，耳聋莫作三阳看，三焦并治通茹杏，金汁银花膏滑寒，若得疹痧肌肉透，再清痰火养阴安。

凡暑湿合邪，轻则气分微结，重则三焦俱病。清解不应，即属湿温重证，肺气不得宣畅，则酿成脓血。湿热上蒙清窍，则耳聋无闻，治当急清三焦气分，一松则疹瘀得以外达，再议清火清痰，渐入养阴之品。

苔形粉白四边红，疫入膜原势最雄，急用达原加引药，一兼黄黑下忽忽。

凡时证初起，苔形粉白而厚，四边红绛者，此疫证也。邪在膜原，其势最雄，顷刻传变。诊家不可轻视。吴又可用达原饮加引经表药，透之达之。如兼太阳加羌活，阳明加葛根，少阳加柴胡。如舌变黄燥色，乃疫邪入胃，加大黄下之。如变黑色，入里尤深，用承气下之。疫势甚者，其舌一日三变，由白变黄，由黄变黑，当速下之。

若见鲜红纯绛色，疫传包络及营中，清邪解毒银犀妙，菖郁金黄温暑通。

湿疫一证，治分两途。但看舌苔白而黄，黄而黑者，疫邪自表达里，汗之下之，可也。如见舌苔鲜红绛色，此疫邪入于营分及包络之间，汗下两禁，惟宜清营解毒，逐秽开闭，如犀角、银花、菖蒲、郁金、西黄、金汁、人中黄之类，与温热暑证，治法相通。

温邪时疫多斑疹，临证须知提透宜，疹属肺家风与热，斑因胃热发如兹。

邵仙根云：此条温暑斑疹，与伤寒发斑不同，疹属肺经风热，斑是胃家伏热。时疫斑疹，兼有毒气，均宜提透清解热毒。

疹斑色白松肌表，血热知丹犀莫迟，舌白荆防翘薄力，舌红切忌葛升医。

疹斑发于气分，其色淡红而白者，舌苔亦白，宜葛根、防风、蝉衣、荆芥、连翘、薄荷、牛蒡等，松肌达表。若见赤斑丹疹，邪在营分血分，舌必绛赤，宜犀角、连翘、鲜生地、人中黄、净银花等，透营解毒，大忌升葛足经之药。邵仙根云：白疹邪在气分，舌白淡红，宜松肌达表，从肺[1]清透，红疹邪在营分，舌

---

① 肺：原文在“肺”字后，另有一“肺”字，为衍文，故删去。

质绛赤，宜清营宣透。

凡属正虚苔嫩薄，淡红微白补休迟，厚黄腻白邪中蕴，诊者须知清解宜。

不拘虚寒杂证，正气虚者，其舌苔必娇嫩而薄，或淡红，或微白，皆可投补。若见黄而白厚而腻，总属内邪未清，不可遽进补药。

邵仙根云：此条凭舌苔以验其虚实，分别宜清宜补之。

总诀又云：以上三十九歌，皆察舌辨证之要法，语语的传，可谓时病金针矣。后学当熟读之。

第十九章　察舌辨证之鉴别

盖心之本脉系于舌根，脾之络脉系于舌旁，肝脉循阴器络于舌本，肾之津液出于舌端，分布五脏，心实主之。故舌者，内通五脏，外系经络，上达脑府神经，下应外肾二便。有病与否，皆可于此决之。如虚实寒热、真假阴阳、顺逆生死等项，由斯辨之，亦能审其病之宜补宜泻，因温因凉，是真是假，属阴属阳。察其顺逆，以定生死，因内脏之病，无不显现于舌也。兹就上述，各举于后。

第一节　虚　　实

邪气盛则实，正气夺则虚。舌色深赤邪气实，舌色淡红正气虚。舌深赤苔薄而滑者正胜邪，舌淡红苔厚而涩者邪胜正。不知病之属实者，其舌必坚敛而苍老。病属虚者，其舌必浮胖而娇嫩。正气虚者，其舌苔必娇嫩而薄，或淡红，或微白，皆可轻补。若见苔黄而白厚而腻，总属内邪未清，不可投补。又实热之证，全舌必有黄黑苔，积滞、干焦、罅裂、芒刺等苔。阴虚之证，全舌必绛色无苔，虽有横直罅纹，而舌则短小不等。若全舌无苔，有津湿而光滑，或其苔白色，与舌为一，刮之不起垢腻，口唇必润泽无缝，淡白透明，是虚寒也。如纯属白舌，光滑无苔，乃脏腑气血皆虚寒也。故白薄而淡，及白而嫩滑者为虚，舌无苔垢而色变者虚也。舌白无苔而明淡，外证热者胃虚也。舌白唇白，或流血过多，或脾有虚病也。舌苔黄浊者为实，若黄白相兼，间有淡灰者为虚。黄厚糙刺者为实，黄薄光滑者为虚。章虚谷云：凡苔薄舌本赤者，为营热。若淡而不红者，为心脾气血素虚，虽有黄苔亦必不甚厚。此辨本元之虚实，邪气之轻重也。又如黑苔有芒刺者为实，黑如烟煤隐隐而光滑者为虚。吴贞曰：舌黑而润滑者，属肾虚也。若舌淡黑，如淡墨一般，乃肾虚火炎，为无根之火。若满舌红紫无苔，亦属肾虚。王士雄云：凡黑苔虚寒证，其舌色必润而不紫赤，更有阴虚而黑者，苔不甚燥，口不甚渴，其舌本甚赤，或舌心虽黑，无甚苔垢，舌本枯而不甚赤，证虽烦渴便闭，腹无满痛，神不甚昏，俱宜壮水滋肾，不可以为阳虚也。更有病后绛舌如镜，发亮而光，或舌底嗌干而不饮冷，此亦肾水亏极也。周徵之曰：若舌中忽一块如镜，无苔而深红者，此脾胃包络津液太亏，润溉不用也。亦有瘀血在于胃中,无病或病愈而见此苔者,宜疏消瘀积,不得徒滋津液。按:舌细如鱼子者,心与命门真火所鼓,若包络有凝痰,命门有伏冷,则舌面时忽生一块光平如镜。若舌如泥色者,为脾肾虚极也。

第二节 寒　　热

舌上无刺而津润者,中寒也。舌上青黑无刺而津润者,中寒也。舌无苔而冷滑者,少阴之寒证也。舌黑少神而润滑者,虚寒也。舌灰黑无苔,脉沉者,寒中三阴也。舌黑无苔而燥者,津液受伤,虚阳上越也。若脾胃虚寒,则舌白无苔而润,甚者连口唇面色俱痿白者,此因泄泻,或受湿脾无火也。若苔黄厚,而舌中青紫,甚则碎裂口燥而舌不干者,此夹阴寒证也,宜温下之。张三锡云:白苔属寒,外证烦躁,欲坐卧于泥水中者,乃阴火逼其无根失守之火而然,脉大不鼓,皆从阴证治。若不大燥、呕吐,从阴证夹食治之。脾热者，舌中苔黄而薄。心热者舌尖必赤，甚或起芒刺。肝热者，边赤或亦有芒刺。其舌苔厚而黄者胃微热也，舌中苔厚而黑燥者胃大热也。黑燥如中心厚者，胃浊邪热干结也。章虚谷云：凡现黄苔浮薄色淡者，其热在肺，尚未入胃，胃热则苔厚而色深。或苔薄而舌本赤者，营热也。极红紫如猪肝色者，为火灼胃烂，死证也。医镜云：赤为热，深黄为湿热食滞，黄薄为湿寒水饮。灰白为脾阴[1]虚寒，紫黑为热极，或脾胃有瘀血伏痰，满舌黑苔而生大刺，干燥底红者实热也。舌生芒刺者，结热甚也。舌变棕黑色者，亦热甚也。又有舌色干黄，刮之不净，为热甚也。浅黄腻白者，微热也。干涩深黄厚腻者，大热也。芒刺老黄坼裂者，热极也。润白为寒，若白色如碱，或白如腻粉，为实热也。粉白干燥，为实热更甚也。如舌由黄而黑，或肿或起焦刺，或卷短坚硬，黑而芒刺，皆实热也。

① 阴：育新书局本作“阳”，义胜。

如黑而兼青，黑而濡滑，黑而柔软，皆寒证也。又如阴寒舌黑，苔必湿冷而滑，不燥不渴，脉必沉细，证必足冷，当以四逆汤温之。

第三节 真 假

真者有迹，刮之底色不去，假者无形，一刮底色全无。如白苔黄边舌，刮之见淡红润泽之底，为微邪也。若底留粗涩垢腻，如薄浆腐一层者，是内热也。再刮之仍不净，是脾胃真热假寒也。黄色真热，白色假寒。如白苔上起黑刺，刮之黑刺即净，光润不干，亦为真寒假热之证。若白苔黑根而且干厚，刮之黑刺即净，光润不干，亦为真寒假热之证。若白苔黑根而且干厚，刮之不去，无津燥苔，口渴消水者，真热假寒也。亦有食枇杷则苔黄，食橄榄则舌黑。然染成黑苔，则刮之即见本色。凡见黑苔，先以指甲刮之，真者刮之不去，假者一刮即去。凡舌须有地质，坚敛苍老，不拘苔色，黄白灰黑，由舌中延及舌边，揩之不去，刮之不净，底仍粗涩黏腻，是为有根之真苔，中必多滞。舌无地质，浮胖娇嫩，不论苔白黄灰黑，满布舌中，不及舌边，揩之即去，刮之即净，底亦淡红润泽，不见垢腻，是为无根之假苔，里必大虚。若清晨苔色满布，饮食后苔即脱去，舌质圆浮胖嫩者，亦为假苔。《活人心法》云：凡以手扪舌，滑而软者，病属阴，粗而燥者，病属阳，尚是。然虚寒者，舌固滑而软，而邪初传里及真热假寒者，亦间有滑软之舌，其鉴别胪举于下。

[**虚寒证**]必全舌淡白滑嫩，无余苔，无点无罅缝。

[**邪初传里证**]全舌白滑而有浮腻苔。

[**真热假寒证**]全舌色白而有点花、罅裂、积沙，各式苔不等。而舌面之苔，刮亦不净，底色且隐红，多刮欲呕。若重刮之，沙点旁或出血少许，此真热证也。宜慎辨之，以上为滑软之别。

［**实热证及邪热入阴经证**］实热证全舌必有，或黄或黑，积滞、干焦、罅裂、芒刺等厚胎。若松浮而不及边沿，一轻擦即脱净，舌底必淡白而不红，或淡红而舌圆大胖嫩，为邪热入阴经。

［**真寒假热证**］全舌亦或黑苔、干焦、裂纹、芒刺、厚苔，惟用生姜切平轻擦即脱净，舌底必淡白而不红，或口渴而不喜饮水者，为真寒也。若用生姜擦之，而苔坚不退，或口极渴而饮水多者，是实热甚也。

［**阴虚水涸证**］全舌必绛色无苔，或有横直罅纹，而舌短小不等。

第四节　阴　　阳

凡察舌以手拭舌，滑而软者病属阴，粗而燥者病属阳。阴虚阳盛者，其舌必干。阳虚阴盛者，其舌必滑。阴虚阳盛而火旺者，其舌必干而燥。阳虚阴盛而火衰者，其舌必滑而湿。舌苔有剥落不生者，为心阴不足，心阳有余，或胃阴将涸。舌无苔结成干赤光皮，似煨熟猪肾，乃阳中伏阴也。凡舌无苔，有因误下湿陷于里，阻遏气机，使命门之真阳，不得上达蒸腾腐化，而反无苔也。

第五节 顺 逆

舌苔有由白而黄，由黄而黑者顺证也，有由白而灰，由灰而黑，不由黄转黑者，此谓之黑陷苔，逆证也，此因误用温燥之药过多之故，难得挽救。其由黄而黑者，乃阳明热结之故，润下得法，胃府炭气得以外出也，故曰顺证也。若黄转黑枯者，真阴将绝也，遵经云：舌上有苔者，必自润而燥，自滑而涩，由白而黄，由黄而黑，甚至焦枯，或生芒刺，此用药不当，邪气传里由浅入深之逆证也。刘吉人云：苔黄为正，白次之，无论何证，若用药当，皆由白而黄，由黄而退，由退而复生新薄白苔，此为全愈，顺象也。若用药不当，则由黄而白，由白而灰，由灰而黑，由活苔变死苔，此逆象也，若骤退骤无，不由渐而退，此陷象也。如夏月人病黑苔，是时气与邪火内外炎烁，尚有可生。如冬月黑苔厚刺，正不胜邪，必难治也。若伤寒初起二三日即见黑苔，心肾之气败绝，内脏真色外现。又如舌全黑，而不见赤色者，是水来灭火，皆必死之证，若白苔中心渐渐黑者，乃邪热传里，红色上渐渐有黑心者，乃湿热瘟疫传变，坏病将至也，大抵尖黑犹轻，根黑最重也。

第六节　生　　死

生死之决于脉者，前贤垂训明且备矣，然验之于舌，则尤显而易见也，兹将舌所经验之危证，汇录于下。

唇青舌黑，如去膜猪腰者，为亡津液，不治之证也。舌如镜面者，舌鉴云：舌色红光滑柔嫩无津者是也，良由汗下太过，元津耗伤，宜大剂生脉散救之，尚可复生也。

舌如朱红柿者。

舌糙刺如砂皮，而干枯燥裂者。

舌敛束如荔子壳，而绝无津液者。

舌如烘糕者。

舌本强直，转动不活，而语言蹇涩者，以上皆危候也，然危候虽见，而执诊者，胸有灼见，虚实寒热之纲领，犹可生也。如舌见白苔如雪花片者，脾冷而闭也。如全舌竟无苔，久病胃气绝也。如舌因误服芩连，而现“人”字纹者，如舌卷而囊缩者，以上各证见一必死，然败象虽见，凡吾辈亦宜百不一治之证，当作万有一生之望，竭力挽救修短虽有定数，然返之吾心，可告无罪也。其他如舌忽变棕黑色者，热病将死也。舌焦干黑而脉代者死证也。痟病耳边有青脉，舌上有焦点者，不治也。痟病口渴，饮水不止，舌黑者死证也，舌见蓝色者，肺气伤也，微可治，深必死。舌短卷痿软枯小者危。舌淡灰转黑，淡紫转蓝，邪毒攻心已甚，而伤腐脾胃者危不治。舌黑烂而频欲啮，必烂至根而死。舌底干燥，不拘苔色，黄白如豆腐渣者，或如啮碎饭子者皆死，此俗名饭花苔。舌与满口生白衣如霉苔，或生糜点，胃体腐败也多死。

舌干晦枯痿而无神者必死。舌绛无苔干枯细长，而有直纹透舌尖者，心气内绝也。舌燥苔黄，中黑通尖，利下臭水者，胃肠腐败也，十不救一。舌皖白兼青，此中焦生气已绝也多死。若孕妇面舌俱青，母子俱死。舌黄全舌见姜黄色苔，及淡松花色苔，皆津枯液涸而冷，阳衰胃败之征，亦多不治。舌边缺陷如锯齿者，内脏已虚惫亦不治也。

第二十章　舌病证治之鉴别

《千金方》云：舌重十两，长七寸，广二寸半，善用机衡，能调五味。《遵经》云：手少阴通舌本，足少阴挟舌本，足厥阴络舌本，足太阴连舌本，散舌下，舌本在下，舌尖在上，舌中为内，舌边为外，左病应左，右病应右，舌膜由三焦腠理直达胃肠，舌本由经络直通心脾肾，故凡舌之偶生疾患，如肿、疮、疔、痈、重、木、疔、菌、黄、衄，及二强喑疭痹麻啮短等病，皆由脏腑风毒邪热搏于血气，随其虚实发现于

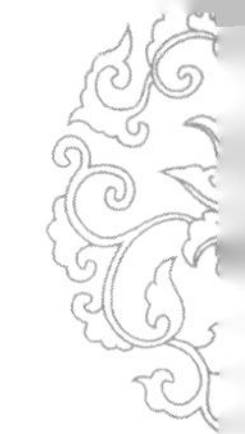

舌，著而生病，犹当分其舌之体质，病与舌之功用。病为二种，如心脾热壅为肿舌，舌根粗大木闷而硬为木舌，舌根肿胀为重舌，风湿相搏则舌生疮，或为瘫。脾热则生黄，心火上炎则生疔，或生菌。肝壅则出血为舌衄，惟舌断由于外伤，非发自内也，此皆舌之体质病也，余如心之本脉系于舌根，脾之络脉系于舌旁。故主舌强舌纵，肝脉循阴器络舌本，故为舌痹舌麻舌短，七情气郁，则舌不能言，为舌喑，少阴厥气逆上为啮舌，此皆舌之功用病也，兹条举两类于后。

（甲） 舌之体质病

第一节 肿 舌

舌肿一症，皆由心火旺盛，逼血挟痰上壅所致。内必烦躁闷乱，甚则不能出声，有舌卒肿如猪胞者，有肿硬如木石者，有胀塞满口不能通声者，有舌下形如蝼蛄形，或如卧蚕形者，皆宜急将肿突处砭去，其血仍用釜底煤以盐醋调厚敷之。《得效方》云：舌卒肿如猪胞者，以针刺舌下两旁大脉血出即消，切勿刺中央总脉，误刺则血不止而死。若误刺以铜箸火烧烙之，或醋调百草霜涂之，须臾自消，或用冰片一分，火硝、硼砂各三分，青黛、胆矾各三分，僵蚕五分共为末，吹之即愈。《三因方》云：凡舌肿，舌下如有噤虫状，形如蝼蛄卧蚕有头尾，其头小白，可烧铁烙烙头上即消。不急治，能杀人。张戴人云：一老人身热数月，舌根肿起，和舌尖亦肿，肿至满口，比原舌大三倍，用银针磨锋极尖，轻轻砭之，日砭八九次，出血约一二盏，痛减肿消，此亦心火旺极之候。如舌肿满口，不能出声，由心脾之火并结于舌。宜蒲黄散蒲黄、海蛸等分为末掺之。蒲黄性寒，能清瘀凉血即愈。如暴肿如猪肝状，满口不能出声者，亦宜醋调釜底墨涂舌下，脱即更敷。如舌肿咽生息肉而痛者，宜秤锤烧红，淬醋一盏饮之。如舌下忽然高肿起核，名舌垫者，宜荆荷汤荆芥、防风、薄荷、白芷、姜蚕、蝉衣、黄连、鲜生地、香附煎汤服之。如口唇肿痛，状若无皮或发热作渴，此属胃虚热，宜清热补气汤太子参、生白术、浙茯苓、生甘草、生白芍、全当归、鲜金钗、乌元参、破麦冬、五味子、竹叶煎服。如不应加炮姜三四分。如眼如烟触，体倦少食，午后益甚，此属阴血虚寒。宜清热补血汤四物汤加元参、知母、黄柏、丹皮、五味子、麦冬、柴胡、怀牛膝。如舌肿由于酒客膏粱，积热内盛上焦痰实者，宜凉膈散清泻之。如七情所郁，舌胀满不得息，宜舒郁清上焦，外用生川乌、生南星、干姜等分为末，醋调手足心。又有痰包赤如肿舌，乃痰饮乘火流行凝注舌下，结而疱肿，绵软不硬，有妨言语，甚则塞令满口，疼痛不安，用银针封包上捻之，如钻破出稀痰，如鸡子清稠黏，不断拭净，用冰硼散梅冰片一分，煅硼砂五钱，辰砂一钱，淡牙硝一钱末搽之，内服二陈汤加芩连、薄荷、牙皂。若痰包破后复发者，宜清金如圣散方见《万病回春》。若舌上痰核，乃痰气结于舌上，作痛强硬者，用细针点破出血水，亦用冰硼散吹之，若飞丝入口，间亦生泡肿，用嫩苏叶细嚼，白汤送下。

第二节 木 舌

凡舌不能转掉，肿而不柔和者，名曰木舌。先有风寒伤于心脾，热壅生痰，以致舌肿粗大，渐渐硬塞满口，气不得吐，如木之不和软者，然其外证憎寒壮热。齿浮肿痛，不急治，即胀塞杀人。内服宜黄连汤川连、鲜生地、归尾、焦栀、赤芍、麦冬、犀角、薄荷、生甘草，水煎食后服，外以针日砭八九次，令出血二三盏，自然肿消痛减，再用龙脑破毒散淡牙硝二钱，上青黛、僵蚕、生甘草各八分，蒲黄五钱，马勃三分，片脑、麝香各一分，共研极细末，指蘸擦患处即瘥，或用硼砂末，以生姜片蘸指，少时即消。又有一症舌肿生舌根下，状如白枣有紫筋，不能速愈。初起不疼，不发寒热，渐渐肿大，速治可愈，皆由忧郁所发。窦汉卿曰：木舌证硬如穿山甲，见人舌做一拳，外证憎寒壮热，语言蹇涩，此心经受热。治法以小刀点紫黑处，出紫黑血盏许，内服外搽，治法同前。又有舌上有白苔结硬，必作木舌药味不得入者，揩拭洁净，用竹刀刮舌，然后用药，凡肝经热甚，舌亦木硬，张百宪云：舌忽胀大肿硬，胀塞满口，即时气绝，名曰要舌，用胆矾不拘多少，新瓦上煅红，放地上，俟冷研细，擦舌立愈。窦汉卿云：此证因心经热毒或因酒后温床厚被，以致热气攻心，故令舌胀而紫，急吹导痰开关散，吐去风痰，急用三棱针，刺舌下金津玉液二穴。及刺乳蛾破出血痰，接用龙脑破毒散方见前井水调成膏，细咽即吐恶血自愈。

第三节　重舌附莲花舌、重腭、重龈

重舌乃舌下生一小舌，其色鲜红，外证颏下浮肿，有硬核，此因心经热毒或由心经遏郁，忧思过度，心脾郁而生热，其状附舌下而近舌根，形如舌而微短小，当以针刺点患处上出恶血，内服黄连泻心汤，或一味黄连汤，外吹用冰硼散方见肿舌搽之。或用紫雪丹青矾煅、硼砂、元明粉各三钱，梅冰一钱，麝香五分，研极末掺舌下，流出毒涎，或用牙皂炒一钱，元明粉三分研细掺之，涎出自消。

莲花舌是舌下生三小舌，其状如莲花之形，皆由思虑太过，心火上炎，或酒后当风取凉，以致风痰相搏而成，此候急用清凉解毒汤加减服之，外以针刺出恶血，以竹沥调黄柏末涂之。顾练江云：莲花舌男妇多因思虑过度，每生此舌，若因循日久，以致溃烂腐秽，舌头一烂，外壳虽存，其中如烂鱼腐肠相似，切不可用升降药吹搽，偶一误用即血出如泉，至穿腮腐根百不一生。

重腭其有著颊里，及上腭生一疮，形如杨梅，谓之重腭，外证无寒热，但作事烦心。先以甘桔汤重加焦栀，后服黄连解毒汤，外用冰硼散吹之，不宜用刀，或常以紫雪丹方见前噙化。

重龈其著于齿龈上下者，名曰重龈。宜砭刺出血，用乌犀膏牙皂二条研末，焰硝、百草霜各一钱，人参二钱，白梅少许，好酒一合，仝前药搅匀令稠，以鹅翎蘸点喉中，以出尽顽痰为度。外以天南星散生南星去皮脐研极细末用醋调涂脚心，男左女右，厚皮纸贴，如干再用醋润。凡治重舌，用陈醋一碗，五灵脂一两，入铜杓内，煎三沸为度，离火用箸搅之，沫平再煎，俟冷，将醋少许频含。待涎沫满口，即吐勿咽下，外用牙皂四五支去皮弦炙焦，荆芥二钱共为末，以米醋调涂肿处即消。又以蛇蜕烧灰研极细，少许敷之。

第四节　舌　　菌

心法名舌疳，由心脾毒火所致。其证最恶，初起如豆，次则如菌，头大蒂小，其色红紫，疼痛异常，甚则红烂无皮。朝轻暮重，轻则用溏鸡屎和冰片涂上，益用蒲黄末，或蜘蛛丝缠紧，忍痛自落。若落后出血，用蒲黄末，或百草霜、乌梅末、铜绿，掺上皆止。重而急者用北庭丹番硇，人中白煅各五分，瓦上青苔、瓦松、溏鸡屎各一钱，用银管子二个，将药装在罐内，将口封固，用盐泥固济，以炭火煅红，俟三炷香为度，候冷开罐，将药取出，再加冰片、麝香各一分，共研极细末，以银针刺破舌菌，用丹少许点，再以蒲黄末盖之，自然消缩而愈。若失治，则焮肿突如泛莲，或如大木耳，或如鸡冠，舌本短缩，将妨害言语饮食，时流臭涎，再因怒气上冲，忽然崩裂，血出不止，久久延及项颌，肿如结核，坚硬骨痛，皮色如常，顶软色黯，破后时流臭水，腐如烂绵，其证虽破，坚硬肿痛，仍前不退，此为绵溃，甚至透舌穿腮，汤水漏出，是以名瘰疬风也。内服汤药，宜用导赤汤加川连焦栀，重则解毒汤加焦栀犀角鲜地，外治或用锦地罗，蘸醋磨敷，自古治法虽多，然此证治愈者，十不得一。

第五节　舌　　黄

奎元曰：舌黄乃舌生黄肿疼痛，亦属心脾之火。先用冰片散掺之，内服凉心清热，如元参升麻汤治之。又如舌生黄肿至满口，以蛇蜕一张，含舌下即消。

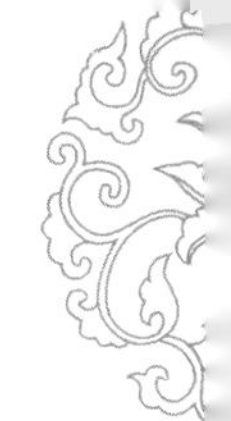

第六节　舌　　疔

心法云：舌疔者，乃心脾火毒，舌生紫泡，其形似豆坚硬，寒热疼痛，应心而起。宜用蟾酥丸含放舌下，随化随咽，或再服三丸以解内毒。甚者以银针刺之，内服黄连解毒汤，甚则犀角地黄汤，兼搽紫雪丹。余师愚云：若舌上发疔，或红或紫，大如马乳，小如樱桃，三五不等，流脓出血。宜甘露饮方见《温热经纬》增石膏、犀角、连翘加银花、金汁水，重清心火。舌上成坑，愈后自平，舌上宜搽锡类散。

第七节　舌　　痈

奎元曰：舌痈初起，舌红而肿大，心经火盛地角亦红，初起用金丹、碧丹方见《疡医大全》。煎药用黄连、焦山栀、犀角、连翘、木通、生地、丹皮、生甘草、麦冬、赤芍，水煎服。

第八节　舌　　疮

舌疮有心热火毒上炎而生者，有下虚

阴火上浮而生者。若口中生疮于舌上，吐出在外寸余，上结成黄靥，难以食物，此热毒在心也，用冰片一分入蚌口内，立化为水，乃以鹅翎敷扫其上，立刻收入，外服清火凉心之药，亦有舌上病疮久蚀成穴，屡服凉剂不效，后服黑锡丹渐愈。此因下虚上实之证，即袁公所云：下焦元虚不降，投养正丹遂愈是也。窦梦麟云：舌上生疮如黄粟，外证口张憎寒，亦宜先用蚌水或田螺水漱净，然后吹药，如冰硼散、紫雪散，皆可用之。

第九节　舌　　衄

凡舌上出血，名曰舌衄，多由心脾热甚逼血妄行。若舌上无故出血，如线不止，乃血热上溢心苗。宜用犀角地黄、黄连泻心汤选用。外以槐花炒研细末，干掺之。或出血窍如簪孔者，以杜赤豆一升，煎取汁一杯，不拘时服，外亦用槐花末掺之，或用露蜂房顶上实处一两，川贝母四钱，芦荟三钱，为细末，蜜为丸，雷丸大，每含一丸。若舌上出血如泉者，乃心火旺极血不藏经也。宜用六味地黄汤，加炒怀牛膝、槐花，外掺用文蛤散五倍子炒，白胶香、牡蛎粉等分为末，不令潮，每用少许掺患处，或烧热烙铁烙孔上亦止。有因肝热血上壅而衄者，先用木贼草四钱，煎浓汁漱口。外掺炒蒲黄末即止。沈金鳌云：如舌忽然肿硬如石，血出如涌泉者，宜蒲黄散方见舌肿掺舌上。亦有不硬肿痛流血者，宜凉血清脾饮、犀角地黄汤。凡红尖舌出血，乃心经热毒壅盛，心血不藏妄行而溅，用三黄泻心汤，如犀角、翘、柏。《正义》云：舌红而出血如衄。为热伤心胞，犀角地黄汤主之，慎庵将前方加蒲黄、川连更妙，大抵病心经热极者，多舌出血，有病愈而血仍不止者，用煅人中白一钱，冰片五厘研细末掺之，即止。

第十节　舌　　断

《秘录》云：偶含刀在口割断舌头，已垂落而未断者，用鸡子白外软皮袋住舌头，以破棺丹花粉三钱，赤芍二钱，姜黄、粉白芷各一两为末以蜜调涂舌根断血，却以蜜调黄蜡稀稠得所，敷在鸡子皮上，常勤添敷，三日舌接住。方去鸡子皮，只用蜜蜡勤敷，七日全安，愈后舌硬，以白鸡冠血点之即软《医林》。若舌断重生，用活蟹一只，炙干为末，每用二钱，同乳香、没药，各二钱五分敷之，即生肉。若穿断舌心，血出不止，以鹅翎蘸米醋频刷断处，其血即止，仍用蒲黄、杏仁、硼砂少许为末，蜜调成膏，含化而安《入门》。若舌头被人咬去，即用黑铅、水银炒成沙子，寒水石、轻粉、硼砂为细末，先以乳香、没药煎水噙口中止痛，抹上药，即长全有效，《回春》。

（乙） 舌之功用病

第一节 舌 强

舌强者舌质坚硬，不能运动，语言不清之谓也。则第九对脑筋功用有欠缺之因，当察其所因之故，方有治法。《内经》

谓舌强不能言者，足少阴之病也，如卒中风则舌强不能言，神不清，大概用小续命汤，寒用理中汤，热用甘桔汤加防风、枳壳、黄芩。如风寒湿痰舌强不能语者，用矾石散枯矾桂心等分为末每一钱，按舌下。痰热舌强，壅肿或短，外治亦用矾石散，或牙皂末按舌下，内服甘露饮加化痰药，或牛黄散方见《医书汇参》，或用蛇蜕烧、全蝎焙等分为末敷之，风懿舌强不能言，奄忽不知人，喉中噫噫然有声，发其汗身转软者生。汗不出身直者七日死。若咽嗌不能言，邪结于舌根者死不治，舌卷不能言者亦死。小儿撮口脐风，舌亦强直者死证也。若舌硬外生膜衣，用犀黄、朱砂各一分，元精石二钱共为末，将舌尖刺出紫血，用此药掺之。

第二节　舌　　喑

舌喑者，中风而舌不转运，舌强不能言者是也。冯楚瞻曰：足四经之脉，皆止于舌，邪中其经，则痰涎闭其脉道，舌不能转运而为之喑矣，有喉喑者，劳嗽失音，即喉咙声哑是也。故喉喑者喉中之声嘶，而舌本能言，舌喑者，舌本不能言，而喉中之声音如故。中风而舌喑者，舌与喉俱病，而音不能发于会厌也，有因外感实火上炎，则暴喑，有因内伤心肺肾，以致壅塞上窍而为喑，有因气血两虚，不能上荣，则舌机不动亦为喑，有因肾虚而气不归原，不能上接清阳之气而为喑。然中风不语之症有六，有失音不语者，有神昏不语者，有口噤不语者，有舌强不语者，有舌纵语塞不语者，有舌麻语蹇不语者，可不详辨欤。

第三节　舌　　痹

舌痹者，强而麻也，乃心绪烦扰忧思暴怒，气凝痰火而成。用荆芥雄黄各等分，木通煎汤调下。有痰壅，舌麻痹者，宜生矾研末掺之，或牙皂末掺之。若舌蹇语声迟重者，脾窍在舌，湿邪阻窍也。亦有舌无故常自痹者，由心血不足，不可作风热，治宜理中汤，加附子当归，或归脾汤，加炮姜服之。

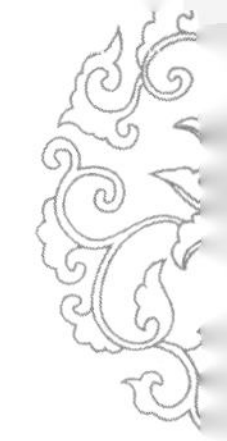

第四节　舌　　麻

舌麻者，血虚也。麻木而伸不出者，内风挟痰也，若舌麻木连口，延及嘴角头面，证见呕吐痰涎者，痰多气滞也。有因风依于木，木郁则化风，肝风震动而舌麻也。亦有因五志过极，阳亢阴衰风从火出而舌麻也，皆宜柔润养血熄风。挟痰者，兼豁痰宣痰。

第五节　舌　　纵

涎下者，多唾也。《经》云：饮食者皆入于胃，胃中有热则虫动，虫动则胃缓。胃缓则廉泉开，廉泉开故涎下，补足少阴。若口角流涎不止，口眼歪邪，手足痿软，宜神龟滋阴丸龟板四两，川柏炒、知母、炒枸杞子各二两，五味子、锁阳各一两，干姜五钱，共为末，猪脊髓为丸，每服三钱，服至中病则止。有风痰者，宜清心导痰丸白附子、天花粉各一两，制南星、制半夏各二两，炒川连黄、郁金各七钱五分，僵蚕、羌活、天麻各五钱，制川乌二钱共为末，姜汁糊为丸。若舌纵语塞不语者，用薄荷油一滴，和白蜜姜汁搽之。若流涎不止，喜笑舌喑，脉洪大。用芩、连、檗、栀、苍术、半夏、竹沥、姜汁服五日，涎止笑息。凡流涎者息然流出也，气虚则舌纵而麻。

第六节　舌　　啮

《经》云：此厥气逆上，脉气皆至也。少阴气至则啮舌，少阳气至则啮颊，阳明气至则啮唇。视主病者则补之，宜东垣复气汤柴胡、归身各六分，羌活、藁本、甘草各八分，半夏、升麻各七分，白葵花五朵去心，人参、防风、陈皮、李仁、桃仁各五分，蔓荆子三分，后下黄芪、草蔻各一钱，再下川柏、川连、枳壳、生地、川芎、北细辛各三分主之。此方专治咬颊咬唇咬舌及舌根强硬如神。若舌黑而频啮者，必烂至根而死也。舌色灰黑，时时自欲啮舌者，少阴气逆之死证也。

第七节　舌　　吐

舌吐长不能收者，名曰阳强。舌短缩不能言者，名曰阴强。阳强之证，如仲景言伤寒热病后，犯房事得病，为阴阳易，舌出数寸而死。如医说言伤寒热病愈后，不能调摄，舌出寸余，累日不收。必以梅冰为末掺舌上，应手而缩，须用多方效，吴昆云：舌出者，热实于内。而欲吐舌泄气也，不能入者邪气久居，舌强而不柔和也，以冰片辛热而气清香，可以利窍，可以柔筋，可以泄气，故得之而舌即入矣。若热病舌肿，舒出口外。以蓖麻子油蘸纸作燃，烧烟薰之。吴昆云：此心脾热胜则肿也。《本草》云：蓖麻主浮肿恶气取油薰之涂之，叶主风肿不仁，捣蒸敷之。则其能解风肿内热也明矣，然用烟亦有妙义，烟乃轻清之物，一入于口，呼吸传变，可使径达心脾，非惟治标，亦可治本。医通云：舌暴肿出口，用巴豆霜一分以纸捻卷之，纳入鼻中，舌亦即收，此亦取其辛烈开窍散火，引毒流散之意。与小儿口疳贴囟同法。李梃云：一妇因产子受惊，舌出不收，医以朱砂敷其舌，今仍作产子状，以两女扶掖之，乃于壁外掷瓦盆于地作声，声闻而舌即收矣，《经》云：舌者，心之苗，因产心惊。《梦溪医案》云：吐舌不收，仍惊之则自收矣。一人中蜈蚣毒，亦舌出口外寸余，他医以前各法治，皆不效。李梃命取鸡冠血涂之，使人持铜镜立其后，掷镜于地，声大而腾，病者愕顾而舌收矣，《张杲医说》云：人有中仙茅毒，舌胀出口外，渐大与唇齐，因以小刀剺之，随破随合，剺至百数，始有血一滴出，曰可救矣，随煮大黄、朴硝各五钱与服，外以药掺之，应时消缩此火盛性淫之人，过服仙茅之害也。

第八节 舌 短

舌短者，有生就与因病之别。种类甚多，已详辨于第十章第五节舒缩条下，此不重辨，特列之以备一格耳。

第二十一章 辨舌病之治疗法

舌病治法，内服外涂，皆已详于前。兹摘录经验单方，及针灸法，导引法，条列于后，以俾参考合用。

第一节 舌病简效方①

舌上生芒刺燥涩，或如杨梅刺者，皆热结甚也。宜用生姜切厚片蘸蜜于舌上

① 舌病简效方：原阙，据目录及会文本补。

揩之。陶华云：伤寒舌上生苔，不拘滑白黄黑，用井华水浸青布片洗净后，用生姜切作片，时时浸水刮之，轻者其苔自退。重者难退，必须大下之后，津液还而苔自退矣。

舌生疮，或白苔干涩如雪，语言不清，薄荷自然汁和白蜜等分，调匀傅之良。又方如生姜蜜水揩洗后，用朱砂、雄黄、硼砂、脑麝各少许，为末傅亦良三因方得效方，内有结热，而舌生红粟点，宜竹沥调寒水石末掺之尊生，舌生芒刺，结热甚者也。若舌生红粟，以紫雪和竹沥涂之入门。

若劳心人，舌生疮菌，宜琥珀、犀角涂之入门。

脾热则舌苔干涩如雪，宜冰梅丸。

口舌生疮如粟，宜冰柏丸黄柏、薄荷、硼砂等分，冰片减半，为末蜜丸，如弹子大含化。

心热，则舌裂而疮。无论重木舌，宜三黄丸末，水调贴脚心。又用白矾、大黄、朴硝擦漱。又醋调五灵脂末，乌贼骨、薄黄涂之，服清肝经实热之药。

舌疮由虚阳上浮者，吴萸醋炒、干姜炮，各五钱、木鳖五枚，去壳研末。每用五分，水调纳脐中，外纸贴盖《医彀》。

舌肿塞满口，不能饮食，用真蒲黄一味，频刷舌上，甚则加干姜末从治之，若能服药，即以一味川连煎浓汁呷之，以泻心火《医通方》。

舌肿满不得息，因七情所郁，宜乌梅姜末，贴两足心。

舌肿胀出口，硼砂为末，生姜片蘸药揩肿处即退《纲目》。

重舌肿胀，因怒气而得者，取铁锈锁烧红，打下锈研末，水调一钱噙咽。

木舌肿胀，因痰气壅闭者。用生川乌尖、巴豆研细，醋涂调刷，涎出即愈。

木舌肿满，不治杀人，蚯蚓一条，以盐化水涂之良，久渐消《圣惠方》。

悬壅舌肿，咽生息肉，羊蹄草煮汁，热含冷吐之同上。

小儿重舌，用三棱针于舌下紫筋刺出血即愈。又用竹沥调蒲黄末敷舌立效《幼幼近编》。

舌上生疮，用羊胫骨中髓，和胡粉涂之妙《圣惠方》。

口舌生疮，烂久不瘥，用蔷薇根浓煎汁，稍稍含漱，温含冷吐即效。冬取根夏取茎叶用《本草》。

重肿出血如泉，海螵蛸、蒲黄各等分研末，井华水调敷。

舌硬出血不止，取刺蓟汁和酒服。干者为末，冷水服《普济》。

舌硬出血，取木贼草煎汤漱之愈《圣惠方》。

舌缩口噤，以生艾捣敷之，干艾浸湿亦可《圣济总录》。

飞丝入口，致舌间生泡，取苏叶嚼，白汤送下立效丹溪。

第二节　舌病针灸法

东垣云：廉泉一穴，一名舌本。在颔

下结喉上，治舌下肿难言，舌纵涎出口噤，舌根急缩，下食难。《刺疟论》云：舌下两脉者，廉泉也。《刺禁论》云：刺舌下脉太过，血不止为喑。《刺节真邪论》云：取廉泉穴血变而止。以明宜出血禁用针，或问取廉泉二说不同。一说取颔下结喉上，一说舌下两脉，何者为当，答曰，舌本者，乃舌根蒂也。若取舌下两脉，是舌梢也。舌标也，此法误也，当取颔下者为当，此舌根也。况足阳明之脉，根于万兑，结于廉泉，颔下乃足阳明之所行也，若取舌下两脉，非足阳明经也，戊与癸合，廉泉足少阴也。《治涎下解》云：胃中热上溢，廉泉开，故涎下，当出血泻胃中热，又知非舌下两脉也，颔下结喉上者为准矣。《胀论》云：廉泉玉英者，津液之道路也。按《针经》云：少阳结于廉泉，今曰阳明者误也。景岳云：廉泉治舌下肿，口疮舌纵舌根急缩，金津玉液二穴刺出血。

舌下肿难言，舌纵㖞泪不端，通谷主

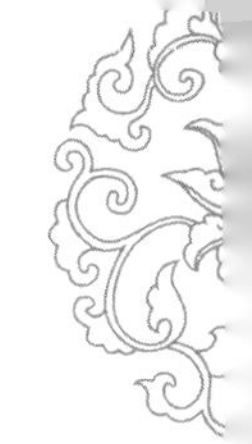

之，《甲乙经》千金主廉泉然谷。

舌下肿难言，舌纵涎出主阴谷。

舌下肿难言，口疮，舌纵涎出，及舌根急缩。廉泉针三分，得气即泻，灸三壮，舌肿胀甚先刺舌尖，或舌上或舌旁出血，唯舌下廉泉穴禁针《万病回春》。

舌卒肿，满口溢出，如吹猪肚胞，气息不得通，须臾不治杀人，急以指刮破舌两边去汁即愈，或以铍刀决两边破之，再以疮膏敷之。

又方刺舌下两边大脉出血，勿使刺著舌下中央脉，血出不止，如上治不愈，或血出数升，则烧铁篦令赤，慰疮数过，以绝血也。《得效方》云：舌肿如猪胞，以针刺舌下两旁大脉，血出即消，切勿刺中央脉，血出不止则死，急以铜箸火烧烙之，或醋调百草霜涂之，须臾自消。

凡舌肿，舌下必有禁虫，状如蝼蛄卧蚕，有头有尾，少白，可烧铁烙烙头上即消。

厥口僻失欠，下牙痛，颊肿恶寒，口不收舌，不能言，不得嚼，大迎主之

舌急则哑门，舌缓则风府。

舌缓涎下烦闷，取足少阴。

舌缓喑不能言，舌急语难，主风府，舌上黄，身热，主鱼际。

舌本痛，主中冲。侠舌缝脉青，主天突。舌干胁痛，主尺泽。

重舌刺舌柱，以银针，舌本出血，取扶突大钟窍阴。

舌卷口干，心烦闷，主关冲。舌卷不能言，主复溜。

舌卷独取手少阳络。《筋经》云：邪客手少阴之络，令人喉痹舌卷口干心烦，臂外廉痛，手不及头，刺手中指次指爪甲上，去端如韭叶，各一针，遗痏[1]。又云：手阳明之筋，其病支痛，转筋舌卷，治在燔针劫刺，以知为度，以痛为输是也。凡治重舌、木舌、紫舌、胀等疾，肿胀疼痛，硬强不

---

① 痏（wěi 委）：针灸施术后穴位上的瘢痕。

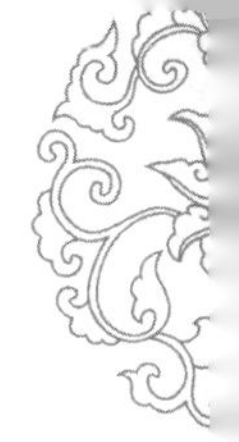

语,又兼舌根并两齿合径尽处作肿,瘀肉涂塞,口噤难开,俱用此法刺之。用粗绵针扎在箸头上,在患处点刺出血,红紫毒轻,紫黑毒重。患甚者数十点皆可,血尽温汤漱之,甚者金锁匙,轻者冰硼散,搽患上,流去热涎,内服凉膈散《医学纲目》。

第三节　舌病导引法

重舌擦法,重舌急证,用指去爪,先于舌下筋上擦至根渐深,深擦入如此三次。又用指蘸水,取项后燕窠上小坑中筋,自上赴下,至小屈深深擦入亦三次。小儿若饮乳胜前,则病去矣《得效方》。

舌下重舌,先用患处推散,肾水升至舌下洗之,推开肺经,呵而吸之《保生秘要》。

辨舌指南卷三终

辨舌指南卷四

鄞县　曹赤电炳章撰述
绍兴　周炳墀越铭参校

第四编　辨舌各论

第二十二章　白苔类诊断鉴别法

白苔总论一

［舌鉴］舌乃心苗，心属火，其色赤。心居肺内，肺属金，其色白。故当舌地淡红，舌苔微白而红，必红润内充白，苔微不厚或略厚有花，然皆干湿得中，不滑不燥，斯为无病之苔，乃火藏金内之象也。一经伤寒，白苔必滑，伤温伤热，红光必外露矣。是以伤寒苟能尽解其所伤之邪，而不脱其苔本来之白，此善能使邪正分局，元津元气无伤焉。其温病热病之舌，亦必使

红色渐敛渐淡，白苔渐有渐生，此邪始得分越，而元阴日渐内充也。当知红乃脏气所蕴所发，白为津液所布所结耳。夫伤寒邪犯皮毛，舌上先有白沫，继则白涎白滑，再后则白屑白砂，甚则白泡白疳。有舌中、舌尖、舌根之不同，见寒邪入里之浅深微甚，即元气之厚薄，邪热之轻重，从此可测矣。盖舌固心之苗，其色本当赤。今反见白苔滑甚者，是火不制金，乃水来克火之象。故称大病，其寒郁毛肤，毛窍不得疏通，阳气不得外发，故恶寒发热在太阳时，头痛身疼，项背强，腰脊[①]痛。至阳明经则有白屑满舌，证虽烦躁，脉如浮紧，犹当汗之。系少阳者，白苔不滑，小柴胡汤和之。胃虚白苔滑甚者，理中汤加桂枝托之。边白中黄，大柴胡小承气，分轻重下之。白苔亦有死证者，即水来克火之贼邪也。其温病热病，实由火烁金伤，元阴告匮，剧症脏气安危，皆关验舌。虚实寒热

① 脊：原作“瘠”，据医理与育新书局本改。

之机，一一分别，图论于下。

［**辨正**］白色为寒，表证有之，裹证有之，而虚者、实者、寒者、热者皆有之故白色舌苔辨病较难。凡白色亦可以辨伤寒，其类不一，白浮滑薄，其苔刮去即还者，太阳表证受寒邪也。白浮滑而带腻带涨，刮之有净有不净者，邪在少阳证半表半里也，全舌白苔，浮涨浮腻，渐积渐干，微厚而刮不脱者谓刮去浮面而其底仍有寒邪欲化火也。辨伤寒舌，大约如此伤寒有黄苔黑苔，分论于后。若杂病之人，舌白嫩滑，刮之明净者，里虚寒也无苔有津，湿而光滑，其白色与舌为一，刮之不起垢腻，是虚寒也，口唇必润泽无缝。白厚粉湿滑腻苔，刮稍净而又积如面粉发水形者，里寒湿滞也。舌白粗涩，兼有朱点、有罅裂纹之苔粗涩则不光泽，朱点则显其脏腑有热，裂罅纹多，因误服温药之故。白干胶焦燥满苔，刮不脱或脱而不净者刮去垢泥后，底子仍留污质腻涩，不见鲜红，皆里热结实也。此舌颇多，其苔在舌，比之面上传粉，刮之多垢，其白色与舌为二物，是热证也。又按此与前论之虚寒舌相反，当认明此苔由浅而深，将黄未黄或竟黑变者，不可用温补之药

也。若白苔夹变别色，见于某部，即是某经病重，凡表里寒热虚实证皆同。嘉约翰云：凡验病人之舌，而见其色或白或黄与及或湿或燥，即可知其病之轻重也。如舌苔有白而湿，湿而厚者，此必身发微热，而非大热也。至若舌白唇白，则恐流血过多，或因久病，或因肺有坏所致也。其他小儿之病，舌上每有白衣。内伤者，身体弱极，其舌亦有白衣。倘以显微镜照之，见其形似生草丝样者，险证也。白为肺色，胃中阳气被饮食抑遏，胃中正气不能直达而上，故有暂白之时。凡病初起，体温不高，津液未消耗，舌必淡白，而有涎沫。若因消化器有妨碍，又食物过多，停滞不化，而口腔起酸酵腐败，发生浓厚浊沫，则舌起黏糊浊苔。若因病有内热，使口腔津液失杀菌之力，而细菌乘机发育，则舌起白屑如鹅口样。若因病菌发生毒素，妨碍吸养放炭之功能，致炭多养少，而分泌之口涎必腐败，则舌起白色浊腻苔，若因传染病之毒素，传至口腔，与口涎津液等化合，则舌起白苔如积粉，此参黄国材法也。

白苔证治图说

微白薄苔舌第一

［**图说**］中根微白，边尖淡红，苔光滑有津。

［**舌鉴**］此无病之舌，元气元津不厚，故见此苔。

［**辨正**］此脾胃寒而心胆虚也，无病人见此舌可勿药，里虚证有此舌，宜投温补。若初感寒邪在太阳，头痛身热，恶寒无汗，脉浮紧而见此舌，宜温散表药。凡感邪尚浅者，多未显于舌，必执此为伤寒之舌则谬凡风寒初入表分，则舌无苔，或生苔亦白润而薄，虽有发热恶寒，而口必不渴，此风寒之邪虽重，而津液不亏，宜辛温汗之可也。

白苔略厚舌第二无图

［**图说**］中根白苔，滑厚有花，舌尖红，舌边淡红。

［**舌鉴**］此苔不但无病，乃元津元气充厚，故见此舌。

［**辨正**］此脾胃微寒，而心经热也。无病人有此苔可勿药。

薄白滑苔舌第三无图

［**图说**］中根苔薄白而滑，尖深红，或淡红。

［**舌鉴**］此太阳里证舌，二三日未得汗，致邪热深入丹田，急宜汗解。或太阳

与少阳合病，宜柴胡桂枝汤汗之，若舌白苔滑有津，尖淡红为寒。邪初入太阳，头痛身热恶寒，宜香苏饮、羌活汤发散之。

［**辨正**］此脾胃微寒，而心经热也。若偏于脾胃寒湿，则舌白滑湿而多津，宜用辛温表散之。若偏于心经热重，则舌深红少津，宜用清凉药。若初感热邪，在太阳则头痛身热无汗，眩晕口干，鼻气热者，宜用辛凉散邪，得汗自愈，此系初感邪，未见于舌也，不可拘定白舌为寒，误用温散。《舌鉴》泥二三日伤寒未曾汗，太阳与少阳合病，方有是舌则谬甚凡白舌苔虽薄而燥，或舌边舌尖带红，此风热之邪，伤于气分，病在手太阴肺经。只宜轻清凉解气分，如前胡、苏子、杏仁、连翘、黄芩、薄荷、竹叶之类，若白苔边尖深红少津，是温邪入肺，灼干肺津，不可辛温过表，宜清轻凉散为当。

厚白滑苔舌第四

［**图说**］中根白厚滑苔，边尖淡红。

［**舌鉴**］病三四日，其邪只在太阳，苔纯白而厚，却不干燥，证发热头疼，脉浮紧，不渴，仍须汗解而愈。

［**辨正**］此脾胃有寒湿也，表里证皆有之。伤寒邪在太阳，口不干，舌不燥，头痛发热，无汗恶寒，身痛脉浮紧者，宜麻黄汤发汗自愈凡表证两脸必热。若杂病里证，宜茯苓、白术、苍术、干姜、附子等味若舌厚白不滑，无津而燥，是实热也，断不可用此温燥药。《舌鉴》治法亦合，仅言表证，未及里证耳如舌白苔厚而干，是邪已到气分，宜解肌清热，如葛根、荆芥、薄荷、连翘之类，不可用辛温猛汗也。

干厚白苔舌第五无图

［**图说**］中根干白，苔厚无砂，边不红。

［**舌鉴**］病四五日未汗，热深微渴，过饮生冷，停积在内，营热胃冷，故发热烦躁厥冷，苔白干厚，满口白屑，四逆散加生姜、淡豆豉。《脉理正义》云：舌见白苔而干厚者，此太阳热病过服寒剂，或误饮冷水，抑遏其热而致也。先以姜桂撤其寒，而后以香苏饮汗之。张石顽云：白厚滑苔为胃虚寒，饮结聚膈上之候，每于十三四

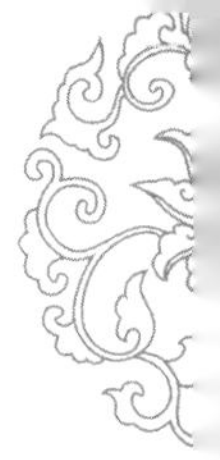

日过经改变，不可泛视也。

［**辨正**］此脾胃热滞也。里证宜三仙丹黄芩，川朴，枳实加鲜石斛、山楂、麦芽等，若伤寒表证见此舌，是邪热在少阳，其证多口苦耳聋，发热烦躁，四肢逆冷，寒热往来，宜小柴胡汤。《舌鉴》说营热胃冷未合。若舌苔白厚而干燥者，此胃燥气伤也。而浊结不能化，当先养津，而后降浊。若苔薄而干者，肺津伤也，必用轻清之品，方能达肺，如麦冬、芦根汁之类。若初病舌即干，是津气素竭也。急当养正，略佐透邪。若初起舌干，脉滑脘闷，乃痰阻于中，液不上潮，宜宣肺顺气，清热化痰，未可投补也。

淡白透明苔舌第六

［**图说**］全舌明净无苔，淡白湿亮，间或稍有白浮胖，似苔且非苔也。

［**舌鉴**］年高胃弱，虽有风寒，不能变热，或误服汤药，伤其胃气，故无苔而舌淡白通明也，补中益气汤加盐水炒益智，醋炒升柴。

［**辨正**］不论老幼见此舌，即是虚寒，宜补中益气汤加姜桂附。如风寒伤寒证，

均无此舌,此舌为虚寒之本色。若感寒邪者,必有薄浮滑苔,故云伤寒无此舌。《正义》云:舌白无苔而明淡,外证热胃虚也。凡言苔者,有垢上浮是也。若无苔垢而色变者,则为虚也。林慎庵云:光亮无苔,俗名镜面舌,多见于老弱久病之人,是津液枯竭之候。余尝用大剂生脉散合六味地黄汤治之,因而得生者多矣。

左边白苔舌第七

[**图说**]全舌淡红薄白苔,惟左边中截至根白苔偏厚。

[**舌鉴**]此脏结之症,邪并入脏,最难疗治。若属阳证,口渴腹胀喜冷者,宜承气汤下之。若阴结口渴,而不喜饮冷,胸中痞满者,宜济川煎当归、川芎、苁蓉、升麻、泽泻、枳壳。

[**辨正**]云:《舌鉴》治法是也。

右边白苔舌第八

[**图说**]全舌淡红薄白苔,惟右边中截至根白苔偏厚。

[**舌鉴**]此舌病在肌肉,邪在半表半里,必往来寒热,宜小柴胡汤和解之。

［辨正］《舌鉴》之说是也或加茯苓，有咳嗽引胁下痛，而见此舌，宜小青龙汤，夏月自利多汗，宜人参白虎汤。

白苔黄心舌第九

［图说］全舌白苔，中心黄苔仍润滑者热轻，老黄兼黑者热重。

［舌鉴］太阳初传阳明腑病，舌微黄仍润，再宜汗之。苔燥腹痛，葛根汤加大黄下之。发热呕吐烦躁，大柴胡汤加减下之。亦有下淡黄水沫，无稀粪者，大承气汤下之。

［辨正］此舌伤寒传至阳明也。若微黄而滑润，仍当汗解，宜葛根汤。若苔焦，口渴烦躁，谵语烧热，宜白虎、三黄等汤。若苔燥大便闭，宜大柴胡汤柴胡、大黄、枳壳、半夏、赤芍、黄芩、生姜、大枣。若杂病里证见此舌，中黄刮不净者，脾胃实热也，宜白虎、三黄，大黄酌用。若中间黄苔，一刮即明净，余苔俱白色不红，而多津湿润者，则为寒证，宜分经辨准，用辛温药，《舌鉴》未尽

善。《正义》云：凡舌见白苔，中微黄者，此太阳阳明合病也。如太阳未罢，双解散。太阳已罢，选承气下之。张石顽云：若舌苔中心黄黑，而边白滑润者，表证未尽，风寒尚未化热也。伤寒则大柴胡汤解之，温热时疫则凉膈散，或白虎合承气汤攻下之。

白苔黄边舌第十

［**图说**］中根白滑，边黄薄滑苔。

［**舌鉴**］舌中白边黄，此里寒外热，兼恶寒者必泄泻，五苓散加姜豉，恶热者败毒散加葛根、木香。

［**辨正**］白苔黄边舌，如刮之净者，无病人也。所谓净者，必须清洁光明，见淡红润泽之底。若底留粗涩垢腻，如腐浆一层者为不净，即是内热。刮不脱或不净者，是脾胃真热假寒黄色是真热，白色是假寒。心、肺、膀胱、肝，为阳火逼迫邪热实火，均为阳火，而移热于大肠也。其为病多咳痛，心胸热，小便涩，大便或结或泄，或泻红白痢热极则脾缩不灵，故亦泻不等，宜生石膏、知母、三黄、花粉、竹茹等药。小便涩者，宜木通、车前、三黄等药。大便结或泄者，宜调胃承气汤下之。红白痢者，宜芩连治

痢汤。《舌鉴》拘于白为寒,误也。

白苔双黄舌第十一

[**图说**]白苔中夹两条黄色苔,然必不如图之整齐。

[**舌鉴**]此阳明里证夹温舌也。邪热上熏,土色上溢,故令双黄,脉长,烦躁,恶寒,转矢气者,大柴胡汤下之,或用调胃承气汤。

[**辨正**]治伤寒,以前说是也。若别证见此舌,是脾胃热而诸经无病,宜用生大黄、三黄、枳壳、厚朴等药治之。

半白滑半黑黄舌第十二

[**图说**]半边白苔,半边或黑或老黄苔,不拘或左或右。

[**舌鉴**]此舌皆寒邪结热在脏也,黄连汤加附子、淡豉。结在咽者,不能语言,宜生脉散去五味,加葱白合四逆汤,十中可救一二。

[**辨正**]家训云:历见此舌,依此等治

法，十无一生。白滑无苔舌，虚寒体也。感寒邪者，色变如此。若半边有黄黑苔，则寒邪已传里，郁结在脏，久而化火矣。当舍其白滑，急治其标，看某边色见老黄或黑者，即从黄黑边治。左黄黑者，邪火逼肝也，宜用胡黄连、羚羊角、犀角、青蒿、山栀、石膏、知母等药。右黄黑者，邪火逼胆也，宜龙胆草、青蒿、柴胡、石膏、知母、三黄等品。黄黑苔不论结左右，喉痛不能言语者，宜山豆根、石膏、知母、三黄、大黄、桔梗、甘草等药。对病施治，瞑眩乃瘳。见此舌能知治法，可保万全。《脉理正义》云：舌上白苔，或左或右，而余见黄黑，外证下利，痛引少腹者，热结也。热甚者，桂枝大黄汤下之；无热者，用真武汤。十中可救一二也。

白苔黑根舌第十三

［**图说**］舌苔白，渐黑至根者，非如图式。中根之黑白如截也。

［**舌鉴**］舌黑根中尖苔白者，为火被水克之象。虽下亦难见功。

［**辨正**］若黑根无积腻，白苔薄滑，刮之即净，舌上多津，口不渴，或渴而不消水者，真寒假热也，宜十全辛温救补汤加减，不次急投，黑根自退病即愈。若黑根积腻粗涩，白苔干厚，刮之不净，无津，燥苔，口渴消水者，真热假寒也，宜十全苦寒救补汤加减，不次急投，黑根渐退，疾乃瘳。《舌鉴》泥于火被水克之象，固甚谬甚。

白苔双黑舌第十四

［**图说**］黑苔两轮布于白苔中。

［**舌鉴**］乃太阳少阳之邪并入胃府，中气衰竭，水反上侮，故手足厥冷，胸中结痛，理中汤、泻心汤合用，如邪结在舌根，不能言者，不治。

［**辨正**］此舌乃寒邪入里化火，热逼脾胃也。实热杂证皆有之，宜白虎汤去粳米甘草，加大黄治之。《舌鉴》用理中汤，医家多如此，误人不少，宜慎之。

白苔黑点舌第十五

［**图说**］全舌白苔，中见黑点是也。

［**舌鉴**］此少阳阳明也。有表者凉膈散合小柴胡汤，里证已具，调胃承气汤，身有斑者从斑治，用化斑汤。

［**辨正**］凡伤寒白苔中，黑小点乱生，尚有表证者，其病来之虽恶，宜用凉膈微表之连翘，焦栀，桃仁，大黄，甘草，朴硝，条芩，竹叶，薄荷，白蜜。表退即当下，用调胃承气汤，《舌鉴》说是也。

白苔黑斑舌第十六

［**图说**］白苔中黑斑满布。

［**舌鉴**］此苔为火伏水乘，即是水来克火，凉膈散加炮姜附子炭下之，十中可救一二。

［**辨正**］白苔黑斑舌，如刮之即净者，微湿热也，宜泻湿清热，若刮不净者底子腻涩粗燥干枯，十二经皆实热，阳火烧阴将竭也，皆里证无表证，不论伤寒传里，及诸病

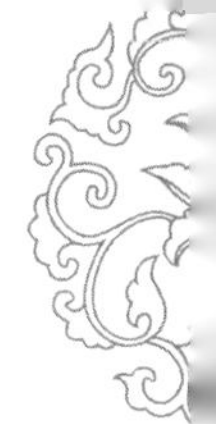

证见此舌者，宜十全苦寒救补汤加减，不次急服，至黑斑退尽方愈。《舌鉴》指白中斑点，谓水克火，仅能十救一二，谬甚。

白苔黑刺舌第十七

［**图说**］白苔上，满生黑芒刺。

［**舌鉴**］白苔中生满干黑芒刺，乃少阳不解，热郁阳明府也，其证不恶寒反恶热，脉实者有宿食，大柴胡汤加芒硝急下，然亦多危证也。

［**辨正**］白苔满黑干刺舌，如刮之黑刺即净，光润不干，口渴而消水不多，身灼热，欲剥衣滚地者，在杂病为真寒假热之里证，甘温除大热法加减，甘温救补汤治之愈。若刮之不净，干燥粗涩，乃十二经皆热极，不独伤寒传阳明里证，始有此舌也，《舌鉴》谓其证不恶寒而恶热者，大柴胡汤加芒硝急下之，遵伤寒舌鉴不错，今人惑于时书，偏说谓芒硝等药，不可轻服，见有此舌，不敢急投，或限以一日一剂，误人多矣，能辨舌利害者，凡各病里证见此

舌，即以十全苦寒救补汤生石膏，知母，黄芩，黄连，黄柏，大黄，芒硝，川朴，枳实，犀角。不次急救，服至黑刺退净为止，履险不必如夷。

白苔黄尖灰刺舌第十八

［**图说**］白滑苔尖微黄，而有灰刺（图上白苔下多一黄字）。

［**舌鉴**］夹食伤寒，胃冷膈热，脉长者，小承气加黄芩、淡豉，脉弦者死。

［**辨正**］如湿润刮之即净者，真寒假热也，表里证均有，宜辛温燥湿，若干厚刮不净者，是脾胃为湿热所困，心肺热极里证也，宜苦寒药，若伤寒见此舌而干厚者，亦邪热入裹，热逼心肺矣，不必论脉之长短，即用大承气汤，不次即下，以灰刺退净为止，十不失一。若服药限于一日一剂，则非救急之法，《舌鉴》指为阳明兼少阳舌，脉弦数者死，拘定旧法，不能急泻里热，宜其死也。《脉理正义》云：舌见白苔，尖微有刺者，此少阳阳明也，表未去者，柴葛汤，表已去者，承气下之，津润者生，干枯者死。

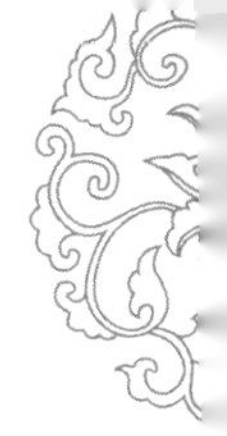

白苔尖中灰根黄舌第十九

［**图说**］全舌苔白尖，中兼灰，根黄色。

［**舌鉴**］此太阳经湿热并于阳明也，舌根黄润，面黄目黄，小便黄，宜茵陈蒿汤，加淡豆豉、紫背浮萍。

［**辨正**］此舌太阳经湿热并于阳明也，如根黄色间白，目黄，小便黄者，宜茵陈蒿汤加减，如《舌鉴》之说是也。

白苔双灰舌第二十

［**图说**］全舌白苔，双路灰色。

［**舌鉴**］此伤寒夹冷食舌，七八日后见此舌，而有津者可治，枳实理中汤一本理中四逆选用，加淡豉、葱白，无津者不治。如干厚见里证者下之，得泻后，次日灰色去者生。

［**辨正**］白苔双灰舌，如滑润一刮即亮净者，中寒郁滞也，宜姜、桂、附、厚朴、春砂、香附等药。如干厚无津刮不净者，

乃伤寒化火，郁热攻里也，宜大承气急下，灰色退净乃愈。《舌鉴》云：无津者不治非也。

白苔尖红舌第二十一

［**图说**］满舌白苔，而尖色鲜红。

［**舌鉴**］此乃热邪内盛，而复感客寒，入少阳经也，小柴胡汤加淡豆豉。

［**辨正**］若舌根白，舌尖红，湿渐化热余湿犹滞，宜辛泄佐清热。如蔻仁、半夏、豆卷、连翘、菖蒲、焦栀子、绿豆衣、六一散。若舌边尖红中心燥白，乃上焦气分无形之热，其邪不在血分切勿妄投滋腻血分之药，宜轻清凉解为治。

白苔中红舌第二十二

［**图说**］白苔，舌中轮红，尖亦兼白。

［**舌鉴**］此太阳经初伤寒邪之舌，乃元津内亏，亦有少阳受寒，经血素虚，而郁热俱不能解者，均宜小柴胡汤，去半夏加淡豆豉又云，有汗者解肌无汗者发汗。

［**辨正**］白苔中红舌，太阳经初传也，无汗发汗，有汗解肌，亦有在少阳者，小柴胡汤加减治之，《舌鉴》之说是也。

白苔尖红根舌第二十三

［**图说**］舌尖苔白，根里红润。

［**舌鉴**］此邪居半表半里，经血内亏，而郁热不解，小柴胡汤去半夏加淡豆豉。

［**辨正**］白尖红根舌，邪在半表半里也，其证寒热往来，耳聋口苦，脚痛脉浮弦，小柴胡汤和解之，《舌鉴》之说是也。

根白苔尖红舌第二十四

［**图说**］舌尖红，根苔白厚，与二十一舌不同。

［**舌鉴**］此表邪不解而遏热不化，故恶寒身热头疼者，汗之，不恶寒身热烦渴者，此邪在太阳之里，五苓散主之。

［**辨正**］舌尖红是本色，白苔为表邪，白浮薄滑者，如恶寒头痛身热宜汗之，不恶寒身热头痛烦渴者，太阳表证也。宜五苓散

两解之,《舌鉴》尚是。若表证初起,往往不显于舌,若白苔厚腻,则又为里热证也。

薛生白云:舌根白,舌尖红,为湿渐化热之兆。

白尖中红根黑舌第二十五

[**图说**]舌尖中心红,舌根灰黑。

[**舌鉴**]为少阳邪热传府,热极而伤冷饮也。如水停津液固结而渴者,五苓散,自汗而渴者,白虎汤,下痢而渴者,解毒汤,如黑根多,白尖少,中不甚红者,难治。

[**辨正**]白尖中红黑根舌,如舌尖白,而根灰黑少者,乃少阳邪热传腑,热极而伤冷饮也,照《舌鉴》治法甚是。若黑根多,白尖少,中鲜红或不甚红而干涩者,宜大承气汤,不次急投,黑根退净乃愈。

白苔沿淡红舌第二十六无图

[**图说**]全舌白苔,边沿淡红。

[**舌鉴**]白苔薄白沿红,在表证为邪初入里,丹田有热,胸中有寒,乃少阳半表

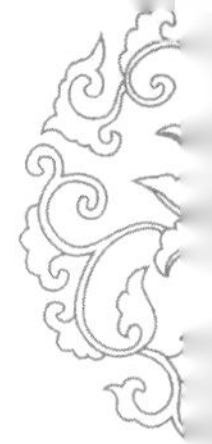

半里证，宜小柴胡汤栀子豉汤。

[**辨正**]《舌鉴》治法甚善，凡邪在半表半里者，多宜散表防里，若里证见此舌白苔一刮即光净者，乃寒结脾胃也，宜理中汤。

白苔红点舌第二十七

[**图说**]白苔满布不滑，中有朱砂红点。

[**舌鉴**]此暑疫失解，抑郁心阳，故见此舌。宜青蒿石斛饮汗之，痧疫舌亦如之，脉芤涩有别，宜清凉至宝饮。

[**辨正**]此舌暑热入营，表邪未解，宜清营热，泄暑邪。

纯熟白苔舌第二十八无图

[**图说**]白苔老极，如煮熟相似，到底不变，厚如物裹舌者。

[**舌鉴**]此舌多心气绝，而肺之真脏色见也，因食瓜果水水冷物，胃气先伤，阳气不得发越所致，为必死之候，急用枳实理中，间有生者。

［辨正］纯熟白舌，乃气血两虚，脏腑皆寒极也，宜十全甘温救补汤，加姜附桂，不次急投，至白色生活转为淡红乃愈，若用药迟疑，虚寒过度，急、难治，伤寒证无此舌，如《舌鉴》谓冷食停滞，用枳实理中汤，必致十无一生，所见多矣。

偏白舌第二十九无图

［图说］全舌光白无苔。

［舌鉴］全舌光白为虚寒也，如淡白兼微红无苔，则无病人也，若瘟疫见此舌，则舌上必有烟雾白色盖满，而有恶寒发热，胸脘不清，或呕吐，头痛身痛，日晡烦热，口臭难闻等证，宜以十全苦寒救补汤急救之，非表证也，《舌鉴》云：疫邪在表，用达原饮槟榔、川朴、草果仁、知母、白芍、黄芩各一钱，生甘草八分。二剂安者。或是白滑苔舌则可，否则谬，盖辨色未明，懵然施治，而偶中者也。

白苔积粉舌第三十

[**图说**]白苔厚腻如积粉，边沿红者。

[**舌鉴**]此瘟疫初犯膜原舌，宜达原饮，见三阳表证，随经加柴胡、葛根、羌活，见里证加大黄。

[**辨正**]吴坤安云：凡时疫初起，苔形粉白而厚，四边红绛者，此疫证初入膜，原未归胃府，其势最雄，顷刻传变，吴又可用达原饮，加引经表药，透之达之。如兼太阳加羌活，阳明加葛根，少阳加柴胡。章虚谷云：瘟疫白苔如积粉之厚，其秽浊重也，若舌本红绛，则邪热为浊所闭，故当急急透解，此五疫中之湿疫，又可主以达原饮，梁特岩云：倘舌白如积粉遍布，滑而不黄者，乃寒滞也。宜温中行滞，表证无此舌。《舌鉴》云：邪在胃家，又三阳表证，用柴葛羌活汤，里证加大黄俱谬。余师愚云：疫证苔如腻粉，此火极水化误认为寒，妄投温燥，病反增剧，其苔愈厚，精液愈耗，水不上升，二火煎熬，变白为黑，其坚

如铁，其厚如甲，言语不清，非舌短也，宜甘露消毒饮增石膏、元参、犀连、知翘，加花粉等味。

白苔燥裂舌第三十一

［**图说**］舌苔白厚，甚燥而裂。

［**舌鉴**］伤寒胸中有寒，丹田有热，所以心烦，舌白因过汗伤营，血不能上荣于舌，故满舌无津燥裂，胃无实结上熏，故舌不黄黑也，宜小柴胡汤加芒硝微利之。脉不沉数，急宜清热养津。

［**辨正**］白苔燥裂舌，《舌鉴》用小柴胡加芒硝微利之，此说似是而非，此方罕效。白苔燥裂，多因误服温补，灼伤真阴所致，非伤寒过汗所致也，无黄黑色者，真阴将枯竭，舌上无津，苔已干燥，故不能变显他色，脏腑有逼坏处，故舌形罅裂也，治宜大承气汤合增液汤，急下以救其阴，历试良效。

白苔干硬舌第三十二

[**图说**]白苔干硬舌,有似砂皮,或燥如白砂。

[**舌鉴**]白苔干硬舌,一名水晶苔,凡厚白苔本能变黄色,若此苔当其白时,津液已干,燥邪虽入胃,不能变黄,宜即下之,然白苔润泽者,邪在膜原也,邪微苔亦微,邪毒既盛,苔如积粉满布,此时未敢遽下,而苔色不变,口渴喜饮冷者,宜服三消饮即达原饮,加大黄、羌活、柴葛、姜、大枣。次早即显黄色苔。梁氏辨证,亦云如是。

[**辨正**]石芾南云:其有初起白苔即燥如白砂者,亦名白砂苔,此温燥之邪过重,宜速下之。佐以甘凉救液,亦有苔至黑而不燥者,或黄黑苔中,有一二条白者,或舌前虽燥,舌根苔白厚者,皆夹湿夹痰饮之故。亦有苔虽黄色,浇薄无地质者,胃阴虚故也。

珍珠白泡舌第三十三

[**图说**]舌质红或紫，起粉白薄苔，间杂白泡如珍珠。

[**舌鉴**]舌上白泡如珍珠，乃火极水化之象，较之紫赤黄黑，古人谓之芒刺者更重。宜甘露消毒饮增石膏、犀连、元参、连翘，加花粉、银花、金汁水之类。亦有舌见白苔，组成栏圈子者，曾见冬月伤寒呕恶，误服白虎汤，脉伏，舌苔成圈，如白豹纹，用正气散，加肉桂、丁香、炮姜，数服愈。

孕妇白苔舌第三十四无图

[**图说**]孕妇白苔，与前各条鉴别无异，然必须兼察面色。

[**舌鉴**]孕妇初伤于寒，即见面赤，舌苔白滑，发热恶寒，当微汗以解其表。如误与凉剂，则腠理密秘，而邪气漫无解期，甚则入里，必厥逆吐利而死。

[**辨正**]孕妇伤寒白舌，初伤于寒，身

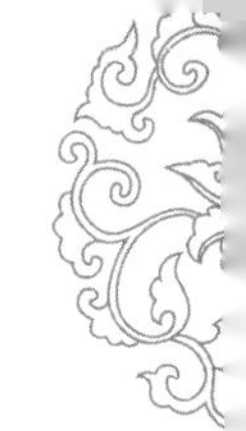

热头痛无汗，两脸鼻气俱热，脉浮，舌上白浮滑者，宜温散，太阳表药，得汗则愈。若无表邪，而有白浮滑苔，或白嫩无苔湿润者，则里虚寒也，宜温中之药。《舌辨》云：舌白面赤，言孕妇初伤于寒，微汗之，表解邪退，则安，不然恐邪传经，如八九月胎受邪热，致令不安，恐有坠堕之惊，汤内可加黄芩、白术，保固其胎。又云，孕妇面白舌亦白，皆因伤寒四五日发热，多食冷水瓜果冷物，致令阳极变阴，虽有烦躁，而手足厥逆，当先治厥逆为重，以温中之药加减治之则安，若见烦躁，用清凉则危殆也。又一孕妇伤寒证愈，次病头面肿大，而痛甚难禁，余用三黄俱酒浸，煮鼠粘子、薄荷、白芷、石膏，四剂全安。

第二十三章　黄苔类诊断鉴别法

黄苔总论二

［舌鉴］黄苔者，里证也，伤寒初病无此舌，邪传少阳亦无此舌，直至阳明腑实，胃中火盛或邪遏胃虚，土气洋溢，均能见此，初起微黄不滑，次则深黄苔尚滑，甚则干黄焦黄也，种种不同，当分轻重治之。夫微黄不滑者火初入胃，宜清解，栀子豉汤主之。深黄苔尚滑者乃邪郁，胃虚热，

迫于胃而土气洋溢也，宜汗解，葛根解肌汤。干黄，邪虽外解，火实内炽宜白虎汤。焦黄，土燥火炎阴液告竭，宜急下调胃承气汤。若湿热发黄，则目黄如金，身黄如橘，茵陈蒿汤分利之。至蓄血发黄，在上焦犀角地黄汤，中焦桃仁承气汤，下焦代抵当汤。然必大热不解，大渴饮水或漱水不欲咽及便秘谵语，痞结自利，或小腹满硬，小便不利，大便反黑，脐下作痛，此血瘀证也，见血必愈，不可与饮冷水，饮之必死。方可议[①]下。若胃虚黄色外溢，又当补中，而佐以和解，大抵舌黄证虽重剧，脉长是中气有权为可治，如黄中见黑，脉急弦细，为水土无气，必不可治矣。

［**辨正**］黄色舌苔，表里实热证有之，表里虚寒证则无，刮之明净，即为无病，必须清洁光明，见淡红润泽之底，凡言净者，皆仿此。刮之不净均是热证刮后仍留粗涩垢腻如薄浆腐一层者，或

① 方可议：原文后有“清议下”，诸本均是，疑为衍文，据文理删。

竟刮不脱者。浅黄腻薄者，微热也。干涩深黄腻厚者大热也。芒刺焦裂老黄或夹灰黑色者，极热也，黄苔见于全舌，为脏腑俱热。见于某部，即是某经之热，表里证均如此辨，乃不易之理也。表证风火暑燥，皆有黄舌，惟伤寒邪在太阳、少阳时，均无黄苔，待邪传阳明府，其舌必黄，初浅久深，甚则老黄或夹变灰黑，其证多大热大渴，或无汗，或自汗，谵语痞结，咽干目暗，大小便闭，衄血，吐血，蓄血，如狂，自利清水不等，以舌脉相较，审证无误。皆邪火里逼，实热里结，诸危证其脉往往伏代散乱，奇怪难凭，则当舍脉凭舌专经急治，斯为尽善。若泥于火乘土位。故有黄苔之说，过执误人矣。凡舌苔淡黄为正色，虚病黄苔必嫩而润，实病黄苔必粗而燥，黄苔有因病热渐重，而口涎为病毒变坏，酸素减少，炭气堆积，致满口秽浊，故苔厚而黄，如化学之轻绿然，活则色黄，亦有因胆汁不能出清，肝液困在血里，而舌现黄色也。

黄苔证治图说

初病微黄舌第三十五

［**图说**］舌边淡红中根淡黄而润滑。

［**舌鉴**］初病舌微黄者，此表邪将罢而入里也，双解散主之，表未罢者，小柴胡汤合天水散，表已罢者，大柴胡汤下之。

［**辨正**］伤寒初病大汗。谓当用表散之时，失误未表也。表邪入里见此舌者，每发谵语，宜并用双解散防风，荆芥，连翘，麻黄，薄荷，川芎，当归，白芍，白术，山栀，黄芩，石膏，桔梗，甘草，滑石，解表兼解里，调气复和血，故曰双解。解毒汤，汗下兼行，《舌鉴》之说亦是，若热邪内传入深，及杂病里证见此舌，均为实热，宜白虎三黄等汤治之。

久病微黄舌第三十六无图

［**图说**］舌微黄而不甚燥。

［**舌鉴**］表邪失汗，而初传于里也，用大柴胡汤，身目俱黄者茵陈蒿汤。

［**辨正**］日久微黄舌，如伤寒表病未

罢者，宜小柴胡汤合益元散，若微黄而兼腻者，宜大柴胡汤下之。若身目俱黄者，热湿也，宜茵陈蒿汤，表里并除，《舌鉴》是也。如杂病里证见此舌者均为实热，如黄色一刮极净者，为无病可以勿药。张石顽云：黄湿而滑者，为热未盛，结当未定，不可即攻。攻之初硬后溏也，冬时宜守此例，俟结定乃攻，不得已，大柴胡汤微利之。若在夏日一见黄苔，便宜润下，以夏月伏阴在内，多有下证最急，而苔不燥者，不可泥也。若苔黄薄而滑者，是热邪尚在气分，津液未亡，宜用柴、葛、芩、翘、栀、豉、薄荷之类，轻清泄热，以透表邪，从肌分而解。

微黄不滑舌第三十七无图

［**图说**］白中带黄或微黄而薄苔不滑，边尖仍淡红。

［**舌鉴**］少阳证罢初见阳明里证，故苔变黄色不燥，兼矢气者，大柴胡汤倍半夏以下之，若舌见黄苔而涩者，此必初白苔而变黄，正阳阳明也，大承气汤下之，下后黄不退者死，身有黄者，茵陈大黄汤。

［**辨正**］白苔变微黄舌，伤寒表邪失于汗解，初传阳明。寒邪已化火，其证多

大热大渴，宜竹叶白虎汤，从阳明经发汗，清解之自愈，此邪在半表半里，不可骤下，如《舌鉴》急下之，必致陷胸矣。如全舌皆变黄而苔涩则宜大承气汤下之。吴坤安云：如见舌苔白中带黄，或微黄而薄，是邪初传阳明，犹带表证，微兼恶寒，宜凉散之。若微黄黏腻，口不渴饮，而胸中满闷者，此湿邪结于气分，宜白蔻、橘红、杏仁、郁金、枳壳、桔梗之属，开泄气分，使邪仍从肺卫而出则解矣，不可用泻心，苦泄之法，逼邪入里。凡舌苔黏腻，口不渴，为湿邪之证据，白而黏腻者，寒湿。黄而黏腻者，湿热。更验其小便不利，大便反快，为湿邪痞满结于中焦，宜苍朴、二苓、二陈之类，苦温以开泄之，若苔黄黏腻，痞闷呕恶，大小便俱不利，此湿热结于中焦，宜泻心法之类，苦辛寒以开泄之可也。

深黄尚滑舌第三十八

［**图说**］苔色深黄而滑，边尖淡白微红。

［**舌鉴**］邪热失汗，迫于中宫，故见此舌，急宜凉解以发泄之，不致斑黄狂乱耳。

［**辨正**］凡舌见黄滑苔，外证身目俱黄，小便亦黄，宜用茵陈栀子汤，如便闭加大黄下之《舌辨》，舌见黄苔而滑者，此身已发黄，茵陈栀子汤，茵陈五苓散《正义》，黄

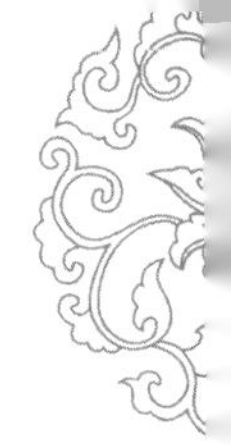

滑而湿者，为热未盛结当未定，不可便攻石顽，黄苔不甚厚而滑者，热未伤津，犹可清热透表。苔虽薄而干者，邪虽去而津受伤也，苦重之药当禁，宜甘寒轻剂可也叶天士。

纯黄微干舌第三十九无图

［**图说**］全舌纯黄微干少津。

［**舌鉴**］舌见黄苔，胃热迫于内，黄色见于舌，火灼津干，急宜调胃承气汤下之，勿令变黑致危耳。《舌辨》云：舌见纯黄苔，胃热已极，宜急下之，迟恐由黄老变黑色，为恶证。调胃承气汤下之。张石顽云：苔黄厚而燥者，为热已盛，下之无疑。厚苔渐退，而底见红色如猪肝者，火灼水亏，津液枯竭也。

［**辨正**］纯黄微干舌，伤寒传经至阳明腑，寒邪已化火。故舌中尤黄，其证多大热大渴，谵语不等，宜白虎汤，不次急投，至黄苔渐退乃愈。如杂病里证见此舌者，是脏腑皆热极，宜三黄、承气酌用。吴坤安曰：舌苔黄而兼燥，外证不恶寒反恶热，是伤寒外邪初入阳明之里，或湿热内邪欲出阳明之表。斯时胃家热而未实，宜栀豉白虎汤清之可也。又云：苔虽黄，而未至焦老裂

纹起刺，大便虽闭而未至痞满硬痛，尚属胃家热而未实，宜清不宜攻，必再验其舌形黄厚焦老，中心裂纹，或起刺，腹中硬满胀痛，方用承气下之则安。

黄干舌第四十

［**图说**］全舌干黄。

［**舌鉴**］苔见干黄，里热已极，急下勿缓，下后脉静身凉者生，反大热而喘，脉躁者死。《正义》云：舌中心黄苔者，此太阳阳明也。必作烦渴呕吐之证，兼有表者[①]，五苓散合益元散。表证已罢，调胃承气汤下之。

［**辨正**］黄干苔全舌干黄，脏腑均大热，有病皆属里证。不论伤寒杂证见此舌，即为实热，宜十全苦寒救补汤，不次急投。虽大热喘烦，频泻，亦不虑，以服至黄退，色润为愈，十无一失。《舌鉴》云：下后脉静者生，大热喘烦者死，是未知舍脉凭舌之法，又不敢连用苦寒，何以望生。

① 兼有表者：原文后有“兼有表者”四字重复，为衍文，据会文本删。

黄尖舌第四十一

[**图说**]中根淡红，舌尖苔黄。

[**舌鉴**]舌尖苔黄，此热邪传入胃府，而元阴素亏也，调胃承气汤加人参、生地。脉浮恶寒，表未尽解，大柴胡加生地、人参。《正义》云：黄苔在尖者，此太阳合阳明也。表未罢者，双解散。表证已罢者，调胃承气汤。其根红者为太阳，其根白者为少阳，其根黑者死候也。

[**辨正**]黄尖舌，邪热初传胃府也，宜调胃承气汤大黄、芒硝、甘草。如脉浮恶寒，表证未尽，则宜大柴胡汤两解之。《舌鉴》是。

根中渐黄舌第四十二

[**图说**]根中渐黄，边尖白滑厚苔。

[**舌鉴**]根中渐黄，外有白厚苔，热邪传膜原也。舌根渐黄至中央，邪初入胃也。如有疫证已传三阳，宜达原饮。如胸膈满痛，大渴烦躁者，伏邪内攻也，宜急用三消饮下之。如既下后，大便燥结，又难再攻者，宜清燥养荣汤知母、花粉、当归、白芍、陈

皮、地黄汁、甘草、灯心。疫为热病，暴攻之后，余邪未尽，阴血未复，不可遽补，致生异证。凡阴枯血涩者，宜用此汤，或承气养荣汤即小承气加知母、当归、白芍、生地。治伏邪未尽，攻补两难者。如痰壅不清，胸闷胁胀者，宜蒌贝养荣汤知母、花粉、贝母、栝楼霜、橘红、白芍、当归、苏子、生姜。如痰中带血，加藕节、鲜茅根。

[**辨正**]《舌鉴》治法甚是。

黄尖白根舌第四十三

[**图说**]黄尖中根白厚。

[**舌鉴**]舌根白尖黄者，其色倒见，反乎寻常，必少阳邪热传入阳明府也。阳明证多者，大柴胡汤。少阳证多者，小柴胡汤。若谵语烦躁，调胃承气汤少和之。

[**辨正**]黄尖白根舌，伤寒少阳胆经，传阳明府病也。若阳明证多者，宜大柴胡汤。少阳证多者，宜小柴胡汤。如谵语烦躁内热者，宜调胃承气汤。前说是也。

白尖黄根舌第四十四

[**图说**]舌尖白，舌根黄苔。

[**舌鉴**]凡尖白根黄，乃表邪将解而

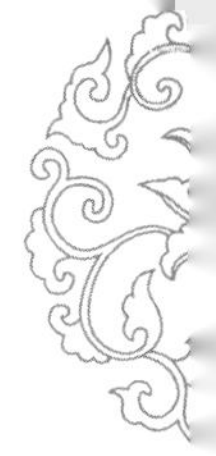

里热盛也，天水散、凉膈散合用，如阳明无汗，小便不利，心中懊憹者，必发黄，茵陈蒿汤。

[**辨正**]《舌鉴》治法亦是。如大便难，胸中闷，睡时多梦者，里证实热也，宜调胃承气汤。又云：如伤寒见尖白根黄，为表证未罢，宜先解表热，然后攻里。如大便塞者，宜凉膈散。小便涩者，宜四苓散合益元散加木通是也。若杂病见此舌，属实热里证，宜分经审病，用苦寒药。《舌辨》云：黄根白尖，乃合病有之。是太阳表证，传入阳明里证，循经而传也。如有表邪一分，必须解表。必待表邪尽，方可攻里也。《正义》云：根黄尖白，表少里多，宜天水一凉膈二合服之。脉弦者，防风通圣散。又云：舌上黄苔在根者，此邪传太阳也。身有黄者，茵陈大黄汤。身无黄者，凉膈散加硝黄。其尖白者，桂枝大黄汤。小便涩者，五苓散合六一散加木通、生姜汁。其说亦是。

黄根白尖短缩舌第四十五

[**图说**]舌根黄，中心红，尖色白，短缩不能伸出口外。

[**舌鉴**]根黄尖白，短缩不能伸出，但

多谵妄烦乱，此痰挟宿食占据中宫，大承气汤加生姜、半夏治之。

［**辨正**］若黄根白尖短缩而硬，不燥不滑，但不能伸出口，不渴，其证多谵语烦乱，乃痰挟宿食占据中宫，大承气汤加姜汁、半夏，前法是也。若黄根白尖中红赤者，表少里多也，宜凉膈散。

黄大胀满舌第四十六

［**图说**］舌黄胀大满口。

［**舌鉴**］舌黄胀大，乃阳明胃经湿热蕴结不消也。身黄便闭，口渴烦躁，茵陈蒿汤。小便不利无热者，四苓散加茵陈、栀子、黄连治之。

［**辨正**］黄大胀满舌，乃阳明胃经湿热上乘心位也，致令人眼黄身黄，身热便闭，口渴烦躁，茵陈蒿汤茵陈先煎，栀子、大黄后入。若小便不利而发黄者，宜四苓散白术、茯苓、猪苓、泽泻加茵陈、栀子、黄连、木通，如《舌鉴》是也。如大便自利而发黄者，宜茵陈栀连汤治之。如无上各证，而发热烦

躁，胸中满闷，困倦不安者，宜大承气汤。叶天士云：若神情清爽，舌胀大不能出口者，此脾湿胃热，郁极化风，酿痰而毒延口也。用大黄磨入，当用剂内，则舌胀自消矣。

黄苔黑心舌第四十七

［**图说**］全舌黄苔，中心黑滑或通尖。

［**舌鉴**］舌黄而有黑滑心者，阳明里热甚也。虽不干燥亦当下之。下后身凉脉净者生，大热不止，脉躁者死。若黄苔中心黑腻，是胃热蒸动脾湿蕴结中宫，以致痞闷呕吐，便闭，用泻心汤开泄中焦。嗜酒人多此证，此亦《舌鉴》说也。

［**辨正**］黄苔黑滑舌，其黑滑在中者，均阳明胃里证，宜白虎汤加三黄，不次急投，至舌净而止。如大便闭，则加大黄。《舌鉴》谓下后身凉脉静者生，大热脉躁者死。若舍舌执脉，以判生死，实因阅历未深，欺已欺人耳。（下同）《正义》云：舌中心起黑苔者，此阳明瘟也。以大承气汤下之，津滑者生，干涩者死。未伤饮食可治，脉沉微者难治。若黑色浅淡，而有表证，双解散加解毒汤。吴坤安曰：舌中心属胃，凡肠中有燥矢，舌心必有黄燥、黑燥等苔，若腹无硬满耕痛之状。亦须养阴润燥，不可妄用承气攻之。

黄苔中黑通尖舌第四十八

[**图说**]全舌黄苔，从中至头皆黑色。

[**舌鉴**]黄苔从中至尖通黑者，乃火土燥，而热毒最深也。两感伤寒必死，恶寒甚者亦死。如不恶寒，口燥咽干，而不利臭水者，可用调胃承气汤下之。十中可救四五，口干齿燥，形脱者不治。

[**辨正**]黄苔中黑通尖舌，乃心、肺、脾、胃、肾、大肠、小肠均热极也，皆里证，无表证。若两感伤寒见此舌，则邪已入阴矣。治法与实热证同，若昏懵，或恶寒，或不恶寒，口干苦，齿燥咽干，头面自汗如珠，出至颈而止，大小便闭，下利臭水，六脉怪奇伏代，各证若见此舌，医书俱云不治，然用十全苦寒救补汤，分为三黄白虎汤，大承气汤，白虎汤，三剂分三则服，力足循环连服，不次急投约二点钟内，三剂各饮一服。如舌中黑渐退，则可略疏。至黑苔退净乃愈此舌多为危病，能对症用药，十可救七。《舌鉴》用调胃承气汤，又不急投，十中恐难救一。

黄尖黑根舌第四十九

［**图说**］舌尖黄中根皆黑，黄少黑多。

［**舌鉴**］尖黄少根黑多，虽无恶证恶脉，诚恐暴变一时，以胃气竭绝故耳。《舌辨》云：根黑多而尖黄少，为心胃无气。虽无热候，脉虽有力，恐暴变一时耳。

［**辨正**］黄尖黑根舌，黑处多而尖尚黄，是各经皆极热而心经尚未甚极也。不论何病，皆属里证，即用苦寒救补汤，分单间服以大承气，另为一单。不次急投，以服至黑根退净为准，病即愈，若畏用苦寒，虽胃气未竭，亦必转瞬而绝也。如《舌鉴》之迂，甘心坐视，见死不救矣。

根淡红尖黄舌第五十

［**图说**］舌根淡红，中灰黄，尖嫩黄，苔滑腻。

［**舌鉴**］舌根红尖黄者，乃湿热乘于心位也。伤寒里证初受，其证身热燥渴，便闭，大柴胡汤主之。温热初病，亦有此舌，凉膈散解毒汤酌治之。

［**辨正**］黄尖红根舌，温热初病，多有此舌，宜凉膈散连翘、大黄、芒硝、甘草、栀子、黄芩、薄荷、竹叶。解毒汤黄连、黄芩、黄柏、黄栀等消息之。《舌鉴》之说是也。

红心黄滑舌第五十一

［**图说**］舌根黄滑，中淡红，尖红赤。

［**舌鉴**］湿热内盛，阳明胃府受病。故舌根微黄，头汗小便难者，茵陈蒿汤加栀子、香豉。

［**辨正**］中红根微黄滑苔，伤寒邪传阳明胃府，宜白虎汤。若头汗身凉，小便难者，宜茵陈蒿汤加栀豉。《舌鉴》之说是也。若无病人见此舌，为脏腑微热，可以勿药。倘有病发，勿投温补。

黄变沉香色舌第五十二

［**图说**］舌苔老黄，而兼灰焦燥之状，似沉香之色。

［**舌鉴**］黄变沉香色，老黄焦燥之状也。若胸满热甚则全舌将变黑生芒刺，邪

毒最深，宜三消饮加重大黄，或以大承气下之，后酌用养荣诸汤。

［**辨正**］吴坤安云：舌苔老黄燥裂即沉香色，为阳明实满，满及脐下少腹。若舌苔白而黏腻，为太阴湿满，满在心下胃口。太阴湿满，宜苦温开之，苍朴、二陈、二苓之类。阳明实满，按之痛者，热痰固结也，小陷胸汤主之。呕恶溺涩者，湿热内积也，宜泻心法。石芾南云：若舌如沉香色，或黄黑而燥，脉沉实而小甚者，沉微似伏，四肢发厥，或渴喜热饮，此皆里气不通，酌用三承气汤下之。阴伤者加鲜生地、元参、鲜芦根之类，速下其邪，即所以存津液也。必得苔退脉静身凉，舌之两旁生白薄新苔，方为邪尽。

黄苔灰尖舌第五十三

［**图说**］舌根黄，中淡红，尖灰色。

［**舌鉴**］舌乃心位，今见根黄尖灰，是胃土来侮心火，不吐不利，心烦而渴者，乃胃中有郁热邪火，甚则上乘客位，或渴甚

有转矢气者，调胃承气汤加黄连下之乃安。

［**辨正**］《舌鉴》治法亦是。因舌尖属心，灰色在尖，故兼清心。吴坤安云：黄苔中心绛者，心受胃火蒸灼也。于清胃药中加清心之品，其势必孤矣。

黄苔灰根舌第五十四

［**图说**］舌根灰色，而中尖黄滑。

［**舌鉴**］舌根灰色而尖黄，虽比黑根稍轻，再过二三日，亦黑根也，难治。无烦躁直视，脉沉有力者，宜大柴胡加减治之。如烦躁直视宜大承气汤下之。

［**辨正**］《舌鉴》治法甚是，惟只举一端耳。

黄苔黑点舌第五十五

［**图说**］全舌黄苔上间生黑点。

［**舌鉴**］黄苔黑点舌，乃脏腑俱热也，宜先投调胃承气汤，后进双解散。

［**辨正**］黄苔黑点为脏腑实热也。如

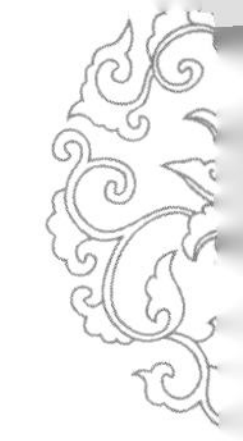

伤寒传里化火或感暑，热邪逼里及杂病实热里证，皆有此舌，均宜白虎汤与大承气汤间服。不次即投，候黑点退净方愈。《舌鉴》治法，尚非妥当。

黄苔黑斑舌第五十六

［**图说**］全舌黄燥，间生黑斑无津。

［**舌鉴**］黄苔中乱生黑斑者，必大渴谵语，身不发斑，大承气汤下之。如脉涩，谵语，循衣摸床，身黄斑黑者，俱不治。下出稀黑粪者死，见黄粪者生。《正义》云：舌见黄苔而中有斑者，此身有斑也，化斑汤合解毒汤治之。无斑者，大承气汤下之，次进和解散，十中可救四五。

［**辨正**］黄苔黑斑舌，在杂病为脏腑实热，在伤寒为邪传阳明转入三阴，其证或大热大渴，谵语狂乱，口燥咽干，循衣摸床，身热，黄黑斑不等。医书多云不治。如见此舌，即用十全苦寒救补汤，倍加生石膏。限定时刻不次急投，服至黄黑苔渐退，则病立愈。《舌鉴》治法未周到。

黄苔隔瓣舌第五十七

［**图说**］舌黄干涩，中隔有花瓣形。

［**舌鉴**］舌黄干涩，而有隔瓣者，乃邪热入胃，毒结已深，烦躁而渴者大承气汤，发黄者茵陈蒿汤舌瓣加大黄下之。少腹痛，小便利者，有瘀血也，抵当汤。结胸头汗大陷胸汤，水在两胁作痛，十枣汤。

［**辨正**］黄苔生瓣舌，苔黄而涩，中有花瓣形者，热入胃府，邪毒深矣。心火烦渴，宜大承气汤急下之。身黄如橘，目黄如金者，宜茵陈蒿汤。如下焦血蓄者，宜桃仁抵当汤。热在下焦，少腹硬满，瘀血在里，小便自利，屎硬，如狂善忘诸症，宜通瘀汤大黄、生地、归尾、桃仁、穿山甲、元明粉、瑶桂心。蓄血在胁内肿胀者，宜十枣汤芫花醋炒，甘遂面煨，大戟蒸晒，大枣先煮。结胸甚者，宜大陷胸汤。伤寒当表，而误下之，胁痛烦躁，心下硬痛者为结胸，方用大黄、芒硝、甘遂，先煮大黄。有瘀血者，宜大黄泻心汤。《舌鉴》尽善。凡用诸方，皆须重剂，勿妄用。须熟于伤寒，随证详审。

黄苔黑刺舌第五十八

[**图说**]全舌老黄苔中有黑刺。

[**舌鉴**]舌苔老黄极，中有黑刺者，由失汗邪陷毒结已深，急用调胃承气下之，十中可保一二。

[**辨正**]黄苔黑刺舌，乃脏腑热极也。在杂病为实热里结，在伤寒为邪已传里。不论何病，均宜白虎汤及大承气汤，循环间服，至苔刺退净乃愈。《舌鉴》用调胃承气，仅微下之，不敢连投苦寒，脏腑必坏。逡巡亦是误人。吴坤安曰：如厚黄燥刺，或边黄中心焦黑起刺，脐腹胀满硬痛，乃阳明里证也。承气汤下之。叶天士曰：舌上生芒刺者，皆上焦热极也。章虚谷云：凡舌生芒刺者苔必焦黄，或黑无苔者。舌必深绛，其苔白或淡黄者胃无大热，必无芒刺，或舌尖或两边有赤小瘰，是营热郁结，当开泄气分，以通营清热也。上焦热极者，宜凉膈散主之。秦皇士云：凡渴不消水，脉滑不数，亦有舌苔生刺者，多是表邪挟食，用保和汤加竹沥、莱菔汁，或栀豉汤加枳实并效。若以寒凉抑郁，则谵语发狂愈甚，甚则口噤不语矣。亦不可不知也。

孕妇黄苔舌第五十九无图

［**图说**］孕妇黄苔，燥润老嫩，同前看法，然必须参合面色。

［**舌鉴**］孕妇伤寒，发热不恶寒，舌苔黄，此邪入阳明，表里俱热，当清解以泄其热，热解而胎自安矣。孕妇面赤舌黄，一二月是表证，当汗之，芎苏等药，轻表出汗则安，如五六月见里证时，无凶证，当微利之，庶免热邪伤胎之患。若面色俱黄，此失于发汗，湿热入里所致，当用清热利水药。

［**辨正**］孕妇伤寒黄苔舌，邪已化火，宜白虎汤。急服则愈，若稍迟疑，恐即传三阴。伤寒治法，男女无殊。若非伤寒，即为里热，宜白虎、三黄，审证酌用。

第二十四章　黑苔类诊断鉴别法

黑苔总论

［**舌鉴**］伤寒五七日，舌见黑苔者，最为危候，热在表无此舌，如两感一二日间，

偶见黑舌，此心肾之气败绝于内，脏色外见于舌。黑独见而赤不见者，水能灭火，为必死也。若白苔上渐渐中心黑者，是伤寒邪热传里之候。红舌上渐渐有黑心者，乃湿热瘟疠传变，坏证将至也。盖舌色本赤，今反见黑者，是水来克火，水极似火，火过炭黑之理。然有纯黑，有黑晕，有芒刺不隔瓣，更有瓣底红，瓣底黑之不同舌苔虽黑，苔底色红，外证虽危，尚可救治。大抵尖黑犹轻，根黑最重，如全黑而舌底亦黑者，虽有神丹，亦难救治也。

［**辨正**］凡舌苔见黑色，病必不轻，寒热虚实各证皆有之，均属里证，无表证也。在伤寒病，寒邪传里化火，则舌苔变黑，自舌中黑起延及根尖者多，自根尖黑起者少。热甚则芒刺干焦罅裂，其初必由白苔变黄，由黄变黑，甚至刮之不脱。湿之不润者，热极伤阴也。病重脉乱，舍脉凭舌，宜用苦寒以泻阳，急下以救真阴。在杂病见黑苔，皆因实热传里也。亦惟连泻炽

火，毋使枯竭。若虚寒而舌黑者，则必湿滑无苔，多津，口不苦，唇不燥，无朱点，无芒刺，无罅裂，刮之明净如水浸猪腰，有淡淡灩灩之形，是脏腑极寒之舌也，宜用十全辛温救补汤。亦有真寒假热证而见黑舌者，其舌必全黑而不分经，且必由淡白之时，忽然转黑，其初无变黄之一境，约略望之，似有焦黑芒刺，干裂之状，然刮之必净湿之必润，环唇皆白而不红焦，寒结在脏也。其证亦周身大热，烦躁恶衣被，与实热邪火证相似，实则中宫寒极，阳气尽发于外也。口大渴，喜饮冷水且不多，与实热诸证略异，外假热内极寒也。患此假证之人，必烦乱昏沉，六脉必迟弱无力，大便结常欲下而不下，宜甘温救补汤。更有肾阴水亏而舌黑者，颇似寒舌之光亮无苔，又似热舌之焦干无津，宜六味地黄汤加减即投然阴虚内伤之舌，大都绛色无苔。若肾虚绝则舌黑过尖，言归于命，别无治法舌色全黑当即死，而有迟延未死者，非脏腑热极，即为极寒。尚留一线生机，苟能辨准，且可不死。亦有烟瘾舌黑，与误食物而染黑，看法当比平常病人之黑舌，减二等推算。按：舌现黑色者，因肺不能改换炭气，渐侵营分而入血分。黑色者，血分火烁，瘀浊之极也。若燥硬而隐隐见紫者，是因血分受热蒸灼，以致血络中被酸素燃烧，放出炭酸二空质于舌上，故舌呈黑色之苔，熏蒸日久则血败坏，故舌质亦黑，为不治证也。若舌柔润隐隐淡黑者，水饮结而气不流行，以致血瘀也。若苔燥黑，为热邪深入少阴，阴液全干，血瘀气浊，发见枯滞之死色也。

黑苔证治图说三

全黑苔舌第六十

［**图说**］全舌纯黑，有润有燥。

［**舌鉴**］全舌黑苔，火极似水也，脏气已绝也。脉必代结，一二日必死。

［**辨正**］满黑舌，凡舌色纯黑，本为阴绝，当即死。而有迟延未死者，非脏腑极热，即为极寒。尚留一线生机，苟能辨准寒热，却可不死。如全黑无苔，而底纹粗涩干焦，刮之不净者，极热也。不论何证何脉，皆宜十全苦寒救补汤数倍生石膏，急投必愈。如全黑无苔，而底纹滑湿润如浸水腰子，淡淡瀜瀜，洗之不改色者，极寒

也，不论何证何脉，宜十全辛温救补汤重加姜桂，急投可愈。《舌鉴》有谓水来克火，百无一生，则迂甚矣。

全黑无苔舌第六十一

[**图说**]全黑无苔无点刺。

[**舌鉴**]全舌无苔，而中心淡黑冷而滑者，少阴寒证也，四逆汤主之。

[**辨正**]全黑无苔舌，如无点无罅，湿滑多如水浸腰子，淡淡瀜瀜者，极虚寒也，宜十全辛温救补汤。如无点无罅，干燥少津，光亮似钱者，即绛舌之变。阴虚肾水涸也，妊娠者亦有之，宜十全甘寒救补汤生地、麦冬、天冬、生玉竹、元参、北沙参、山药、丹皮、地骨皮、泽泻，加减酌用。如有点有罅，干燥无津，涩指如锉者，极实热也，宜十全苦寒救补汤数倍生石膏，不次急投，服至黑色转红则痊。如黑色暗淡，无苔无点无罅，非湿非干，似亮不亮者，阳虚气血亏也。久病见之不吉，宜十全甘温救补汤。凡见此舌，皆危证也。寒热虚实，务当详辨，稍有

不明，便易取祸。

纯黄黑苔舌第六十二无图

［**图说**］纯黄舌质，满黑苔垢滑润者。

［**舌鉴**］舌黄而苔黑滑者，阳明里证全也，宜下之。下后身凉脉静者生，仍大热烦躁者死也。

［**辨正**］纯黄黑苔舌，乃实热已极，逼伤真阴也。不论何病何脉均里证，无表证。病人气血不舒，脉多伏乱难凭。确见其舌纯黄，兼黑苔厚干涩，刮不净谓底子不清洁光明，不显淡红润泽之色也。或刮不脱者，即用破格三黄白虎汤黄芩、黄连、黄柏、生石膏、知母，破格重用也与大承气汤大黄、芒硝、川朴、枳实。循环间服，不次即投，服至黑苔退净则愈。

中心黑苔舌第六十三

［**图说**］边黄白色，中心黑苔。

［**舌鉴**］中心黑苔舌，若身热、溲短、便闭者，宜承气汤酌下之。

［**辨正**］中心黑苔舌，若刮之即净，湿

润多津者，真寒假热也，治宜十全辛温救补汤，不次急投，至舌色不黑则病愈。若刮之不净，干焦腻厚者，脾胃热极也。不论何证何脉，宜破格苦寒救补汤加石膏，不次急投，服至黑净则愈。《舌鉴》但知用承气下之，而不兼凉脾胃，势难全愈也。

黑燥厚心苔舌第六十四无图

［**图说**］舌中心黑厚苔干燥，而边尖红色。

［**舌鉴**］中心黑厚干燥边红者，此邪热灼烁津液枯槁之候，宜生脉散合黄连解毒汤、黄龙汤以下之。

［**辨正**］中心黑厚苔，舌苔燥厚，脾胃热极也。宜破格三黄白虎，大承气汤，相间连服，至黑净乃愈。《舌鉴》用生脉散合黄连解毒汤，虽无大误，然病难愈。吴坤安曰：舌苔黑燥为阳明之热，腹无痞满硬痛，非承气证，只宜清解。若清之不应是肠中有燥矢，与热固结，胃土过燥，肾水不支，胃中阴液已干，宜大小甘露饮以救胃汁，阴液充溢，阳邪自解，二便自通也。

中黑无苔干燥舌第六十五无图

[**图说**]舌黑无苔，边红干燥。

[**舌鉴**]此津液受伤而虚火用事也。脉必细数，证必昏沉，急宜生脉散合附子理中汤主之。

[**辨正**]中黑无苔干燥舌，此舌宜详辨。如中黑无苔而舌底干燥，有小点纹可见者，乃胃经实热，并无六气侵扰也，宜破格白虎三黄汤治之。如中黑无苔而舌底湿嫩光滑，无苔无点纹者，乃胃经虚寒，亦非六气所扰也，宜附子理中汤加肉桂、黄芪治之，《舌鉴》不辨寒热，专用生脉散合附子理中汤，误人不少。

中黑无苔枯瘦舌第六十六

[**图说**]舌形枯瘦，质不甚赤，色黑无苔。

[**舌鉴**]伤寒八九日，过汗津枯血燥，舌黑无苔而枯瘦，大便五六日不行，腹中不硬满，神昏不得卧，或时呢喃叹息者，炙

甘草汤减桂，加当归、知母主之。

[**辨正**]《舌鉴》治法是也。若杂病里证见此舌者，乃脾胃素热而又误服温补辛燥药伤其真阴也，宜大承气汤下之。张石顽曰：中黑而枯，或略有微刺，色虽黑而中无积苔，舌形枯瘦，舌质而不甚赤，其证烦渴耳聋，身热不止，大便五六日，或十余日不行，腹不硬满，按之不痛，神识不昏，昼夜不得睡，稍睡或呢喃一二句，或常笑，或叹息，此为津枯血燥之候，急宜炙甘草汤，或生料六味地黄丸换生地合生脉散加桂，滋其化源，庶可获生。误与承气必死，误与四逆亦死。亦有直中少阴真寒，始病不发热，舌心便黑色，非由黄白而变黑，其苔虽黑而滑，舌亦瘦小，此真脏寒，外证必厥冷昏沉，自利呕吐，脉沉迟，四逆附子辈急温之，稍缓则不救。吴坤安云：若苔黑而坚敛焦刺，如荔子形者，乃阳亢阴竭，胃汁肾液俱竭也，不治。

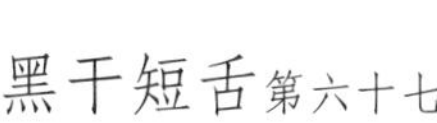

黑干短舌第六十七

［**图说**］舌干焦黑短缩。

［**舌鉴**］黑干短舌，乃手厥阴三焦、足厥阴肝经，二经热势已深，至危证也。或食郁热极，舌肿所致，急宜大承气汤《舌辨》加芒硝下之。服后粪黄，热退则生粪黑热不止者，虽下亦死。

［**辨正**］黑干短舌，《舌鉴》谓厥阴热极，或食填中脘，肿胀所致，急用大承气下之，所论甚是。又云：十中可救一二，服后粪黄热退则生，否则死者，此识见未透。仅知试用承气，而不敢多投，若能连服，十中必能救八九也。

白滑黑心舌第六十八

［**图说**］边白苔，中心黑苔。

［**舌鉴**］白苔中黑，为表邪入里之候，若太阳不解，大热谵语，宜承气等，加淡豉、鲜生地下之。倘食复发热下不止，下利者死。

［辨正］白滑苔黑心舌，若刮之即净，而湿润者，真寒假热舌也，宜十全辛温救补汤附子、干姜、肉桂、半夏、豆蔻、川椒、丁香、藿香。若刮不净，而腻涩粗燥者，实热里证也，宜平阳清里汤生石膏、知母、黄芩、黄连、黄柏、犀角、羚羊、生甘草。表邪入里者，亦有之，大热谵语。或食复发热不止者，皆宜十全苦寒救补汤加减，不次急投凡言不次急投者，皆当循环连进，此余历代家传经验者也。服至黑苔退净为准，迟疑难治。

干白黑心舌第六十九

［图说］舌心燥黑，边干白无神。

［舌鉴］舌苔边白，中心干黑，太阳汗出不彻，热已入府也。头汗者可下之，调胃承气汤，少加淡豉，多加鲜生地。二三日未汗者死。

［辨正］干白苔黑心舌，其黑苔湿润，一刮即净者，里证，真寒假热舌也，当以十全甘温救补汤人参、黄芪、白术、大熟地①、川芎、归

① 大熟地：原作“大熟”，据育新书局本改。

身、鹿茸、白芍、茯神、甘草。若干黑刮不净，是伤寒邪已化火，传阳明胃腑证，当发热谵语，口干渴，不恶寒，或自汗从头面出，至颈而止者不等，宜白虎汤，不次急服。至黑苔渐退，周身出汗透彻，烧退即愈矣。倘服白虎数剂，而中苔仍干黑，烧热未退，大便闭结，继以大承气汤，间用破格白虎三黄汤，不次急投。必俟干者湿，黑者退，则病愈。若不明利害，偏执臆断之书，忌用苦寒，自误其生，别无补救之法。如《舌鉴》云：二三日未汗，有此舌必死。皆因临证少，未能凭舌求治耳。辨伤寒舌，必拘几日见某色，是食古不化，以耳为目，误己误人矣。

白苔尖根黑舌第七十

[**图说**]中边白苔，尖根黑苔。

[**舌鉴**]根尖俱黑而舌中尚白者，金水交衰，火土气绝于内也。伤寒得之，虽无凶证，终不可治。

[**辨正**]白苔尖根俱黑舌，干厚刮不

净者，乃心肾热极，脾胃真热假寒也。其证多发热谵语，呃逆干呕，食物即吐，昏迷似睡，而却非睡，惟十全苦寒救补汤，不次急投，勿稍迟缓，黑色退净方愈。《舌鉴》谓金水太过，火土气绝。乃临证少，治法穷之论也。

边白中黑滑苔舌第七十一

［**图说**］中黑滑，边尖白滑。

［**舌鉴**］舌中心黑滑舌，边尖白滑，此表里虚寒夹湿相搏之候，脉必微弱，证必畏冷，附子理中汤温之。夏月过食生冷，而见此舌，则宜大顺、冷香二方选用。张石顽云：黑而滑润或边白者，必夹寒食，古法用大顺散，然不若理中合小陷胸汤最当。若挟痰者，多见灰色之苔，多由邪热关及血分致此。余如蓄血一证，亦有寒有热，亦辨于苔之燥润也。

［**辨正**］中黑边白滑舌，《舌鉴》谓表里俱虚寒，脉必迟弱，外证畏寒，附子理中汤人参、白术、附子、干姜、甘草。夏月过食生冷，而

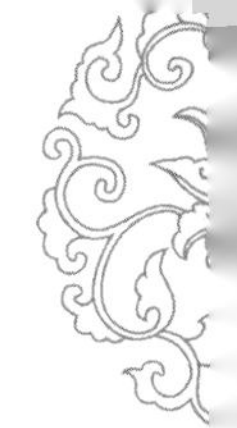

见此舌者，则酌用大顺散肉桂、杏仁、干姜、甘草，治虚寒人，夏月停冷食呃呕者冷香散生附片、草果仁、橘红、甘草、生姜，治同上。然此舌必当慎辨。若黑色润泽，光滑无苔，刮之平静者，是寒也。可遵《舌鉴》治之。若黑苔微厚粗腻，虽滑而刮之不净口苦唇燥。外无寒证，脉非迟弱者，则是实热，宜用清凉脾胃药。寒热之判，势如冰炭。吴坤安云：如白苔而兼灰黑色，更有黏腻浮滑者，此太阴在经之湿邪，是从雨雾中得之，宜解肌渗湿，五苓散加羌防之类。如杂病而现黑滑苔者，必是湿饮伤脾，宜温中和脾逐饮治之。

沿白黑心舌第七十二

［**图说**］弦边白燥，中根黑苔。

［**舌鉴、辨正**］弦白黑心舌，在伤寒为邪入阳明，化火已久，热逼太阴少阴也，宜破格白虎汤及大承气汤轮服。不次急投，黑心退净则愈。在杂病为实热证，如吐血者，宜三黄白虎汤加犀角，大便闭者，宜大承气汤。大热大渴者，宜白虎汤。若据于弦白为寒，而不用苦寒药，则无救法。《舌

鉴》用五苓散大谬。凡寒证舌底光滑湿润，刮之明净，无点罅丝纹者是也。

通尖干黑边白舌第七十三

[**图说**]两边白燥厚苔，中心黑干通尖。

[**舌鉴**]两感是少阴先伤，一二日间便见中黑边白厚苔者，虽用黑膏汤合调胃承气汤，恐终无济于病矣。《正义》云：此少阴瘟也，五六日见之，大柴胡汤、凉膈散下之。无下证者，竹叶石膏汤。又云：舌尖白二分，根黑一分，外证身热恶寒，喜饮水者，五苓散。自汗渴者，白虎汤，下利者，解毒汤。

[**辨正**]通尖黑干边白舌，是脏腑实热独盛，火燥烦躁薰蒸湿气，故边白。其证多大热大渴，谵语烦躁，便闭咽干不等，宜白虎汤、大承气汤合用连服，以黑退为度。如《舌鉴》指为阴阳两感伤寒，用大羌活汤羌活、独活、防风、生地、防己、黄芩、黄连、苍术、白术，川芎及冲和灵宝饮即大羌活汤去独活、防己、黄

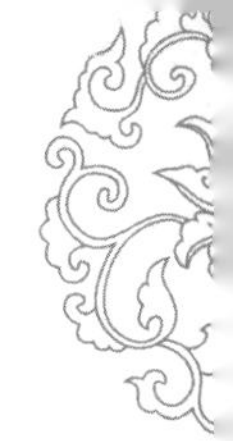

连、苍术、白术,加柴葛、白芷、石膏误人多矣。盖拘定白黑判阴阳,而不知黑舌均里症无表症,况既干而通尖,里急已极,尚可杂投驱风燥药乎。

黑苔灰纹舌第七十四

[**图说**]中心黑,两畔起灰纹重晕者。

[**舌鉴**]中黑灰纹舌,若脉实者,急用大承气汤下之。若脉浮,渴饮水者,凉膈散。十人可救一二。

[**辨正**]前人治法,不过如斯而已。实则见此舌,不论何证何脉,用十全苦寒救补汤,不次急投,服至黑灰退净则立愈。非临证多者,不知其妙也。亦有淡灰色中起深黑重晕者,为瘟疫热毒攻里,急用凉膈散、双解散等,清中逐邪,《舌辨》云:灰黑重晕舌,乃邪毒传于手足少阴经也,宜即下之,解毒汤用大黄酒浸,擀芒硝,量轻重大小治之。

黑苔瓣底黑舌第七十五

[**图说**]全舌黑苔,拨开瓣底黑色。

[**舌鉴**]凡黑苔瓣底黑者,不可用药。虽无恶候,脉必暴绝,死不可救。

［**辨正**］黑苔瓣底黑舌，此乃脏腑实热已极，或因六气之燥火侵淫，或因百药之燥火逼迫，燥火与阳火病人素有实火曰阳火，虚火曰阴火是也。交战于中，熏蒸于上而成。此舌犹之当暑炎热，土木生菌，惟大雨时行，即自销灭。可知舌有黑瓣，非大寒凉药，断难起死回生。此证多热，大渴口开吹气，或绞肠痛绝，或头眼胀痛求死，或口噤不言，或浑身发臭难闻，或猝然仆地，不省人事，双目直视不等。不论见何怪脉，舍脉凭舌。看黑瓣尚未敷满，仍可救治，急用十全苦寒救补汤生石膏八两，知母六钱，川柏四钱，黄芩钱半，犀角四钱。四倍石膏或分为三黄白虎汤及大承气汤，分二罐主之。不拘时刻，不次即投凡言不次急投，皆不限定剂数，须轮流急灌。服至黑瓣退净，舌底渐红则病愈。知此法者，虽危不死。倘不明利害，忌服苦寒，或不敢多服，必死无疑，别无救法也。如《舌鉴》云：见此舌不可用药，虽无恶候，脉必暴绝，不治。此拘于切脉，无知妄断，医家卸

肩之积习耳。

黑苔瓣底红舌第七十六

［**图说**］舌根淡红，全舌黑苔夹瓣，瓣底色红。

［**舌鉴**］黄苔失治，久而变黑，乃实热亢极之候，而又未经服药，肆意饮食，而脉亦伏。目闭口开，谵语或自语，如伏脉男见左，女见右主脉者，宜大承气汤下之，燥粪必黑，蛔虫必死。医见此舌必撅而视之，瓣底红者生，瓣底黑者死。

［**辨正**］黑苔瓣底红舌，脏腑热甚，灼血烁津也。多因实热人，误服温药燥药，逼伤阴血，故瓣底见淡红。其证口开目闭，烦躁谵语，狂妄便闭不等。勿论脉之伏代怪奇，即用破格三黄白虎汤加犀角与大承气汤，循环间服，不次急投，黑瓣脱净方愈。若《舌鉴》仅以承气下之，而不敢重用苦寒，急凉血分，知其一而不知其二，安能救人乎？

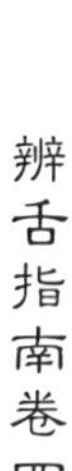

满黑刺底黑舌第七十七

[**图说**]满舌黑苔黑刺，芒刺底肉色亦黑。

[**舌鉴**]满黑舌起刺，芒刺底亦黑，凡见此舌，不必辨其何脉何经，虽无恶候，必死不治。

[**辨正**]刺底黑舌，刮开芒刺底下舌色俱黑也。用第七十五舌黑苔瓣底黑舌，苦寒急救之法，尚有可医，《舌鉴》谓不必辨其何经何脉，虽无恶候，必死勿治，此固医家搪饰之常法。然病家往往见重证，安于必死，执定勿用苦寒，亦足以酿成时医之恶习也。

满黑刺底红舌第七十八

[**图说**]满舌黑苔干燥而生大刺，揉之如鲨鱼皮触手而响，拨开黑刺瓣底红者。

[**舌鉴**]满黑燥苔起刺，拨开刺底红者，心神尚在，下之可生。凡肥盛多湿热

人，感冒发热，痞胀闷乱，一见此舌，急用大陷胸丸攻下之，后与小陷胸汤调理。《舌辨》云：下之热退，脉静者生。

［**辨正**］满黑刺底红舌，全舌黑苔干燥而生大刺，手揉之有声，掘开刺底，尚见红色。不论何病皆里证，脏腑热极，宜合用破格三黄白虎汤、大承气汤。不次急投，以黑刺退净为止，病必愈。《舌鉴》但知以大陷胸汤下之，而不知寒凉急投，其黑刺必不退，倘能十救一二，亦幸事也。

弦红中微黑舌第七十九

［**图说**］舌心淡黑，边沿淡红多津。

［**舌鉴**］弦红中微黑舌，外淡红、淡黑者，恶风则表证未罢，用解毒汤、双解散各半，以微汗之。汗罢即下之，下后热不退者，不治。

［**辨正**］《舌鉴》治法甚是。如结胸烦躁，目直视者，宜大陷胸汤及大承气间服。《舌鉴》云：不治者，非也。

红边黑心滑苔舌第八十

[**图说**]舌心黑滑有津，边红润不燥。

[**舌鉴**]红边中黑滑舌，必表热里寒，证见谵语者，因邪在表时，未曾服药，不戒饮食冷物，结滞于胃而相搏也。虚人黄龙汤去朴硝加干姜，或枳实理中汤合小陷胸汤。壮实者，备急丸热下之，夏月中暍亦多此舌，以人参白虎汤主之。林慎庵云：此等舌属大虚之候，宜合脉证，审慎而施也。

[**辨正**]红边中黑滑舌，是脾胃肝胆俱热而夹有湿邪也。若伤寒证见谵语者，为初传阳明，宜白虎汤，发汗自愈。大渴大热，则倍用之。《舌鉴》谓冷食结滞，虚人用黄龙汤即大承气加党参、甘草、当归、桔梗、姜枣，邪热传里，谵语发渴，身热，心下硬痛，下利皆清水，此名结热利证。非内寒而利也，宜此汤。若年已衰老者，去芒硝。壮实人用备急丸巴豆霜一钱，干姜三钱，大黄三钱，共研细末，米糊为丸如豆大，治热邪暴死。夏月中暍者，用人参白虎汤。三法虽不甚谬，然难

见效。吴坤安云：若全舌黑滑，为太阴之寒，理中证也，若兼粘腻浮胖，是湿痰寒饮伏于太阴，当用温药和脾，如二陈、厚朴、姜汁、合五苓之类，开之逐之，痰饮自去。《舌辨》云：若边红中黑而津滑者必谵语。因寒伤于营，营伤则恶寒而汗。头疼表证时，未曾服药，只以饮食为主，因而食胜，内外俱伤，轻而变重，重而致此。急下之，再不可食，如犯之不可救也。

边红通尖黑干舌第八十一

［**图说**］舌边红，中心黑干通尖。

［**舌鉴**］瘟疫内炽，宿食不消，故干黑通尖而边红也。急下一二次，稍解再下之，以平为期。

［**辨正**］边红通尖黑干舌，脏腑实热，而心肺脾胃尤亟也。伤寒传少阴证，燥暑中少阴证，瘟疫证，杂病实热，皆有之。不论何病何脉，宜十全苦寒救补汤。不次连服则必愈。《舌鉴》急下再下，以平为期是也。

里黑舌第八十二

[**图说**]外见纯红色，内有干硬黑色，如小长舌形，甚则其上有刺。

[**舌鉴**]里黑舌，外见红色，内有干硬黑苔似小长舌，其上有刺者，热毒盛炽，为实热坚结大肠，急用调胃承气汤下之。

[**辨正**]《舌鉴》治法虽是，然不如用白虎汤、大承气汤，相间连服必愈。张石顽云：亦有因中暑误认外感而加温覆，多致中黑边极红而润，脉必虚大，急用白虎汤清之。虚者加人参、竹叶。如更误认阴寒，而与热药，必致烦躁不救也。夏月中暑，多有黑舌而中干者，白虎无疑。

中焙舌第八十三

[**图说**]舌色纯红，中心黑厚而干，形似小舌。

[**舌鉴**]舌苔中心黑厚而干，形如小舌，边畔纯红，名中焙舌。乃邪热结里，心火炽甚，宜凉膈散、大柴胡汤。又云：此舌

为热盛津枯之候，急用生脉散合黄连解毒汤以解之。林慎庵以甘露饮加人参、黄连，或生料人参固本丸，加牛膝、元参、知母、地骨皮。

[**辨正**]张三锡云：余常见外感挟内伤宿食，重而结于心下者，五六日舌渐黄，或中干厚而边润，名中焙舌。此则里热尚浅，若全舌干，无论黄黑皆属里证，分轻重下之。若曾经下或屡下不减，乃宿滞结于中宫也。诊其脉之虚实及中气何如？实者，润而下之。虚者，神气不足，当生津固中气，有用生脉对解毒汤而愈者，有用附子理中汤冷服而愈者。一则阴极似阳，一则阳极似阴，不可不辨而正之。

里圈舌第八十四

[**图说**]舌根至中淡红，中夹红晕，而尖沿皆纯黑。

[**舌鉴**]里圈舌，淡红中有红晕，而弦又纯黑，乃心包络蕴热，复受邪火侵入，二火相逼，故显此舌，宜大承气汤下之。

［**辨正**］《舌鉴》治法甚是。炳章按：此包络热甚，宜清包络之热，如犀角、连翘、鲜生地、黑元参合承气下之，则更妥当。

黑尖红舌第八十五

［**图说**］中根红，舌尖黑而有紫黑刺。

［**舌鉴**］瘟疫汗后食复，而见红尖紫黑刺，证甚危殆，急宜栀子枳实豉汤加大黄下之。刮去芒刺不复生者安，再生则更危。

［**辨正**］红尖紫黑刺舌，乃心经极热，而又受邪熏蒸也，宜大承气汤加黄连五钱、连翘三钱，急服则愈。《舌鉴》用枳实栀子豉汤加大黄，虽下而不甚凉，芒刺再生，又不敢连投，安得不危。

红根黑尖舌第八十六

［**图说**］舌中根红而尖黑燥。

［**舌鉴**］舌本红而尖黑者，足少阴温热乘于手太阴也，竹叶石膏汤。

[**辨正**]红内黑尖舌为脏腑皆热而心经尤热也。伤寒邪火逼手少阴，温热直中手少阴，误服补心药，心血热者有之，宜大承气汤加川连三钱、连翘、黄芩、黄柏各二钱，服至黑尖退净则愈。《舌鉴》谓足少阴温热乘手太阴，用竹叶石膏汤未妥。

红尖黑根舌第八十七

[**图说**]中尖纯红，舌根黑色或灰黑。

[**舌鉴**]瘟疫二三日，舌根黑色，热邪炽甚而宿食不消也，凉膈、双解微下之。至四五日火极似水，渐变深黑，少阴肾气已绝，下亦无济矣。若邪结咽嗌，目瞑脉绝，油汗者，一日夜必死。

[**辨正**]红尖黑根舌，心肾火炽，脾胃受困也。伤寒邪入阴分，瘟疫毒中阴经，实热郁伤阴分，皆有之。不论何证何脉，用大承气汤，急下以去其毒，用三黄白虎，急凉以救其阴。二方连环服，至黑退则愈。《舌鉴》治法未善。彼谓瘟疫二三日可微下之，四五日后舌变深黑，下无济矣。

若邪结于咽，目瞑脉绝油汗者。一二日死。盖微下则不能去毒，仅一下之，而不间大凉药，则不能挽回已伤之阴。又偶尔尝试，无胆无识，安得不死耶。

红中淡黑舌第八十八

[**图说**]红舌中见淡黑心，苔滑润者。

[**舌鉴**]乃温热发于太阳也。如有表证恶寒，双解散合解毒汤微微汗之，汗罢急下。若结胸烦躁直视者，不治。章虚谷云：红中有黑苔者，热毒入少阴也，大承气合白虎汤治之。

[**辨正**]红中淡黑舌，脏腑实热也。不论何病何脉，皆里证。伤寒传里，大发烧热，结胸烦躁，二便闭，双目直视，或疫毒中三阴，均有此舌，宜十全苦寒救补汤。不次急投，舌净必愈。《舌鉴》说先汗后下，又以结胸为不治，殊未当也。

红中焦黑心舌第八十九无图

[**图说**]舌红色中有焦黑厚苔，形如小舌。

［舌鉴］乃瘟疫之毒，内结于胃，火极反兼水化也，宜凉膈散。若黑而干硬，指甲剔之有声，急用调胃承气汤下之，迟则不救。

［辨正］红中焦黑舌，脏腑俱热而脾胃尤热也。误服补剂及中时疫者有之。不论何脉，皆属里证，宜十全苦寒救补汤倍加生石膏。不次急投，勿稍迟疑，以服至焦黑退净为准，则必愈。《舌鉴》近是，尚嫌姑息。

黑烂自啮舌第九十

［图说］舌苔黑烂，频欲自啮。

［舌鉴］乃心肾火灼，无以自安也。必烂至舌根而死，切勿用药。《正义》云：舌黑而中烂者，死候也，不治。《舌辨》云：白烂疮堪治，黑舌啮烂根言黑烂，无治法也。

［辨正］黑烂自啮舌，脏腑极热，兼受秽毒也。患杨梅疮者多有之，他证罕见。宜三黄、银花承气汤等剂，土茯苓作茶饮。治如不效，则将如《舌鉴》所云。黑烂而

频欲自啮，必烂至舌根而死也。

孕妇黑苔第九十一无图

［**图说**］孕妇舌黑，有微黑、深黑大不同。

［**舌鉴**］孕妇伤寒发热，舌苔黑，此邪入少阴，热伤胎元也。其子必死，当下死胎，以救其母，凡孕妇面舌俱黑，不必问其月数，子母俱死。面赤舌微黑者，还当保胎。如见灰黑，乃邪热入子宫，其胎必不能固。若面赤者，为根本未伤，当急下以救其母。

［**辨正**］孕妇伤寒灰黑舌，乃热逼三阴之候。不论伤寒传阴，实火伤阴，必须苦寒急凉，宜三黄白虎汤，生大黄、元明粉、川朴、生枳壳等酌用。热清则胎安。慎勿妄用安胎补药致益热而胎上冲。《舌鉴》谓面舌俱黑，水火相刑，子母俱死（下略）云云，此皆医家相传粉饰之谈耳。《舌辨》云：面赤舌黑，如舌微黑还可保胎，如黑甚必堕，用井底泥固脐内，服清热安胎药，如黄芩、知母、竹茹、柴胡、栀子等

药治之，若胎安则稳，不然必坠之。

白色舌总图一

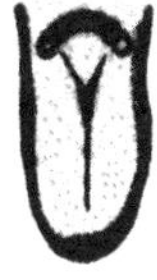
（第一）
微白薄苔舌图

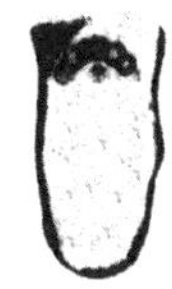
（第四）
厚白滑苔舌图

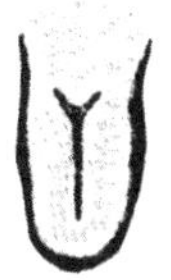
（第六）
淡白透明苔舌图

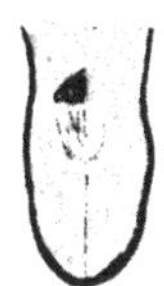
（第七）
左边白苔舌图

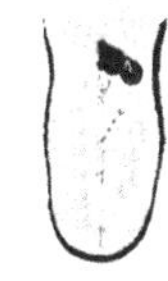
（第八）
右边白苔舌图

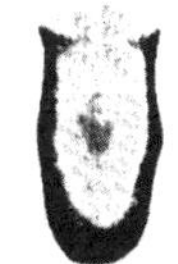
（第九）
白苔黄心舌图

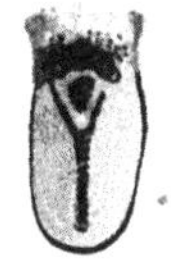
（第十）
白苔黄边舌图

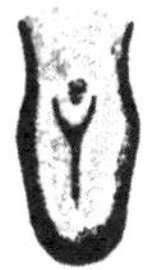
（第十一）
白苔双黄舌图

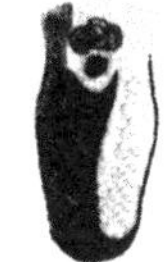
（第十二）
半白滑半黑黄舌图

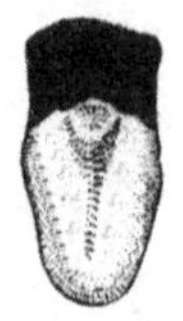
（第十三）
白苔黑根舌图

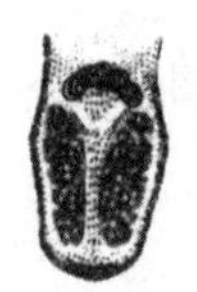
（第十四）
白苔双黑舌图

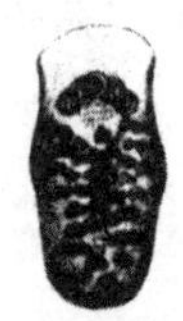
（第十五）
白苔黑点舌图

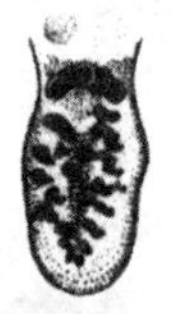
（第十六）
白苔黑斑舌图

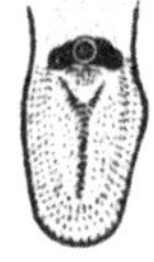
（第十七）
白苔黑根舌图

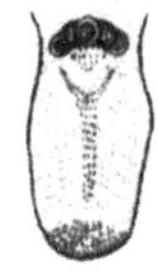
（第十八）
白苔黑尖灰刺舌图

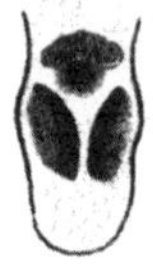
（第十九）
白苔尖中灰根黄舌图

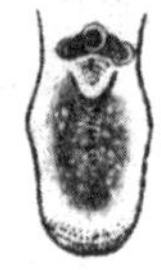
（第二十）
白苔双灰舌图

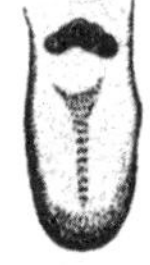
（第二十一）
白苔尖红舌图

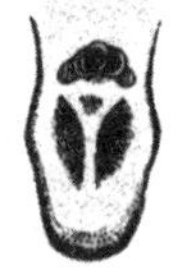
（第二十二）
白苔中红舌图

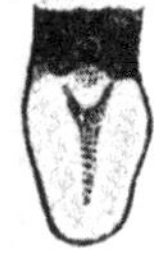
（第二十三）
白苔尖红根舌图

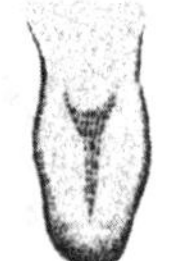
（第二十四）
根白苔尖红舌图

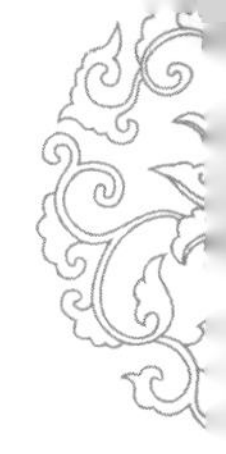

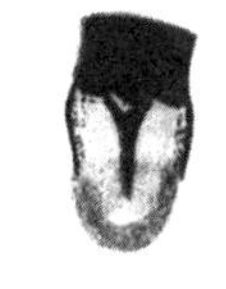

（第二十五）
白尖中红根黑舌图

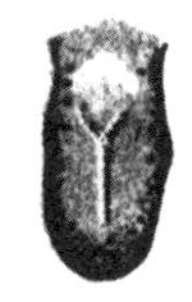

（第二十六）
白苔红点舌图

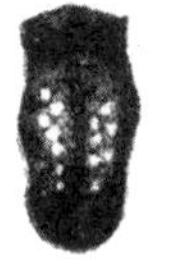

（第三十）
白苔积粉舌图

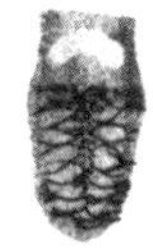

（第三十一）
白苔燥裂舌图

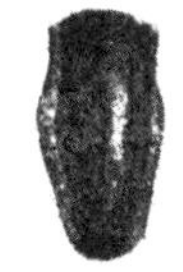

（第三十二）
白苔干硬舌图

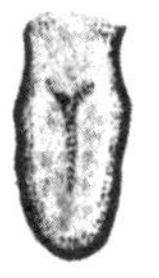

（第三十三）
珍珠白泡舌图

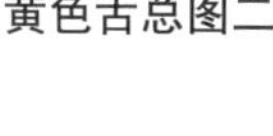

黄色舌总图二

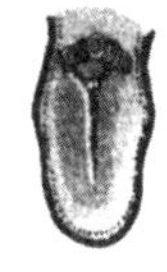

（第三十五）
初病微黄舌图

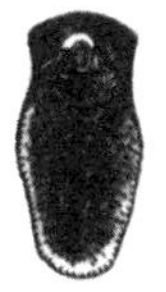

（第三十八）
深黄尚滑舌图

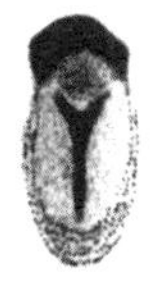

（第四十）
黄干舌图

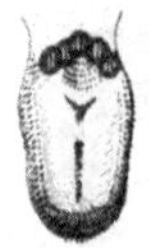

（第四十一）
黄尖舌图

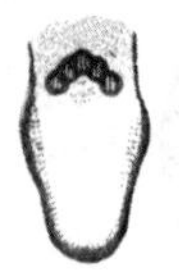

（第四十二）
根中渐黄舌图

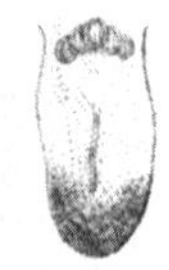

（第四十三）
黄尖白根舌图

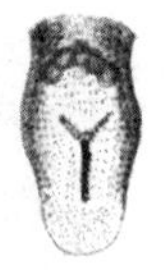

（第四十四）
白尖黄根舌图

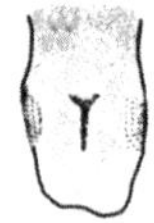

（第四十五）
黄根白尖短缩舌图

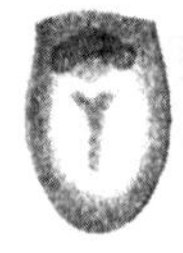

（第四十六）
黄大胀满舌图

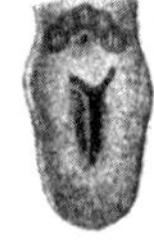

（第四十七）
黄苔黑心舌图

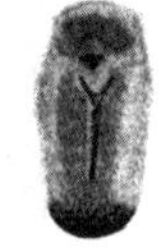

（第四十八）
黄苔中黑通尖舌图

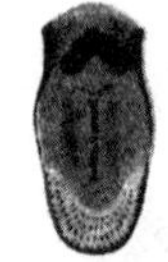

（第四十九）
黄尖黑根舌图

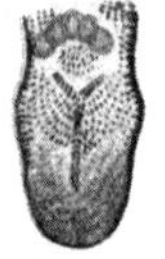

（第五十）
根淡红尖黄舌图

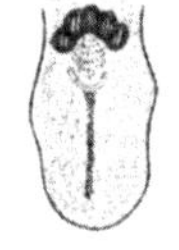

（第五十一）
红心黄滑舌图

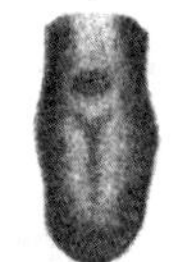

（第五十二）
黄变沉香色舌图

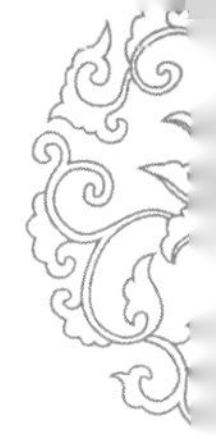

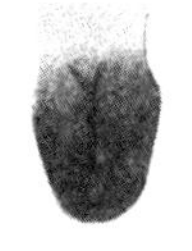

（第五十三）
黄苔灰尖舌图

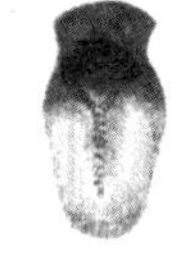

（第五十四）
黄苔灰根舌图

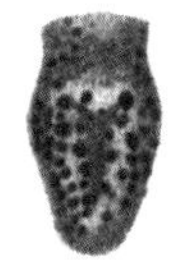

（第五十五）
黄苔黑点舌图

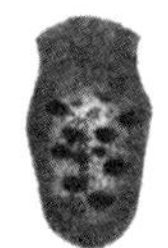

（第五十六）
黄苔黑斑舌图

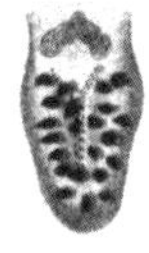

（第五十七）
黄苔隔瓣舌图

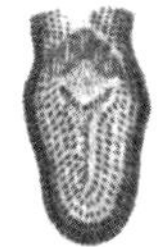

（第五十八）
黄苔黑刺舌图

黑色舌总图三

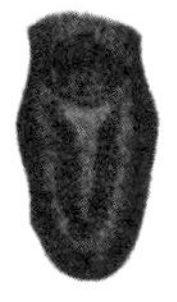

（第六十）
纯黑苔舌图

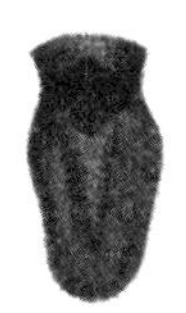

（第六十一）
全黑无苔舌图

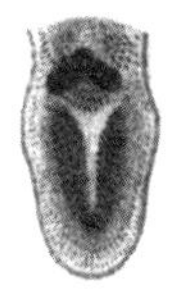

（第六十二）
中心黑苔舌图

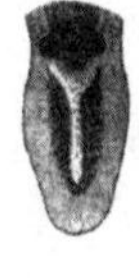

（第六十六）
中黑无苔枯瘦舌图

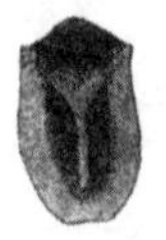

（第六十七）
黑干短舌图

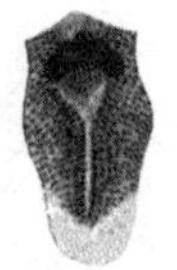

（第六十八）
白滑黑心舌图

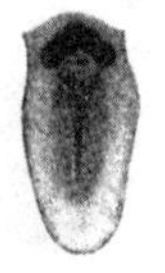

（第六十九）
干白黑心舌图

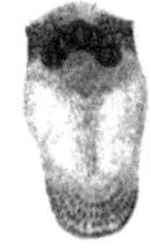

（第七十）
白苔尖根黑舌图

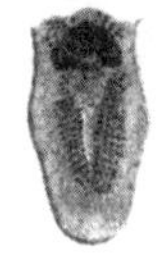

（第七十一）
边白中黑滑苔舌图

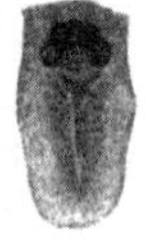

（第七十二）
沿白黑心舌图

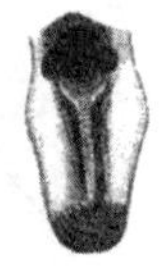

（第七十三）
通尖干黑边白舌图

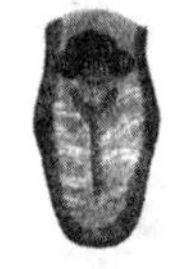

（第七十四）
黑苔灰纹舌图

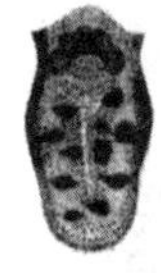

（第七十五）
黑苔瓣底黑舌图

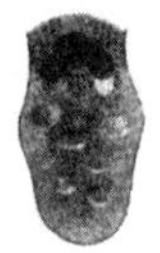

（第七十六）
黑苔瓣底红舌图

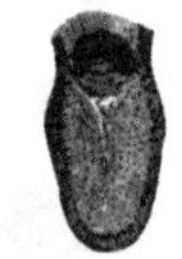

（第七十七）
满黑刺底黑舌图

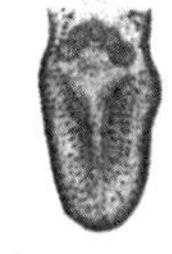
（第七十八）
满黑刺底红舌图

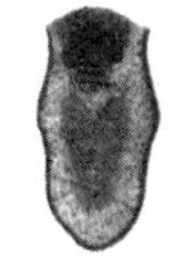
（第七十九）
弦红中微黑舌图

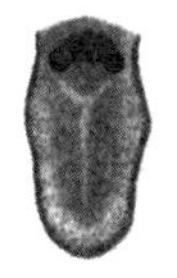
（第八十）
红边黑心滑苔舌图

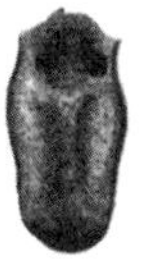
（第八十一）
边红通尖黑干舌图

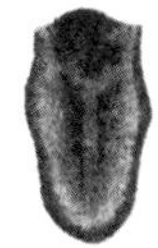
（第八十二）
里黑舌图

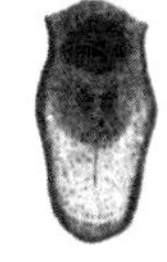
（第八十三）
中焙舌图

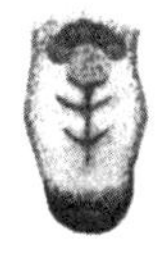
（第八十四）
里圈舌图

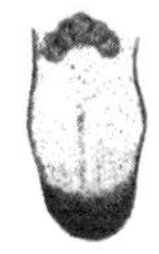
（第八十五）
黑尖红舌图

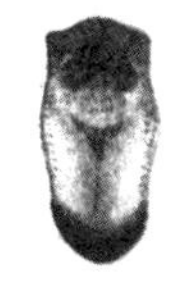
（第八十六）
红根黑尖舌图

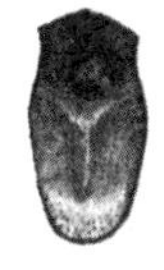
（第八十七）
红尖黑根舌图

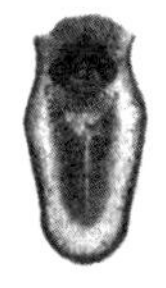
（第八十八）
红中淡黑舌图

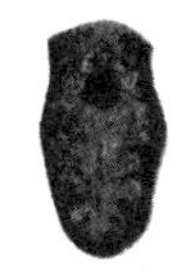
（第九十）
黑烂自啮舌图

辨舌指南[①]卷四终

① 辨舌指南:原阙,据文理与会文本补。

辨舌指南卷五

鄞县　曹赤电炳章撰述

绍兴　周炳墀越铭参校

第二十五章　灰舌类诊断鉴别法

灰舌总论四

[舌鉴]灰色舌苔，有阴阳之异，寒热之辨，直中阴湿，即时舌便灰色而无积苔。热传三阴必四五日，表证罢而舌变灰色黑苔也，有在根、在尖、在中之分，亦有浑舌俱灰色者，大抵传经热证，则有灰黑干苔，法当攻下，泄热以存其阴。若直中三阴，见灰色无苔之舌，又当温经散寒，以扶其阳。更有蓄血证，其人如狂，如瞑目谵语，亦有不狂不语，不知人事而面黑舌灰者，当分轻重，以治其血。切勿误与冷水引领，败血入心而致不救也。

［辨正］灰色不列五色，乃色不正也。舌见灰色，病概非轻，均里证无表证。有实热证，无虚寒证，有邪热传里证，有时疫流行证，郁积停胸证，蓄血如狂证。其证不一，而治法不外寒凉攻下。寒凉以救真阴，攻下以除秽毒。在当用之时，不得訾为戕伐焉。

《舌鉴》总论为热传三阴，则有灰黑干苔，皆当攻下，泄热是也。又谓直中三阴，见灰黑无苔者，当温经散寒，此说甚谬。盖灰黑与淡黑色颇相似，惟灰则黑中带紫淡，则黑中带白之殊耳。若寒邪直中三阴者，其舌淡黑无苔，宜温经散寒。如热邪直中三阴者，其舌灰黑无苔，宜三黄白虎大承气汤，并用连投，失出失入，其害非轻。故望舌者，小心谨慎焉。石硕云：灰黑舌者，足三阴互病，如以青黄和入黑中，则为灰色也。为痰水注于脉中，致血微停瘀也，然有传经、直中之殊。盖传经热邪，始自白苔而黄，黄而灰黑，或生芒刺黑点，不拘在根在尖，俱宜攻下泄热。灰色之苔，据化学原子分析之，由炭尼酸与铁化合而呈此灰色苔也。

灰苔证治图说计十四舌

纯灰色苔舌第九十二

[**图说**]全舌灰色,或润或燥。

[**舌鉴**]舌灰滑无苔者,直中三阴而夹冷食也,脉必沉细而迟。不渴不烦者,附子理中、四逆汤酌治之,次日舌变灰中有微黄色者生,如渐渐灰黑干缩者必死。吴坤安曰:舌苔灰黑而滑润,此寒水侮土,太阴中寒证也。外证必腹痛吐利,手足指冷,六脉沉细,宜理中汤,甚则加附子。

[**辨正**]纯灰舌,全舌无苔而少津者,乃火邪直中三阴证也。外证或烦渴,或二便闭,或昏迷不省人事,脉必散乱、沉细、伏代不等。舍脉凭舌,均属里证凡灰舌无表证,治宜三黄、白虎、大承气并用。急连投服,至灰色转黄转红为止,病则立愈。《舌鉴》专指为寒,用附子理中汤、四逆汤,安得不致渐渐灰缩干黑而死乎?张石顽云:凡直中三阴,始病无燥热便见灰色,

舌润无苔，更不变别色，此必内挟寒食及冷痰水饮，或蓄血如狂等证，当随证治之。又有感冒夹食，屡经汗下消导，二便已通，而舌上灰黑未退，或湿润或虽不湿，亦不干燥者，不可因其湿，误认为寒妄投姜附，亦不可因其不润，误与硝黄。此因汗下过伤津液，虚火上炎所致。其脉必虚微少力，治宜救阴为急，虽无心悸脉代，亦当用炙甘草汤主之，内有生地、阿胶、麻仁、麦冬之甘润，可以滋阴润燥。盖阳邪亢盛，则用硝黄以救阴，阴血枯涸，则宜生地以滋阴，可不辨乎。

灰尖舌第九十三

［**图说**］舌尖灰黑，中渐渐红至根。

［**舌鉴**］已经汗解，舌尖见灰色者，宿食在胃口，或又伤饮食，热邪盛膈于内也，调胃承气汤下之，此釜底抽薪法也。

［**辨正**］灰黑尖舌，伤寒已经汗解，而见舌尖灰黑，有宿食未消，或又伤饮食，热邪复盛之故也，以调胃承气下之。《舌

鉴》是也。若杂病里热见此舌，宜大承气汤重加黄连。

灰多黄少舌第九十四

[**图说**]中尖灰多，惟根黄色苔。

[**舌鉴**]舌灰色而根黄，乃热传厥阴，膈热盛而胃有食停也，调胃承气汤下之。苔去后发热下利，汗出不止者死，正气脱也。

[**辨正**]灰黑根黄舌，如苔厚干燥，刮之不净者，乃热入厥阴，脏腑实热，而脾胃之火尤炽也。其证多胃有积滞，二便闭，发烧热，大渴消水，自汗不止，出至颈以下不出者，诸病急宜十全苦寒救补汤以收汗，服至二便利，则热渴自汗必止，待舌色明净则愈。《舌鉴》谓伤寒六七日，不利便发热而渴，汗出不止者，正气脱，必死。其说未尽然也。

心灰弦黄舌第九十五

[**图说**]舌心中根灰色，边弦皆淡黄。

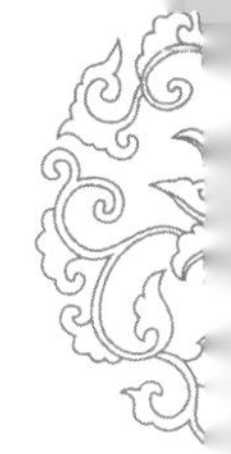

［**舌鉴**］灰舌中，边有微黄色者，是阴回阳复，胃土有气，即宜调理胃气，不可轻忽，否则不治。当随现证治，中虚邪少者，补中益气汤，加温暖药治之。

［**辨正**］心灰弦黄舌，脏腑本热，疫毒复中脾胃也，宜三黄大承气急下之则愈。或伤寒证误服补中药，燥伤脾胃者，宜大柴胡汤下之。如下见黑粪，急以破格苦寒救补汤。不次急投，至舌净必愈。《舌鉴》云：否则不治者，误也。

灰根中赤黄尖舌第九十六

［**图说**］舌根灰色，中红，尖黄色。

［**舌鉴**］灰根黄尖中赤舌，乃肠胃燥热，真水涸竭之候，必大渴谵语，五六日不大便，转矢气者，急下以存真阴。如温病热病，恶寒脉浮者，凉膈散、双解散两下之。

［**辨正**］灰根黄尖中赤舌，乃肠胃燥热也。如大渴谵语，五六日不大便者，以大承气汤急下之。如瘟疫证、热证、恶寒

脉浮者，酌用凉膈散、双解散，《舌鉴》之说是也。

灰色重晕舌第九十七

［**图说**］淡灰舌中，起灰黑重晕一二层，或灰舌黑晕。

［**舌鉴**］此瘟疫热毒传遍三阴也。热毒传内一次，舌增灰晕一层，最危之证，急用凉膈散，或双解散、黄连解毒汤、大承气汤酌用之。一晕尚轻，二晕为重，三晕必死。亦有横纹二三层者，与此重晕不殊。《舌辨》云：如有表邪，先宜解表，表邪尽，宜再攻里。下黄粪者生，下黑粪者危。

［**辨正**］《舌鉴》之论尚合理，惟热毒传里已深，凉膈、双解二方，嫌有表药亦不宜，解毒汤太轻，大承气仅能利下而不能凉透脏腑之热，不如用十全苦寒救补汤四倍加生石膏，不次急投，服至灰晕退净为止。虽见二三重晕，均能救治。周徵之云：此由病久寒热互结，夙有痰饮蓄血，又新加停滞也。若因内传一次，即见一重，于理难通。或者邪气化寒化热，化燥化湿，

转变一次，即增一重，又或伤寒伤热，伤食伤饮，多伤一次，即增一重也。又有灰舌黑晕舌，乃热毒中脏腑，火气交攻，故令舌灰色内兼黑晕，为时疫热毒内中脾胃，逼及于肾，多见此舌。伤寒救治失宜，邪陷厥阴，亦有此舌。不论何证何脉，将十全苦寒救补汤，分为二剂，先服大承气汤，后服三黄白虎汤等药，循环急投，至黑晕灰苔渐退则愈。若用酒泡大黄旧说有此法则误矣。凡治实热及疫证，宜用生大黄[①]，专泻阳明之火。治阴虚证，宜酒浸九蒸九晒之熟大黄。治伤寒证，宜酒洗大黄，以一洗为度，若炮制太过，失其生气，凝而不走，润而不凉，投之实热人，必将阳分之病，引入阴分，更难治也。

附：灰晕微红舌

［**图说**］舌边围灰黑晕，中心有红晕者。

［**舌鉴**］此邪热入心包之候，灼烁血分也。脉必数大，症必昏妄，宜凉膈散、承气汤下之，《正义》云：舌苔黑晕二重，而

① 生大黄：原作“生黄大”，据医理及会文本补转。

中心红者，阳明传厥阴，热人心胞也，大承气汤下之。

［**辨正**］凡黑舌偶有寒者，红舌则无寒证。故黑晕间红，可断为热也。

灰黑沿红舌第九十八

［**图说**］舌心灰黑，边沿与尖皆红。

［**舌鉴**］此乃伤寒化火，传入阳明而逼太阳，宜承气汤，下三四次方退。若五六次下之不退者，不治。

［**辨正**］灰黑沿红舌，乃脾胃实火郁结，不得流通也。伤寒化火，传入阳明而逼太阳者亦有之。不论何证何脉，大承气汤，不次急投，服至灰黑色退净则必愈。《舌鉴》云：三四次下之方退，若五六次下之不退不治者，此未彻底明白之谈也。

灰中带紫舌第九十九

［**图说**］边围淡灰，中根淡紫。

［**舌鉴**］舌边灰色，舌中淡紫，时时自啮其舌尖，为夹阴证也。乃少阴厥气上

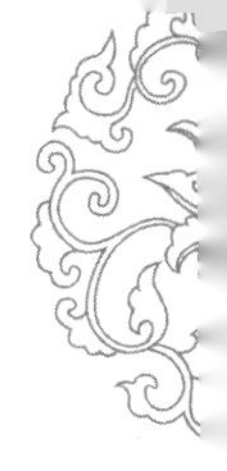

逆，不自知其痛苦也，不治。

[**辨正**]淡灰中紫舌，瘟疫中脏者居多，伤寒邪传手少阴，热逼心营者亦有之。其症多卒然倒地，不省人事，或狂妄昏迷，或疾呼大叫，或自啮舌尖，或拍胸嗟恨不等，治宜三黄泻心汤，加黄柏、连翘、木香、甘草，不次急投，服至舌色渐净则必愈。若稍涉迟疑，则淡灰转黑，淡紫转蓝，为邪毒攻心已甚，而伤腐脾胃则不治矣。《舌鉴》云：自啮舌尖，少阴厥气逆上，非药可治者，盖误于迟疑耳。

灰中红底舌第一百无图

[**图说**]全舌红底，中央灰色。

[**舌鉴**]凡灰色见舌中央，而消渴气上冲心，饥不欲食，食即吐蛔者，此热传厥阴，寒伤胃口之候，乌梅丸主之。《舌辨》云：下之利不止，六七日来又当入府，胃虚客热，饥不欲食，蛔闻食则出而吐，年壮者生，老弱者恐不治也。

[**辨正**]灰中舌乃伤寒证热邪转入厥

阴，舌中央灰色，其症消渴气上冲心，饥不欲食，食则吐蛔者，宜乌梅丸乌梅、细辛、干姜、当归、黄连、附子、川椒、桂枝、人参、黄柏，此丸能治寒痢。《舌鉴》是也。若杂病见此舌，为实热里证，宜大承气与白虎汤合用。

灰苔黑滑点舌第一百零一

［**图说**］舌淡灰色，中间有滑苔点子四五点，深黑如墨汁。

［**舌鉴**］此邪热传里，内夹宿食不化也，大柴胡汤加干姜、芒硝少许下之。《舌辨》云：余见一人有此舌，墨滑数点。余用大柴胡汤加减下之，次早则舌滑俱无，而见少微红色，后调理而愈。

［**辨正**］灰中黑滑舌，淡淡灰色，中间有滑苔四五点如墨汁，此热邪传里，而腹有宿食未化，宜大柴胡汤，《舌鉴》是也。

微灰生刺舌第一百零二

［**图说**］全舌微灰，燥生芒刺。

［**舌鉴**］此乃疫邪实热中脾胃也，宜

三消饮。老人生脉散主之。

[**辨正**]微灰生刺舌，乃疫邪中脾胃居多，或实热人误服温补辛燥药所致。不论老少，何证何脉，见此舌者，即宜十全苦寒救补汤分两剂先大承气，后三黄白虎。不次急投，至苔刺退净乃愈。《舌鉴》用三消饮，则兼有表药舌色属里证，不宜表药，如羌葛、柴胡，温燥皆忌、温药槟榔、草果、姜枣等，温药皆忌，老人用生脉散人参、麦冬、五味子，甘补酸敛，热邪不解矣。皆误，不可从也。

灰尖干刺舌第一百零三

[**图说**]舌尖灰黑，干燥有刺。

[**舌鉴**]此乃热极津枯，得病后又加饮食之故，是宿食不消也。虽症见耳聋，胁痛，发热，口苦，不得用小柴胡，必用大柴胡汤，或调胃承气汤下之，或解毒汤加消导药，方可取效。

[**辨正**]如《舌鉴》治法甚是。

全灰干刺舌第一百零四无图

[**图说**]全舌灰黑，满生干刺。

[**舌鉴**]灰黑舌中又有干刺满舌，而见咽干口燥，喘满昏妄，乃邪热结于手足少阴，肾水涸极之候。不下必死，调胃承气下之。又云：然必待其转矢气者，方可下。若下之早，令人小便难。

[**辨正**]灰黑干刺舌，伤寒邪传少阴，口燥咽干证，偶见此舌，宜大承气汤下之。或脏腑实热已极，烦躁大渴，胸中胀满肉[①]痛，饮食不进，一食即吐，常作干呕等症，宜十全苦寒救补汤。不次即投，服至灰黑色退净则愈。《舌鉴》必待其转矢气乃下之，迟疑误人矣。《伤寒阳明篇》云：少与承气汤，腹中转矢气者，有燥屎也，乃可攻之。彼以热邪初传阳明，故用探试之法。今见灰黑舌，且有干刺，是热邪已结阴分，无可疑矣。若灰黑舌起裂纹者，血液灼枯也。内热失治，邪火毒炽者有之，宜增液承气汤鲜生地、黑元参、麦冬、小枳实、生锦纹、芒硝急

---

① 肉：各本均作“肉”，疑为误，当作“痞”为是。

下以救真阴，则裂纹自平。

附：灰黑裂纹舌无图

［**图说**］灰黑苔干燥，满舌裂纹。

［**舌鉴**］舌见灰黑起裂纹，是手足太阴二经邪毒至甚也，凉膈散、调胃承气汤均可酌下，十中可救二三。下后渴不止，热不退者死。

［**辨正**］灰黑苔干裂纹舌，此脏腑热极。又因误食热物或误服温补辛燥药，灼伤真阴所致凡裂纹者，多因误食温燥之故。治宜破格十全苦寒救补汤，不次急投，服至灰黑色退，纹裂自平则立愈。如《舌鉴》仅用凉膈散、调胃承气汤下之，热不退则不敢再用寒凉，遂归于不治，姑息贻祸也。

灰短硬卷舌第一百零五

［**图说**］舌灰黑而燥，卷短而硬。

［**舌鉴**］［**辨正**］短硬或卷舌，凡舌短由于生就者乃初生时，将含口之血，吞下之故无关

寿夭。若因病缩短不能伸出者，危证也。伤寒邪陷三阴，及实热证火逼三阴，皆能致舌短。不论何脉，当辨其苔色。如确是内热，则宜大承气汤急下以救其阴。若少阴自绝证则不治。凡舌硬者即重舌、木舌、肿舌、大舌、强舌之类，脏腑俱热而心经尤热也，宜十全苦寒救补汤加羚羊角三钱，不次急投则愈。

附：孕妇卷短舌无图

[**图说**]舌干卷短，或黄黑刺裂。

[**舌鉴**]孕妇伤寒，发热至久，热深热极，舌干卷短，或黄黑刺裂，乃里证至急，不下则热邪伤胎，下之则危在顷刻。如无谵妄直视，循衣撮空等危证，下之或可救十中之一二。

[**辨正**]孕妇卷短舌，面黑而舌干卷短，或黄黑刺裂，乃伤寒化火传足厥阴也。宜大承气汤加元明粉，急泻之则愈。《舌鉴》谓不泻则热邪伤胎，下之则危在顷刻，此见识未透耳。若明于医者，除暴即

以安良，无多疑虑。

第二十六章　红舌类诊断鉴别法

红舌总论五

［**舌鉴**］红色者，舌之正色也。舌属南方火，其色本当红，第红光外露，不能内藏，斯为有病之舌。夫红舌是少阴伏热蓄于心胃，乃自里而达于表也。仲景云：冬伤于寒，至春变为温病，至夏变为热病，故舌本煊红而面色亦赤，至瘟疫之候，一方之内，老幼皆相似者，舌亦正赤而加以积苔也。如或失治，则蕴热内蒸，岂但舌赤而已？必舌疮痟腐，疮细长短，病斯剧矣。然病有轻重，舌有微甚。且舌有根尖、中下、左右种种之不同，皆瘟毒蕴热之所化，以见病之浅深、轻重有殊，治法亦各不相侔。当清化者内解其毒，宜攻下者搜涤其邪。纵使元阴元气无伤，庶不失中和之治。若论攻邪无过，达源解毒，栀子淡豉，三黄石膏，大小承气皆是。至于养正，又

须滋阴养营，六味七味，保元左归，生脉无疑矣。

［**辨正**］全舌淡红，不浅不深者，平人也。有所偏则为病。表里虚实热证，皆有红舌，惟寒证无此舌。如全舌无苔，色浅红者，气血虚也。色深红者，气血热也。色赤红者，脏腑俱热也。色紫红瘀红者，脏腑热极也。中时疫者有之，误服温补者有之。色鲜红，无苔无点，无津津出舌底无液液出舌面者，阴虚火炎也有苔可作热论，虚极不能生苔。色灼红，无苔无点而胶干者，阴虚水涸也。色绛红，无苔无点，光亮如钱，或半舌薄小而有直纹，或有泛涨而似胶非胶，或无津液而咽干带涩不等。红光不活，绛色难名如猪腰将腐，难以言状。水涸火炎，阴虚已极也，瘦人多火，偏于实热。医者拘于外貌，辄指为虚，误服温补。灼伤真阴或误服滋补名为滋阴降火，实则腻涩酸敛，胶黏实热，引入阴分。俾郁渐耗真阴亦绛舌，而为阴虚难疗矣其初必有黄苔，医者不知，久之内伤已甚，不能显苔，而变绛色矣。凡阴虚火旺之病，自生者极少，多

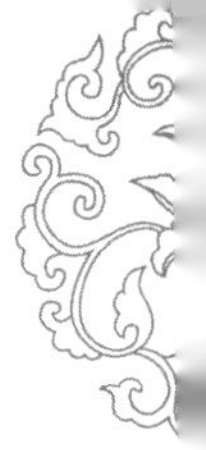

由医家误服补药逼成也。不论病状如何，见绛色舌则不吉。《舌鉴》引仲景云：冬伤于寒，春变为温病，至夏变为热病。故舌红面赤，此专言瘟疫与伤寒也。而红舌各病，实非瘟疫伤寒所可赅括，勿泥古以致误。

红舌证治图说计二十舌

纯红舌第一百零六

［**图说**］红赤如瘀血之色，不杂他苔。

［**舌鉴**］乃温热内蓄，自里而达于表也，宜败毒散去防风，加淡豆豉、葱白，或葛根解肌汤炳章按：暑证多见此舌，宜鲜地、栀、翘、豆豉、黄连、黄芩、知母、青蒿、薄荷、益元散之类，不宜此法。

［**辨正**］纯红舌，非纯而不杂，即瘀血之色也。脏腑极热者，中时疫者，误服温补者，皆有之。宜三黄白虎汤加连翘，或大小承气汤等药酌用。此舌亦有表证者，则两脸周身必发热，头晕目眩，乍寒乍热，脉浮数，邪热在太阳也。宜用薄荷、荆芥、葛根、竹叶、生甘草等，以凉散表邪，不可

遽用寒凉攻下，舌鉴专指表证，用人参败毒散人参、羌活、独活、柴胡、前胡、桔梗、川芎、枳壳、茯苓、甘草。余恪守家训，不敢妄用人参、柴胡，以升燥少阳经，及羌独活逼燥诸经。必须风邪深入方可用。若热邪在太阳用之，适引邪入他经。

光红柔嫩舌第一百零七无图

[**图说**]全舌鲜红柔嫩，光而无津液，或谓镜面舌。

[**舌鉴**]舌色光红，柔嫩无津，良由汗下太过，元精耗极于内，宜生脉保元清补之。张石顽云：光红舌，柔嫩如新生，望之似润，而燥涸殆甚者，为甚行汗下，津液竭也，多不治。宜生脉散合三白汤主之。更有病后绛舌，如钱发亮而光，或舌底咽干而不饮凉，此肾亏已极，宜大剂六味地黄汤投之，以救其津液。凡少阴虚证，舌形必圆大胖嫩，吴坤安曰：如舌形胖嫩，而色淡红者，外证必见躁扰不宁，六脉迟微，或动气内发，腹寒畏冷，或初起吐利，手足逆冷，或格阳躁狂，六脉洪数无根，此肾气大亏，宜人参八味汤主之。

[**辨正**]红嫩无津舌，全舌鲜红，柔嫩

而无津液，望之似润而舌燥涸者，乃阴虚火旺也，宜十全甘寒救补汤常服之。旧说用生脉散、人参三白汤人参、泽泻、茯苓、白术、白芍、姜枣。医家积弊，误人不少五味、白芍酸敛，人参燥肺，苓术、姜枣皆温补，以此治阴虚人，则肾火愈旺，真水益亏矣。若舌绛而光亮者，胃阴亡也，急用甘寒濡润之品，如炙甘草汤，去姜桂加鲜石斛、蔗浆、麦冬。叶天士云：舌淡红无色者，或干而色不荣者，当是胃津伤而气无化液也，宜用炙甘草汤，不可用寒凉药。章虚谷云：淡红无色，心脾气血素虚也，更加干而色不荣，胃中津气亦亡也。故不可用苦寒之药，以炙甘草汤，养营血以通经脉，其邪自可渐去矣。薛生白云：舌光如镜，外证口大渴，胸闷欲绝，干呕不止，此乃胃液受劫，胆火上冲，宜西瓜汁、金汁水、鲜生地汁、甘蔗汁，磨服木香、郁金、香附、乌药等味。章虚谷云：此营阴素亏，肝火素旺者，肝火乘胃，耗其津液，故舌先无苔，实津枯，非浊壅。胸闷欲绝者，肝胆气上逆也，故以诸汁滋胃液，辛香散逆气。凡治阴虚气滞者，可以仿此用药。此证近时甚多，特附录之。

红中微黄滑舌第一百零八

[**图说**]淡红舌中,见黄滑薄苔。

[**舌鉴**]红中微黄滑舌,乃伤寒五七日,舌中见黄苔,则为阳明证热势初盛也。如脉沉实,谵语,虽苔滑,亦宜大柴胡汤。若苔干燥者,内邪热盛也,急以大承气汤下之。

[**辨正**]凡伤寒见此舌,《舌鉴》治法甚是。如无病人有此舌,是脏腑本热而饮食复留湿热也。行动即消化,可勿用药。吴坤安云:若舌质绛,黏腻苔上浮,暑湿酿蒸痰浊,蒙闭心包也,急用芳香逐秽,宣窍涤痰之品,如西黄、至宝丹、鲜菖蒲、天竺黄、川贝母之类,若舌绛中仍带黄白等苔,是邪在营卫之间,当用犀羚以透营热,荆薄以散卫分表邪,两解以和之可也。章虚谷云:若其舌四边红而不绛,中兼黄白苔而渴,此热不在血分,尚在上焦气分,当用凉膈散清之。勿用血药,引入血分,以滋腻难散。若舌绛望之若干,以手扪之,原有津液,此津亏湿热熏蒸,胃中浊气成痰,蒙闭心包。宜用宣窍涤痰等法,若舌苔白底色绛者,热被湿遏,不得外透也,用犀角、滑

石等药，以泄湿透热。

红根黄尖舌第一百零九

［**图说**］舌根红赤，尖苔黄色。

［**舌鉴**］乃湿热上乘心位，温热初起，多见此舌，宜银翘散、凉膈散酌治之。

［**辨正**］《舌鉴法》甚是（当再与黄苔类第四十一至五十一舌参看）。

红中黑斑舌第一百一十

［**图说**］全舌纯红，中有小黑斑点。

［**舌鉴**］乃瘟疫热毒陷于阳明也。热极则斑黄狂乱，身上亦有红紫斑者，解毒汤合调胃承气汤急下之，迟则不救。《正义》云：舌红而中见紫斑者，将发斑也，元参升麻葛根汤。斑已见者，化斑汤。舌淡红而中见红赤点者，将发黄也，茵陈五苓汤。

［**辨正**］生斑舌，全舌纯红而有小黑斑点者，脏腑皆热也。伤寒邪传阳明府，失治以致邪火逼入三阴证，或疫毒直中三

阴证,或实热人误用辛温药,燥伤三阴证,均有之。不论老少,何病何脉,见此舌,即宜十全苦寒救补汤倍加犀角尖,连服必愈。《正义》用元参升麻葛根汤及化斑汤人参、生石膏、知母、生甘草,误人多矣。非阴火何可用元参,非表证何可用升麻葛根,热毒正旺时,以补邪火,吾愿后起学者,勿再泥古不化,甘受其误矣。章虚谷云:舌红极而有紫斑及红斑,且周身亦发斑者,此阳毒入心,人参白虎汤加犀角、黄连治之。吴坤安云:若舌上见赤斑,而身上亦见赤斑丹疹者,此邪在营分、血分,舌质亦必绛赤,宜犀角、鲜大青、连翘、鲜生地、人中黄、银花等,透营解毒,大忌升葛足经之药。若斑疹发于气分,其色淡红而白者(名曰白瘖),其舌苔亦白,宜葛根、防风、蝉衣、荆芥、连翘、薄荷、牛蒡等,松肌达表,此斑疹瘖,各证治法也。

红内双灰干舌第一百一十一

[**图说**]全舌红色,两畔夹两路红灰苔。

[**舌鉴**]乃疫热内炽夹宿食不化也。故身热谵语,脉滑者,一下即安。如脉涩,下黑粪者死。张石顽云:红中夹两路灰色苔者,温热而夹寒食也,凉膈散加消导药一二味。

[**辨正**]红中双灰干舌,乃脏腑皆热

而脾胃尤极也。伤寒邪入胃府，发热谵语，循衣摸床，神昏撮空者有此舌，实热人饮食郁结者亦有之，不论何脉，宜十全苦寒救补汤，分二剂先大承气汤，后三黄白虎，不次急投，循环连服，将黑粪下净则愈。《舌鉴》谓下黑粪者死，谬甚。

红内红星舌第一百一十二

［**图说**］纯红舌中，满布深红红星，如珠鼓起。

［**舌鉴**］纯红舌中，红星满布，如疮如瘰，乃温热伤于心脾也。庵而将欲发黄，宜茵陈蒿汤合五苓散主之。石顽云：红舌中，红珠鼓起如红星者，心包络之火上炎也，凉膈散主之。

［**辨正**］红星舌，乃脏腑血分皆热也。中燥火者，中疫毒者，实热人误服温补者，皆有之。其病多大热大渴，心胸胀满，皮肤燥痒，日夜不能眠，大便闭，小便涩不等，宜十全苦寒救补汤，急投则愈。《舌鉴》指为伤寒将发黄，用茵陈蒿汤合五苓散，误也。按：热毒传里，茵陈蒿汤不济事，五苓散内有

苓术肉桂，皆不宜于热证。吴坤安云：湿温证舌现红星点点者，此热毒乘心，必神昏谵语，宜苦寒之品清之。狂乱者非川连、金汁水不解。

红内白泡舌第一百一十三

[**图说**]舌红短而起白泡。

[**舌鉴**]口疮舌短而起白泡，声哑咽干，烦躁者，乃瘟疫强汗，伤其津液，伤寒未汗，遏热伤经，瘟疫黄连犀角汤清之，伤寒三黄石膏汤汗之。张石顽云：舌红短起白泡者，大气燔灼也。因浮浅不入血络，故起白泡，宜三黄石膏汤去麻黄。

[**辨正**]《舌鉴》治法亦是。

红色紫疮舌第一百一十四

[**图说**]纯红舌上起紫色疮。

[**舌鉴**]瘟疫多此舌，乃疫毒上熏，肺胃受病，故烦躁作渴，咳嗽多痰，宜解毒汤并益元散，加元参、薄荷。尺无脉者必死，战栗者亦死。《正义》云：舌红而尖起紫泡者，此心经热毒也，黄连泻心汤。张石顽云：红舌起紫疮者，此火气郁伏也，宜解毒汤。

[**辨正**]红色紫疮舌，疮在心肺经位

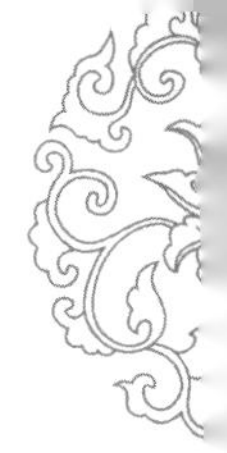

者，乃时疫毒中心肺，或杨梅毒注心肺皆有之，宜十全苦寒救补汤倍加生石膏、黄连，不次急投，至疮平则愈。《舌鉴》谓疫气烦渴或咳，用解毒汤并益元散加元参、薄荷。此时非大承气不能驱毒，非白虎不能救阴解毒。益元散轻不济事，元参为阴分凉药，病属阳火，而反泻阴火，则无益有损。薄荷亦不对症。尺脉无则死病重脉乱，当舍脉凭舌，皆不明治法之论也。

深红虫碎舌第一百一十五

［**图说**］深红舌中，更有红点坑烂，如虫蚀之状。

［**舌鉴**］乃水火不能既济，热毒炽盛于中也。不拘日数，宜小承气汤下之，不退再用大承气汤下。《正义》云：舌红而碎烂如虫蚀者，少阴瘟毒也，小承气汤二三下可愈。张石顽曰：红舌红点坑烂者，湿热入脾也，小承气汤加芩连半夏。

［**辨正**］虫碎舌，红舌中更有红点如虫碎之状者，热毒炽盛也，宜小承气汤下之，不退再用大承气汤下之，《舌鉴》之说

是也。然不如将十全苦寒救补汤，分为大承气、三黄白虎等，二剂循环连服，以舌净为度。吴坤安云：舌绛碎而有黄白腐点者，此湿热邪毒，蕴久不宣，蒸腐气血，化为瘀浊，得风木之气化而成虫也。叶桂曰：舌绛而有碎点黄白者，当生疳也，黄连金汁皆可加入。

红色人字纹舌第一百一十六

[**图说**]深红舌中，有裂纹如“人”字、“川”字、“爻”字者。

[**舌鉴**]相火上乘君位，致令舌红燥而纹裂作痛也，宜黄连解毒汤加麦冬，以寒润之。红极而纹裂者，燥热入肝也，大承气加柴胡、白芍，甚则加芩连。如舌色赤红，苔厚腻而裂纹者，脏腑实热也，宜十全苦寒救补汤倍加犀角。如灼红色（即比绛色略鲜）无苔无点而裂纹者，阴虚火炎也，黄连解毒汤加麦冬可也。阳火阳药，阴火阴药，误投必败。舌深红而碎裂，如“人”字纹者，乃阳阴热毒熏蒸于膈上，传热于少阴心也，凉膈散加白蜜以润之。如内实腹胀，口渴

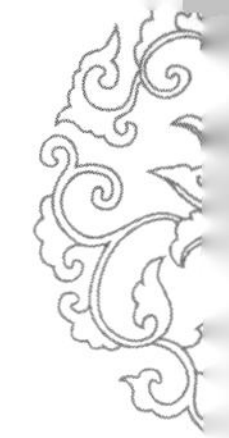

而转矢气者，大承气汤合解毒汤下之。若舌淡红而碎裂如“川”字纹者，外证神昏自利，用导赤散加黄连，后再用生脉散加黄连、枣仁。

［**辨正**］人裂舌，红色中有裂纹如“人”字者，君火燔灼，热毒炎上，故发裂也。如渴甚躁热者，宜大承气汤下之，《舌鉴》亦是。然不论白黄红黑各舌，若中有裂纹，如“川”字、“爻”字、“人”字不等，或裂直槽者，多有实热人误服温补药以致热火在脏腑相争。大承气虽能下毒，而未能凉沁肠胃，宜以白虎汤与承气循环服。不知者以为太重，实则力求周密之策也。凡治实热内逼之证，皆宜如此。

红尖出血舌第一百一十七

［**图说**］全舌红绛色，舌尖出血如溅。

［**舌鉴**］邪热内逼心脏，心血不藏，故舌尖出血如溅也，宜犀角地黄汤加大黄黄连治之。《正义》云：舌红而出血如衄，此热伤心胞也，犀角地黄汤或四生丸。林慎庵将前方再加黄连、蒲黄炭

更效。

[**辨正**]红尖出血舌，乃手少阴心经邪热壅盛所致，宜三黄泻心汤，加川柏、连翘、生地各三钱，真犀角尖四钱，不次急投，则愈。《舌鉴》论证尚合，用药嫌杂，如犀角地黄汤黑犀角、鲜生地、西赤芍、粉丹皮。内之丹皮辛窜上升，皆于邪盛时不宜。

红细枯长舌第一百一十八

[**图说**]舌色干红，枯而细长。

[**舌鉴**]乃少阴之气绝于内石顽云：干红舌，忽瘦而长，为心绝也。而不上于舌也。虽无危证脉若衰绝，朝夕恐难保矣。吴坤安云：舌形紫晦，如猪肝色，绝无津液者为枯，不治。

[**辨正**]红细枯长舌，如绛红无苔，干枯红长而有直纹透舌尖者，此阴亏已甚，手少阴之气已绝于内，不能上通舌根，故不显苔也，命绝难治。即用滋阴降火，亦为敷衍而已。若赤紫红色，中间尚带显苔腻者黄黑不等，虽有真纹透尖，亦为脏腑实热证不作阴虚。宜三黄白虎、大承气汤合投可愈倘用二

地、二冬等滋腻药，引邪入阴分，即难治矣。辨之详慎，方不误人。

红胀出口舌第一百一十九

［**图说**］舌红长大，胀出口外，不餂者。

［**舌鉴**］乃热毒乘心，舌本弛长也。内服三黄泻心汤，外用银针砭去恶血。从舌之脾经部位，轻以出毒。若误治伤筋络，则血出不止，亦足误人。以梅冰片和人中黄末，掺于舌上即愈。

［**辨正**］《舌鉴》治法甚善。如不针则合用大承气三黄泻心汤，不次急投，必大泻、频泻乃愈。

红餂舌第一百二十无图

［**图说**］全舌紫红，频出口外，餂至鼻尖上下，或口角左右。

［**舌鉴**］乃热伤心脏，热极生风，舌故动摇，餂出时弄不止也。急用解毒汤，加鲜生地，效则生，不效则死。《正义》云：

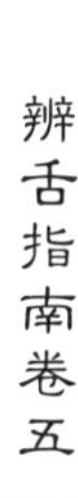

舌红而吐弄者，此热在心脾也，安神汤主之。

[**辨正**]红舐舌，天行燥火时疫证多有之，全舌必紫而兼于脏腑，为疫毒内攻，逼迫心经，所以舌长出口外，时弄不止或舐上下唇、左右口角，或舐至鼻尖不等，宜十全苦寒救补汤倍加川连、生石膏，不次即投，至舌收回乃愈。知治法者，可以十全，否则十无一生。《舌鉴》用解毒汤加生地，必不效也。

红战舌第一百二十一无图

[**图说**]全舌深红或淡红，蠕蠕瞤动于口中。

[**舌鉴**]此因汗多亡阳，心阳不振，故漏风心悸而舌战也，宜十全大补汤、大建中汤酌用。《正义》云：舌淡红而战动难言者，此心脾虚也。汗多亡阳者有之，应用方中多加人参可救。

[**辨正**]红战舌，颤掉不安，蠕蠕微动也。深红、赤红而战者，宜三黄石膏等汤。紫红瘀红而战者，宜三黄白虎、大承气汤。

淡红而战者，宜十全大补汤党参、白术、茯苓、甘草、当归、黄芪、川芎、白芍、热地、肉桂。鲜红、灼红而战者，宜六味地黄汤熟地、萸肉、丹皮、怀山[①]药、茯苓、泽泻。此舌虚火、实火皆有之，误治即坏。《舌鉴》指为汗多亡阳，或漏风所致，且不详辨，而概用温补，谬也。

红痿舌第一百二十二无图

［**图说**］舌本痿软，不能举动，色淡红、深红、赤红、灼红不等，故不能列图。

［**舌鉴**］舌本痿软，不能转动，此心脏受伤，心气不振也。当参脉证施治，然亦十难救一也。《正义》云：红而痿软不能言者，此心脾虚极，或有痰也，死不治。张石顽云：舌痿不能转动者，肝绝也，不治。

［**辨正**］痿者，软而不能动也。淡红痿者，宜补气血。深红痿者，宜凉气血。赤红痿者，宜清凉脏腑。紫红痿者，宜寒凉脏腑，并攻泻之。鲜红灼红痿者，宜滋阴降火。惟绛红痿者，为阴亏已极，无药

① 山：原脱，据文意及会文本补。

可救。《舌鉴》但云红痿不治，而不分类，谬甚。叶天士云：其有虽绛而不鲜，干枯而痿者，肾阴涸也，急以阿胶、鸡子黄、天冬、生地等救之，缓则恐涸，疾而无救矣。吴坤安云：舌形敛缩，伸不过齿，紫绛不鲜者为痿，为肝肾阴液枯涸而败。若舌色红绛而光，其色鲜明者，属胃阴干涸，犹可滋养胃阴，如鲜生地、鲜石斛、鲜大青叶、蔗浆、梨汁之类。

红硬舌第一百二十三无图

[**图说**]全舌深红或紫红，舌根强硬不语。

[**舌鉴**]邪结咽喉，舌根强硬，失音不语，死证也。脉若有神，外无危证者，急用清心降火，兼祛风痰药，亦有得生者。《正义》云：舌红而强硬，失音者，死候也。有痰者，舌必灰胖而硬，宜胆星、橘红、半夏、菖蒲、竹茹主之。内实者可下之。大抵温热暑邪舌硬不语，属下证为多。杂证不语，同中风治，用黄芪防风汤，或人参汤加

竹沥。

［**辨正**］红硬舌，脏腑实热已极，又为燥火浸淫，或误服温药，则舌根强硬，不能言语。或时疫直中三阴者亦有之。均里证实热证，无表证虚寒证。宜十全苦寒救补汤，不次急投，必愈。若舌尖能动而舌根胖硬，不能言语，此痰阻舌根，有内风上逆也。宜开降豁痰中加辛凉咸润，以熄内风也。脾肾之脉，皆连舌本。亦有脾肾气败而舌短硬不能伸者，其形貌面色，亦必枯瘁，多为死证也。

厥阴舌第一百二十四

［**图说**］全舌纯红或紫红，内有黑丝纹满布。

［**舌鉴**］厥阴舌旧图全舌纯红或紫红，内有黑丝纹环，其后方正而不达边。余以为凡舌色纯红，兼显黑丝，必非寒证，当是热气结于足少阴，宜用寒凉药。《舌鉴》指为阴毒中厥阴，以理中四逆汤温

之，未知合否。寒凉之判，吉凶所系[①]，余未见此舌，不敢妄断，请识者辨之参辨正。

孕妇纯赤舌第一百二十五无图

[**图说**]全舌纯赤，若有兼色，当参前各证看法。

[**舌鉴**]孕妇伤寒湿热，而见面舌俱赤，宜随证汗下，子母无虞。若伤寒面色皖白而舌赤者，母气素虚，宜温中，如姜桂等温暖药治之，桂不坠胎，安常所言是也。若面黑舌赤，亦非吉兆。若临分娩，则子得生而母当殒也。五六个月之胎，岂能生乎？亦必同死。《舌辨》云：母面白如膏，舌赤似朱，此心热乘肺，热虽在里，因初感寒邪尚轻，宜小柴胡汤加减，以平其热。若面黄舌赤者，面黄有浅深，舌赤有轻重，言感邪之多少也。宜清热安胎，如黄芩、白术、栀子等药，治之则安。

[**辨正**]孕妇纯赤舌，凡孕妇发温，舌色纯赤，此阴血素虚，少阴伏热外发，脏腑

① 系：原作"繁"，据文义及育新书局本改。

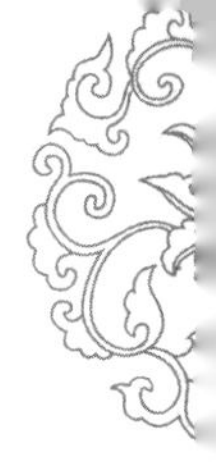

俱热也，必发斑，当养阴泄热以安胎。实热盛者，宜三黄白虎汤并投，则子母俱安，万无可虑。《舌鉴》泥定伤寒，又指面白为气虚，而投姜桂，窃虑如火益热，有损无益，岂可不辨乎。

第二十七章　紫舌类诊断鉴别法

紫舌总论六

［**舌鉴**］紫色舌苔者，乃酒后伤寒也，或由大醉露卧当风取凉，或凉饮停积不散，或已病仍饮不节，或感冒不即解散，妄用姜葱发汗，汗虽出而酒热留于心包，伏于经络，血气不能上荣于舌。或酒后雄饮冰水，致令酒之余毒，冲行经络，酒味入心，汗虽已出，心包络内还有酒毒不尽，皆能令舌现紫色且又有微白苔膜也。苔之初结舌之根尖左右，长短厚薄之变，红黄白黑之色，涎滑干焦之异，刺瘰隔瓣之殊，种种不同，当参脉证调治之周徵之云：推其所以，皆由寒气束于肌表，酒力不能外行，而内积于胃与包

络也。

[**辨正**]紫见全舌，脏腑皆热极也。紫之微甚，亦热毒之微甚也。见于舌之某部，即某经之郁热也。伤寒邪化火者，中时疫者，内热熏蒸者，误服温补者，酒食湿滞者，皆有紫舌。有表里实热证，无虚寒证。若淡紫中夹别色，则亦有虚寒证矣。凡辨舌无苔则论舌之本色，有苔则凭舌之见色，参之望问，以判表里寒热虚实之真假，虽不中不远矣。余数十年来，但知有紫色舌，未闻有紫苔舌。但见紫舌为各种热证，未闻概属酒后伤寒。《舌鉴》专指酒后伤寒，未免拘执。

紫舌证治图说计十三舌

纯紫苔舌第一百二十六

[**图说**]全舌浑紫色，上无浮苔。

[**舌鉴**]舌见浑紫色者，乃酒后伤寒舌也。或伤寒在表，不用药而以葱酒发汗，或未汗又饮烧酒取汗，致令酒毒入心，

心含酒毒，故舌见紫色。况汗未尽邪热至甚，又加酒毒，愈助其热，宜升麻葛根汤加石膏、滑石治之，解酒毒又解其表也。若心中烦，或懊侬不安者，栀子豉汤主之，否则发斑。身有斑者，黄连化斑汤加葛根、青黛。

［**辨正**］《舌鉴》治法尚是。然紫舌非专属伤寒也。如伤寒寒邪化火，或中时疫毒，或误服温补药，或内热郁结诸证皆有之，均宜十全苦寒救补汤急服。

紫上白苔舌第一百二十七

［**图说**］全舌紫色，中心白苔上罩。

［**舌鉴**］舌紫而中心见白滑苔者，此醉后伤寒，或误饮冷酒，停积不散。亦令人头痛，身热恶寒，是酒毒在太阳也。有表者，葛根汤加生石膏，或兼服葛花解酲汤皆治之。《舌辨》用麻黄葛根汤以取汗。

［**辨正**］紫上白滑舌，此脏腑本热或因感冒时邪，身热恶寒，头痛者，宜紫苏、

薄荷、荆芥、甘草等轻表之，若白苔不滑而厚腻，则实热内蓄也。如无表证，宜苦寒清里药，《舌鉴》谓酒后感寒，或误饮冷酒所致，亦令人身热头痛恶寒，随证解表可也。

紫上黄苔湿润舌第一百二十八

［**图说**］外淡青紫色，中有黄滑湿润苔。

［**舌鉴**］此食填胃口，寒伤太阴也，心下必痛，小承气汤加附子，或黄龙汤主之。张石顽云：若舌质青紫，苔且黄厚，甚则裂纹，但觉口燥，舌仍不干者，此阴证夹食也。周徵之云：青紫是有瘀血，非阴证也。湿是邪蕴结，深陷于血分也。脉或沉细而伏，或虚大而涩，按其心下或脐旁硬痛，此结痰与瘀血相挟。而间有矢气者，即宜大承气，另煎生附子、佐大黄下之。若脉虚者，黄龙汤主之。热极烦躁者，更加鲜生地、麦冬，夏月尤宜。若冬时阴证夹食夹痰瘀者，舌上苔黄必不燥，宜附子理中合承气下之。时常

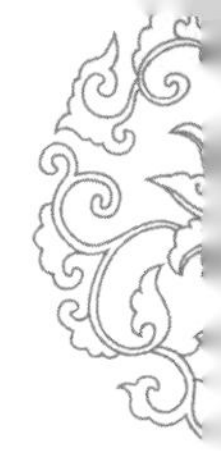

矢气，非有宿食燥矢，即为气脱之候，不可救药也。总之，凡中宫有痰饮水血者，舌多不燥，不可因其不燥而延缓时日致误也。

［**辨正**］紫上黄苔湿润舌，外淡青紫色。而中有苔湿润而滑，此食伤太阳也。脉必沉细，而心下脐旁，按之必硬痛，或转矢气者，小承气加附子，或黄龙汤。《舌鉴》尚是，而石顽治法更备。余意热邪既已深入，无须温以附子，表以桔梗，补以参姜枣。原本专指伤寒证之伤寒者，若杂病里证有黄苔必热，宜下而兼凉。

紫上黄苔干燥舌第一百二十九

［**图说**］外紫干色，中有黄燥苔。

［**舌鉴**］乃嗜酒食辛之人，又伤寒邪。至四五日，舌紫上积干黄苔者，是湿火内盛，宜大承气汤加芩连、葛根，如表证未尽，用大柴胡汤。如邪在半表半里，其舌色微黄者，必有胁痛耳聋，止可用小柴胡汤，内少加鲜生地之类。

［**辨正**］紫上黄苔干燥舌，乃脏腑素热，脾胃尤甚。或嗜酒积热，或燥火入里，或误服温补所致，皆实热里证，宜十全苦寒救补汤对证加减，连服则愈。《舌鉴》用大承气汤近是，用大柴胡汤则非也。

淡紫灰心舌第一百三十

［**图说**］外边皆淡紫，舌心带灰，或青黑不燥。

［**舌鉴**］淡紫舌中心生薄青紫苔，或略带灰黑，而不燥不湿，此湿中生热，热伤血分也。下证复急者，犀角地黄汤加酒大黄微利之。

［**辨正**］淡紫灰心舌，或青黑不燥不湿者，为伤寒邪伤血分，虽有下证，只宜犀角地黄汤犀角、鲜生地、丹皮、西赤芍加酒洗大黄微利之，《舌鉴》近是。

淡紫带青舌第一百三十一

［**图说**］全舌淡紫带青，滑润无苔，舌质瘦小。

[**舌鉴**]舌色青滑,乃直中肾肝阴证,阴寒之象,急宜吴茱萸汤、四逆汤温之,再加化痰之品。外证若见面青唇紫,男子囊缩,妇人乳缩,厥逆筋急,直视等症,厥阴败证也不治。

[**辨正**]淡紫带青舌,青紫无苔,多津滑润而瘦小,为伤寒直中肾肝阴证,宜吴茱萸汤吴茱萸、人参、姜枣,治胃气虚寒,中央寒饮者效,四逆汤温之。《舌鉴》是也。肝色青,肾色黑,青黑相合,而见于舌,变化紫晦者,肾肝色泛也,此舌虽无邪热,亦必难治。

淡紫青筋舌第一百三十二

[**图说**]舌淡紫,中带两路青黑筋而润者。

[**舌鉴**]此寒邪直中厥阴,真寒证也。外证必身凉,四肢厥冷,脉沉面青,宜理中、四逆二汤,并加葛花治之。脉沉面黑者,不治。

[**辨正**]淡紫青筋舌,舌淡紫带青而湿润,又伴青黑筋者,乃寒邪直中阴经也。

必身凉四肢厥冷，脉沉缓或沉弦，宜四逆汤、理中汤。小腹痛甚者，宜回阳救急汤即四逆、理[1]中，又加肉桂、半夏、五味子、茯苓、陈皮。《舌鉴》之说是也。若舌不湿润而干枯，则是实热，宜用凉润之剂。何报之曰：酒毒内蕴，舌必深紫而赤，或干涩。若淡紫而带青滑，则为寒证矣。须辨。

紫中红斑舌第一百三十三

[**图说**]舌浑紫而有红斑满舌者。

[**舌鉴**]舌浑紫色，而上满舌红斑，或浑身亦发出赤斑者，此酒毒内蕴，湿中生火之证也。宜化斑汤或三黄解毒汤加青黛、葛根。有下证者，凉膈散或消斑青黛饮主之。吴坤安云：舌苔两旁有红紫点者，肝脏伏毒也，急用犀角尖、鲜大青、人中黄，透之，解之。

[**辨正**]《舌鉴》治法亦是。惟消斑青黛饮青黛、川连、石膏、犀角、柴胡、人参、甘草、知母、山栀、元参、生地、姜枣，加醋一匙和服。大便实者，去人参加大黄，此陶节庵方之人参、元参、生地、柴胡、姜、枣、醋七味，皆与阳火实热里证不当，

① 理：原作"连"，据育新书局本与文义改。

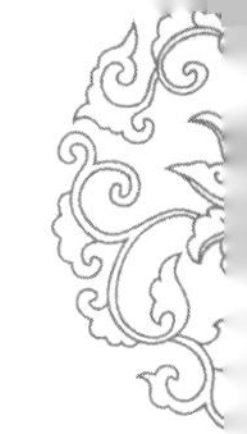

除去乃效。若泥古亦足误人。张石顽云:若紫中有红斑,或紫而干黄,紫而短缩,俱宜凉膈散主之。

紫上青肿干焦舌第一百三十四

[**图说**]舌边紫,而中心赤肿或青肿。

[**舌鉴**]紫上赤肿干焦舌,乃是阳明受邪,或已下后,即食酒肉,邪热复聚所致。若赤肿青润,大柴胡汤微利之。若烦躁厥逆脉伏,先用枳实理中汤即理中汤加枳实、茯苓,次用小承气汤下之,或加芩、连、葛花亦佳。

[**辨正**]《舌鉴》是指伤寒证之寒食结胸也。若杂病见此舌,乃脾胃实热已极。不论何脉,将十全苦寒救补汤分两剂一大承气汤,二三黄白虎汤。循环急投,服至赤肿消尽则必愈。过于迟疑,势必误人。凡舌忽然紫肿作疼,不能言语饮食者,用元明粉、枯矾、蒲黄、飞盐各二钱,飞月石、薄荷、僵蚕,各一钱,煅白矾钱半,共研极细末,频频吹之,吐去涎痰,遂愈。

熟紫老干舌第一百三十五

[**图说**]舌全紫干老,如煮热猪肝者,

即死肝色也。

[**舌鉴**]乃湿热传入厥阴，胃气不化，阳极似阴也，其外证必厥冷，脉必沉滑。血脉瘀阻，阳郁不达。急宜当归四逆汤加酒浸大黄桃仁下之，然多不救。周徵之曰：当归四逆，尚嫌近补，大黄又嫌泄气，此证宜宣散化血，通脉，使血开气达耳。

[**辨正**]熟紫老干舌，乃脏腑热极又因邪热传厥阴也。惟有十全苦寒救补汤，分剂连投先服大承气汤，次服三黄白虎汤加犀角类等药。服至舌色嫩净，则愈迟疑则不治。《舌鉴》明知是热邪传阴，而仍用当归四逆汤之温补，谬极。

紫尖瘖瘰舌第一百三十六

[**图说**]舌色淡紫，尖生瘖瘰。

[**舌鉴**]感寒后不戒酒食，或醉饱后感寒，遏热于里，血气不得流通，而见咳嗽生痰、烦躁不宁。舌色淡紫，尖生瘖瘰，乃酒毒伤胆，咳痰伤胃所致也。宜小柴胡汤加葛花、滑石、鲜生地、赤芍治之。

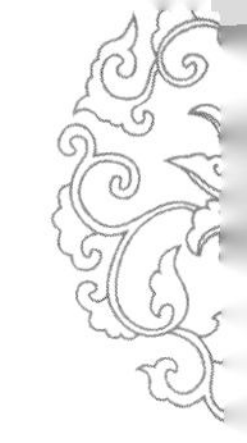

［辨正］紫尖瘖瘰舌，乃热毒中心血也，时疫酒湿梅毒等证皆有之，宜三黄、犀角、连翘、银花、生大黄、鲜大青叶各三钱治之。《舌鉴》谓伤寒不戒酒食所致，殊未当也。若舌苔焦紫起刺，如杨梅状者。此阳邪热热已入肝脏险证也。大便闭者，急以更衣丸，下金汁水、人中黄之类。

紫短舌第一百三十七

［图说］全舌色紫短而团栾。

［舌鉴］紫短舌乃食滞津亏，热传厥阴也，而筋脉挛缩，五六日间至危困。恐邪毒又遗于脾土，即用大承气汤下之，下后热退脉静，舌舒者生，不然难治。《正义》云：舌紫且肿厚者，此酒毒而又饮冷，雍压其热也。外证烦躁四逆，先进以理中丸，彻其在上之寒。次以承气汤下之，彻有脉者可治。

［辨正］紫短舌色紫短而团栾，乃食滞中宫又热传厥阴也，急以大承气汤下之，《舌鉴》尚是。又云：下后热退脉静，舌柔和者生，否则死。是不知舍脉凭舌之治法也。余意必当下净其积，凉透其热，

以十全苦寒救补汤，分两剂循环急投，若偶尔当试，迟疑误人。

孕妇紫青舌第一百三十八

［**图说**］全舌紫色带青，不杂他色。

［**舌鉴**］孕妇伤寒面赤舌紫，乃感寒头痛身热，腰脊强，恶寒。脉浮而紧。此寒邪在表，当发太阳经之汗即安。若误用葱酒发汗一二次，致令酒毒逼内传经则烦躁、懊侬，宜栀子豉汤，不然则发斑矣。若不发热但恶寒，乃酒毒内传寒邪直中，阴证兼夹冷食者，舌必淡紫带青，恐胎损腹中，枳实理中汤加味治之。如面赤舌青，母虽无妨，子殒腹内，宜即下死胎，用平胃散加芒硝下之，或用元明粉三钱研末，童便送下，或天花粉三钱为末，长流水调送下，胎即出也，或用黑龙丹研灌，皆能下死胎于俄顷也。

［**辨正**］孕妇紫青舌，伤寒无此舌。其或有者乃热体误投温补，胞胎受热上冲所致，宜用三黄解毒汤。误药则母子俱危

紫青为热，若青紫则为寒，辨之宜慎，《舌鉴》谓伤寒夹食非也。

第二十八章　霉酱色舌类诊断鉴别法

霉酱舌总论七

［舌鉴］霉酱色苔者，为黄赤兼黑之色，如物经久雨青黑而曰霉色是也。乃夹食伤寒而复夹湿热，胃气不化，熏蒸于舌，故见此象也。伤之轻者，苔色薄，虽腹中疼痛不止，下利恶寒者，可用桂枝汤加枳、朴、橘、半，痛甚便闭不通者，加姜汁煮大黄。因冷食不消加干姜、厚朴、草蔻，甚则调胃承气汤加炮姜下之。其苔色厚，而腹痛甚，服药不应者，必危。要知霉酱色乃老黄兼黑色酿成，食填太阴郁遏不得发越，久庵而成酱色也，确是土邪克水，水精不获上荣，故口齿燥，唇干焦，下利大渴，不能多饮。如胃气绝、脉结代者死，虽应下夺，鲜有克愈者。《正义》云：舌生厚苔而如霉色者，此夹食伤寒也，色淡者生，色

浓者死。下之得通者生，不得通者死。周徵之曰：此即沉香色也，总是血瘀气浊所致，湿热夹痰亦常有之，不仅夹食也霉音梅。

［**辨正**］霉酱色者有黄赤兼黑之状，乃脏腑本热而夹有宿食也，凡内热久郁者，夹食中暑者，夹食伤寒传太阴者，皆有之。凡见此舌，不论何证何脉皆属里证，实热证无表证虚寒证。《舌鉴》谓：苔薄用桂枝汤加枳、橘、半夏，苔色厚为土邪克水，鲜有得愈者，皆谬说也。

霉酱色舌证治图说计三舌

纯霉酱色舌第一百三十九

［**图说**］全舌黄赤兼黑之色如沉香色。

［**舌鉴**］舌见霉酱色，乃饮食填塞于胃，复为寒邪郁遏，内热不得外泄，湿气熏蒸罨而变成此色也。其脉必沉紧涩数，其人必烦躁腹痛五七日，下之不通者必死，

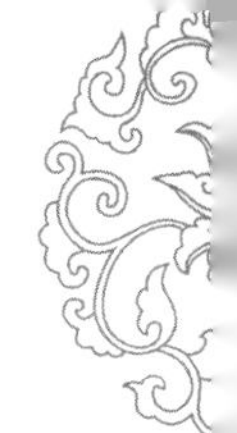

太阴少阴气绝也。

［**辨正**］纯霉酱色舌，为实热蒸胃，为宿食困脾。伤寒传阴，中暑躁烦，腹痛泻利或闭结大渴大热，皆有此舌。不论老少，何病何脉，宜十全若寒救补汤，连服而愈。《舌鉴》谓下之不通必死，骇人误人。

中霉浮厚舌第一百四十

［**图说**］全舌灰黑兼紫中霉厚苔，如酱饼浮于舌中。

［**舌鉴**］乃食结中宫湿滞不化之象，如脉有胃气不现结代，嘴不尖齿不燥，不下利者揩去舌苔不再长者，可用枳实理中汤加姜汁炒川连，若舌苔揩去复长仍前者必难救也。

［**辨正**］中霉浮厚苔乃宿食在中郁久，内热胃伤脾困也，或刮不净而顷刻复生者。不论何证何脉，宜十全苦寒救补汤，分三剂先大承气汤，次三黄白虎等药，循环急服则愈。《舌鉴》用枳实理中汤加姜炒川连此治寒实结胸者与此舌不对。

霉黄色舌第一百四十一

[**图说**]舌霉色中有黄苔者。

[**舌鉴**]此乃湿热之物郁滞中宫也，二陈汤加枳实、黄连，若苔干焦黄更加酒大黄下之。

[**辨正**]霉黄色黄苔舌，全舌霉色中有黄苔，实热郁结显然可见，宜大承气连服。《舌鉴》谓二陈加枳实、黄连，恐未必效也。

第二十九章　蓝色舌类诊断鉴别法

蓝色舌总论八

[**舌鉴**]蓝色者肝藏之，纯色也因无胃气而发见于外也。如伤寒日久屡经汗下，失于调理致胃气伤极精微不能上奉，而心火无气胃失其所依，而肺亦乏其生气，则肝寡于畏反假浊污之气以上乘膈，中而胃脘之阳和顿失，故纯蓝之色见于舌上也，明是肺肝相并，心脾气绝之候，是以必死《正义》云：舌见蓝色者，为肺气已绝，肝火独威，来侵

土位也。如舌色微蓝或略见蓝纹者脉不沉涩因正气不至，脉形断绝不匀也。犹可温胃强脾，调肝益肺，十中可救其一。脉微弦者气能至而血阻之，故脉绷急也为脏气未绝，可治，用小柴胡汤加肉桂、炮姜主之。若纯蓝色现确是肝木独旺，胃失阳和虽无剧证必死无疑。至葡萄瘟疫，其舌色青蓝或兼紫兼酱，乃是病邪致然，非若伤寒之蓝舌，必关脏气为死候矣，宜并参合之。

[**辨正**]蓝者，绿与青碧相合，犹染色之三蓝也。舌见蓝色，而尚能生苔者，脏腑虽伤未甚，犹可医治。若光蓝无苔者，不论何脉，皆属气血极亏，势难延年。《舌鉴》泥于五行肺肝相并心脾气绝不分，有苔无苔概云不治亦，管窥之见耳。马良伯云：有微蓝而不满舌者，法宜平肝熄风化毒。《舌鉴》主用小柴胡汤加姜、桂。然邪热鸱张，肝阴焦灼，逼其本脏之色外见，再用姜、桂，是抱薪救火也。瘟疫及湿温，热郁不解，亦有此舌，治宜芳香清泄。湿痰痰饮证，亦有舌满滑腻中见蓝色者，为阴邪化热之候，法宜清化。周徵之曰：余常见痼厥及胃气久痛者，舌体全蓝，此亦瘀血在胃，肝气不舒也，故青黑蓝绛，皆谓之浊皆竭血分，须辨寒热燥湿及痰血宿食、燥

屎症块而治之，总以松动血分为主。

蓝色舌证治图说计三舌

纯蓝色舌第一百四十二

［**图说**］全舌纯蓝，如染布三蓝之色。

［**舌监**］舌见纯蓝，乃中土气衰，胃阳将绝之候，见之则百不一生矣。

［**辨正**］纯蓝色舌，凡病舌见蓝光无苔者不治，若蓝色而有苔者，心肝肺脾胃为阳火内攻，热伤气分以致经不行血也，其症有癫狂、大热大渴、哭笑怒骂、捶胸惊怪不等，宜十全苦寒救补汤倍生石膏、黄连急服则愈。若孕妇舌见蓝色者，胎死腹中也，宜下之。

蓝纹舌第一百四十三

［**图说**］全舌微蓝如靛花五分，铅粉五分，调和之色也，上有蓝色之纹。

［**舌鉴**］舌见蓝纹，乃胃土气衰，肝气相乘之候，小柴胡汤去黄芩加炮姜、桑叶。若寒物积滞中宫，急宜附子理中汤或大建

中汤。

［**辨正**］蓝纹舌有蓝色之纹也，在伤寒为胃气衰微，小柴胡汤去黄芩加炮姜。若因寒食积滞者，宜附子理中汤或大建中汤黄芪、当归、桂心、芍药、人参、甘草、半夏、附子、姜、枣急救。《舌鉴》之法尚合。

葡萄瘟舌第一百四十四

［**图说**］全舌微蓝中兼青、兼紫、兼黄、兼酱等，具有五色杂呈。

［**舌鉴**］葡萄瘟疫乃瘟病中之一，原杂病气、尸气与杂气蕴酿而成，其舌或青、或紫、或酱、或黄、或蓝，犹可按法治之。

［**辨正**］口舌起泡如葡萄，并有青黄紫黑绿色罩于舌上，唇肿，咽痛，口秽喷人，臂斑或蓝或紫或起紫泡，甚则心胸亦见。灼热神昏，便闭溲短，彻夜不寐，脉形细数而涩，此痰阻上焦，热伏营分，气机郁结，热毒上涌也。宜急用鲜生地、鲜大青叶、黑元参、人中黄、焦山栀、连翘、紫草、天花粉、金银花、竹茹、枇杷叶、夏枯草、蔷

薇根、海蜇煎汤，调神犀丹等味为剂，不次急投，服至舌本转赤，舌苔转黄，泡平肿消为止。外以紫雪丹涂口舌紫泡上，并用锡类散吹喉。

附：孕妇辨舌通论

妊娠伤寒邪入经络，舌苔渐生，轻则子殒，重则母伤，枝损果必坠，母伤胎必倾。母子安危当验于舌，舌青面赤子死母活，舌赤面青母死子活，舌面俱赤子母皆活。《舌辨》云：舌灰是伤寒里证热入子宫，恐胎不固，宜小柴胡汤加白术、苎麻根等药，内解邪热外固胎元。若面黑舌蓝，主子在胎将死，因母伤寒后，已过经失于调理，致令如此，恐二命皆难保也。梁特严云：余家训望舌分经，察色辨苔。但求于表里寒热虚实，详审明确，即得治法要领。初无男妇老少之殊，亦无妊娠伤寒之异名也。治孕妇勿误用损胎之药，然亦不能妄用保胎药，以助火而扰胎，夫表有感邪必发散之，里有虚寒必温补之。倘里有实热留之为害，亦必攻泻之，《内经》所谓有故无殒也。有故者有病也，宜用重药时适对其病，则病当之，而无害也。如孕妇或有黄黑舌厚苔腻芒刺，大便闭者，亦可酌用生大黄、元明粉等药，以去大热而不伤胎也。如此则不必别立妊娠伤寒一门，旧本《舌鉴》既有图说，因踵为之辨，不敢人云亦云，将错就错。旧论谓邪入经络，轻则母伤，重则子伤，而视母舌，以知子命，色泽则安，色败则毙。面赤舌青者，子死母活，面舌俱青出沫者，母子俱死，亦有面舌皆白，而母子俱死者，盖色不泽也。

梁玉瑜云：以上一百四十四舌，伤寒杂病皆有之。大半为重病不常见者，其轻病常见之舌，分经别色，辨其表里及某经寒热虚实，不必拘定图说，庶能随机应变，虚则卫母，实则泄子。急则治标，缓则治本，审病用药以平为期，补泻温凉，无或轩轾。本书后附古案新案诸条，力言用补药保全黑舌，不可枚举，命意偏重温补，是但知甘温为补，而不知当用苦寒之时，虽泻亦补也。原本又论燕都王生黑舌，既用甘温大剂，复用冷水一二斗妄治而愈，彼亦不知其故，辄归功于温补，以余观之安知非热病而得力于冷水乎。总之黑舌有实热，有虚寒区别之法，已详总论，若不将病源认明在先，而以探试幸中之药味表彰于后，断定某药可治某舌，鲜不传误。

附录：

王文选《伤寒舌鉴》拔云，以手拭舌滑而软者病属阴，粗而燥者病属阳，胸喜热物者病属阴，胸喜冷饮者病属阳，病在阴者宜温宜散，在阳者宜解宜下，数语尚是。然阅者若固执鲜通，必多遗误，何也？虚寒者舌固滑而软，邪初传里者，真热假寒者，亦间有滑软之舌。实热者与邪入阴者舌固粗而燥，阴虚水涸者，真寒假热者，亦或有粗燥之舌。其别异处，虚寒证必全舌色淡白滑嫩，无点无罅缝无余苔，邪初传里证，全舌白滑而有浮腻苔，寒滞积中者，舌亦相类，惟问所因，以辨证耳。真热假寒证，必全舌色白而有点花罅裂积沙，各实苔不等。面苔刮不净，底色却隐红，多刮欲呕或干呕，重刮沙点旁或出血少许，假证最惑人，宜慎辨之。以上为滑软舌之别。真寒假热证，全舌亦或有黑色干焦，罅裂芒刺厚苔，惟用老生姜切平，轻擦即脱净，舌底必淡白而不红，或口呼渴而不多饮水者也若用姜擦之，而苔坚不退，或口极渴而饮水常多者，是实热甚也。寒热之判关乎生死。实热者与邪火入阴之证，全舌必有或黄或黑积滞。干焦、罅裂、芒刺等苔，阴虚水涸者，全舌必绛色无苔，或有横直罅纹而舌短小不等以上为粗燥舌之别。至若胸喜热物者，不必定属虚寒，胸喜冷物者，不必定属实热真寒假热者，胸亦喜冷饮。又当别之舌色舌苔，参之望闻问切，以穷其变。辨证诸条，辄言用苦寒重剂，不次急投，盖察舌色苔状与病证毫无疑义，确知急病不可缓治，必神速方能奏功，苟逡巡退缩，拘于一剂一日，势必贻误。古所谓药到病除者，谓用药已到胜病之分量，病方能痊，到者药力之到也，或数剂而到，或数十百剂方到，非入口即愈也。此中消息，惟阅历深者知之，若心气粗浮，察舌不准，审证未确，遽执余说，妄投重剂，又将致祸。所谓辨舌者，小心谨慎于表里寒热虚实六字，鉴别至当，庶几经权正变，悉合中庸。余恪遵家训，用自摄养，非欲与世争长，过承垂询。不敢人云亦云，罄布愚忱，遑问知我罪我。

灰色舌总图四

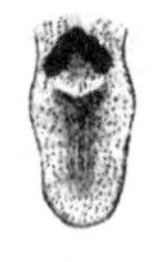
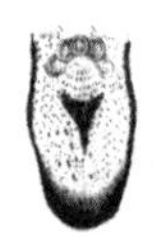
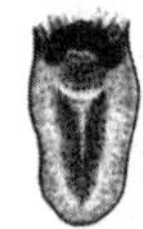
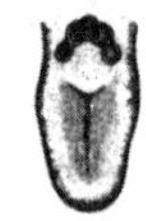

（第九十二）纯灰色苔舌图　（第九十三）灰尖舌图　（第九十四）灰多黄少舌图　（第九十五）心灰弦黄舌图

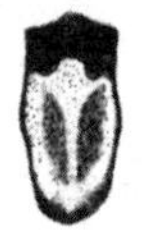
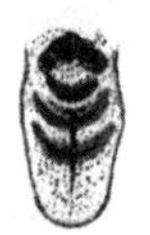
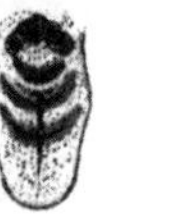
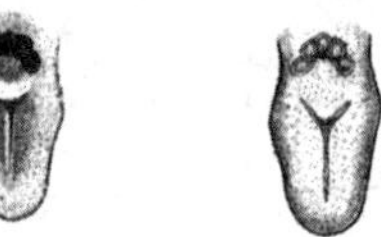

（第九十六）灰根中赤黄尖舌图　（第九十七）灰色重晕舌图　（第九十八）灰黑沿红舌图　（第九十九）灰中带紫舌图

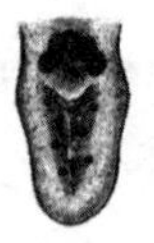
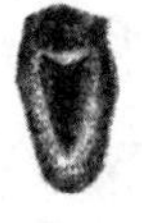
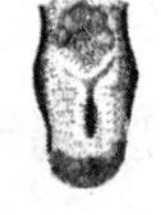
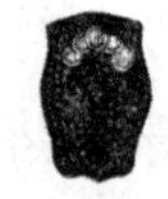

（第一百零一）灰苔黑滑点舌图　（第一百零二）微灰生刺舌图　（第一百零三）灰尖干刺舌图　（第一百零五）灰短硬卷舌图

红色舌总图五

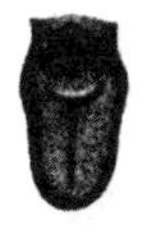
（第一百零六）
纯红舌图

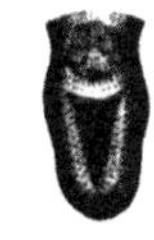
（第一百零八）
红中微黄滑舌图

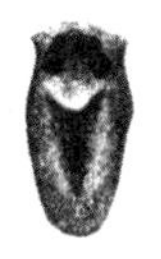
（第一百零九）
红根黄尖舌图

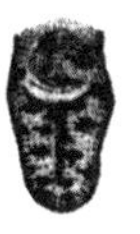
（第一百一十）
红中黑斑舌图

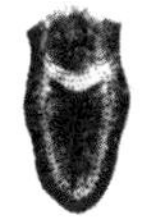
（第一百一十一）
红内双灰干舌图

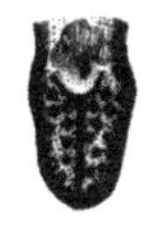
（第一百一十二）
红内红星舌图

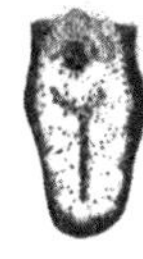
（第一百一十三）
红内白泡舌图

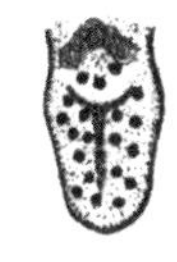
（第一百一十四）
红色紫疮舌图

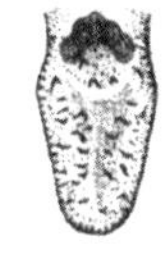
（第一百一十五）
深红虫碎舌图

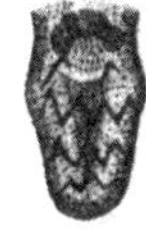
（第一百一十六）
红色人字纹舌图

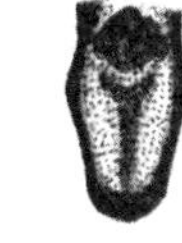
（第一百一十七）
红尖出血舌图

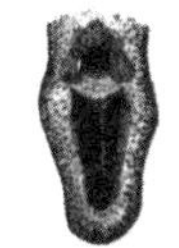
（第一百一十八）
红细枯长舌图

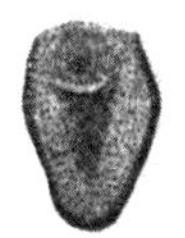
（第一百一十九）
红胀出口舌图

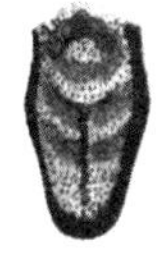
（第一百二十四）
厥阴舌图

紫色舌总图六

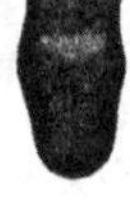

（第一百二十六）纯紫苔舌图

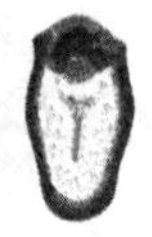

（第一百二十七）紫上白苔舌图

（第一百二十八）紫上黄苔湿润舌图

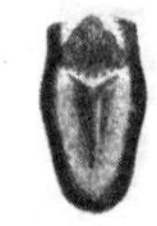

（第一百二十九）紫上黄苔干燥舌图

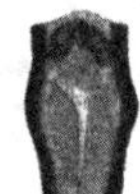

（第一百三十）淡紫灰心舌图

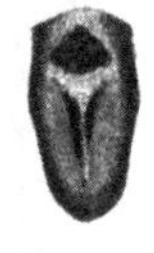

（第一百三十一）淡紫带青舌图

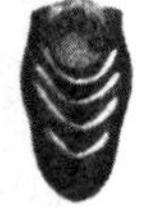

（第一百三十二）淡紫青筋舌图

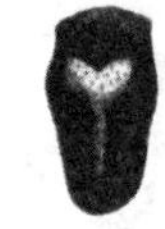

（第一百三十三）紫中红斑舌图

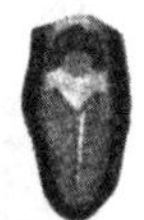

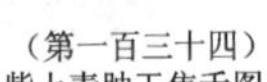

（第一百三十四）紫上青肿干焦舌图

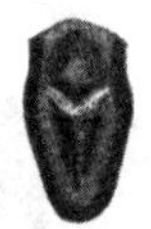

（第一百三十五）熟紫老干舌图

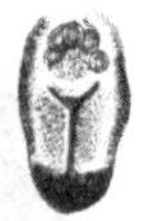

（第一百三十六）紫尖瘖瘰舌图

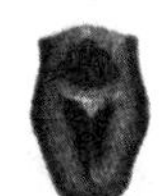

（第一百三十七）紫短舌图

霉酱色舌总图七

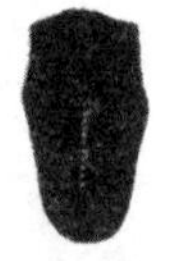

（第一百三十九）纯霉酱色舌图

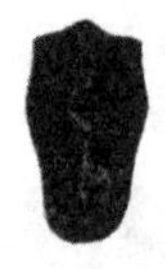

（第一百四十）中霉浮厚舌图

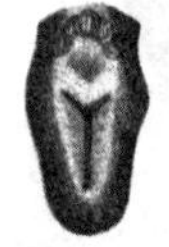

（第一百四十一）霉黄色舌图

蓝色舌总图八

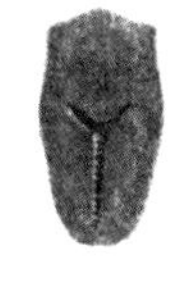
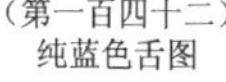
（第一百四十二）
纯蓝色舌图

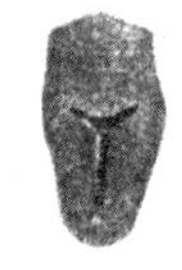
（第一百四十三）
蓝纹舌图

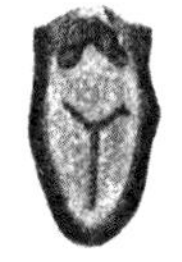
（第一百四十四）
葡萄瘟舌图

附:辨舌指南彩图勘误表

第十三图　白苔黑根舌至根渐渐而黑,非如图中舌根黑色如截

第十五图　白苔黑点舌红色太多

第十八图　白苔尖灰刺舌白苔下多一"黄"字,尖灰色误黄色

第二十四图　根白尖红舌根白色误微黄色

第四十九图　黄尖黑根舌舌心淡黄,至根渐渐而黑

第五十七图　黄苔隔瓣舌黄苔隔灰色花瓣形,非黑点

第七十七图　满黑刺点红舌舌黑起刺,拨开刺底浅红,非如图中舌质淡红

第一百零一图　灰苔黑滑点舌图中“点”字误“底”

第一百零八图　红中微黄滑舌“滑”字误“根”字

辨舌指南[①]卷五终

① 辨舌指南:原阙,据文理与育新书局本补。

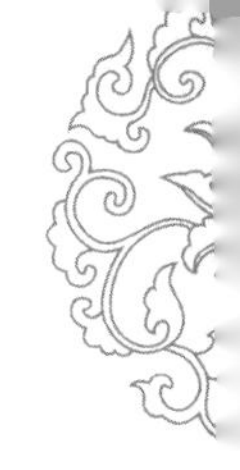

辨舌指南卷六

鄞县　曹赤电炳章撰述
绍兴　周炳墀越铭参校

第五编　杂论方案

第三十章　辨舌杂论补遗

本章专采诸家辨舌精论，能阐幽发微，故辨论不嫌其详，以期推源寻流，互相参考。庶几察舌用药，能决死生于俄顷也。间有已见前卷各条者，未免偶有重复，惟前则东鳞西爪，未窥全斑，此皆摘录全编，可无遗憾焉。

编述者志

伤寒辨舌总论一

舌乃心之苗，心为君主之官，应南方赤色。甚者或燥或涩，或青或白或黑，是数者热气浅深之谓。舌白者，肺金之色也。由寒水甚而致火不能平金，则肺自甚，故色白也。舌青者，肝木之色也。由火甚而金不能平木，则肝木自甚，故色青也。色青为寒者，讹也。仲景云：少阴病下利清谷，色青者，热在里也，大承气汤下之。舌黄者，由火盛则木必衰，所以一水不能制五火而脾土自旺，故色黄也。舌红为热，心火之色也。或赤者热深甚也，舌黑亦言为热者，由火热过极，则兼水化故色黑也。五色应五脏固如此。敖氏以舌白者，邪在表，未传于里也。舌白苔滑者，痛引阴经，名藏结也。舌之赤者，邪将入也。舌之紫者，邪毒之气盛也。舌之红点者，火亢极也。舌之燥裂者，热深甚也。或有黑圈黑点者，水之萌发也。舌根黑者，水之将至也。舌心黑者，水之已至也。全舌黑者，水之体也，其死无疑。舌黄者，土之正色也。邪初入于胃，则本色微黄。发现舌黄白者，胃热而大肠寒也。舌之通黄者，则胃实而大燥也，调胃承气汤下之，黄自去矣。舌灰黑者,厥阴肝木相承,速用大承气汤下之,可保五死一生。

舌乃心苗,心开窍于舌。心属火,主热象离明。人得病初在表,则舌自红而无白苔等色。表邪入半表半里之间,则舌色变为白苔,而滑见矣。切不可不明表证。故邪传于里则舌必见黄苔,乃邪已入于胃,急宜下之,苔黄自去,而疾安矣。至此医者或误用汤丸,失于迟下,其苔必黑,变证蜂起,遂为难治。若见舌苔如漆黑之光者,十无一生,此心火自焚与邪热二火相攻,热极则有兼化水象,故色从黑而应水化也。若乃脏腑皆受邪毒日深,其证必作热证,急宜下之,以去胸中之热。否则其热散入络,藏之中,鲜有不死者。譬如火之自炎,初则红,过则薪为黑色炭矣。此亢则害承乃制之理是也上见《敖氏伤寒金镜录》。

伤寒辨舌秘法二

凡见舌系白苔,邪火未甚也,用小柴

胡汤解之。舌系黄色者，心热也，可用黄连、栀子以凉之。凡见黄而带灰色者，系胃热也，可用石膏、知母以凉之。凡见黄而带红者，乃小肠膀胱热也，可用栀子以清之。见舌红而白者，肺热也，用黄芩、苏叶以解之。见舌黑而带红者，乃肾虚而挟邪也，用生地、元参，又入柴胡以和解之。见舌红而有黑星者，乃胃热极也，宜用石膏以辛凉之，元参、干葛亦可，终不若石膏之妙。见舌红而有白点者，乃心中有邪也，宜用柴胡、黄连以解之，心肝同治也。见红舌而有大红点者，乃胃热而带湿也，须茵陈五苓散以利之，盖水湿必归膀胱以散邪，非肉桂不能引入膀胱。但止可用一二分，不可多入。见舌白苔而带黑点者，亦胃热也，宜用石膏以凉之。见舌黄而有黑者，乃肝经实热也，用柴胡、栀子以解之，不使入里。柴胡乃半表半里之药，不可不用也。见舌中白而外黄者，乃邪入大肠也，必须五苓散以分水，水分则泻止矣。

见舌中黄而外白者，乃邪在内而非在外，邪在上而非下，止可加柴胡、枳壳以和解，不可骤用大黄以轻下也，天水散加五苓散亦可，终不若柴胡、枳壳直中病源，少加天水则更妥。或不加用天水散，加五苓散亦可也。见根黄而光白者，亦胃热而带湿也，亦须用石膏为君，而少加利水之品，如猪苓、泽泻之味也。见舌黄而隔一瓣一瓣者，乃邪湿已入大肠，急用大黄、茵陈下之，不必用抵当、十枣汤也。若下之迟则不得而用之。然须辨水与血之分，下水用十枣汤，下血用抵当汤。见舌有红中如虫蚀者，乃水未升而火上乘也，亦须用柴胡、黄连以和解之。见舌红而开裂，如“人”字者，乃邪初入心，宜用黄连、石膏以解之。见舌有根黑而尖带红者，乃肾中有邪未散，宜用柴胡、栀子以解之。见舌根黑而尖白者，乃胃火乘肾，宜用石膏、知母、元参以解之，不必论其渴与不渴，亦不必问其下利也。舌根黑而尖黄者，亦邪将入肾，须急用大黄下之，然须辨其腹痛与否。若腹痛拒按者急下之，否则只用柴胡、栀子以和解之。见舌纯红而尖独黑者，乃肾虚而邪火来乘也，不可用石膏汤。肾既虚而又用石膏，是速之死也，当用元参一两或二两以救之，多有能生者。见舌有中心红晕而四围边旁纯黑者，乃君相二火炎腾，急用大黄，加生地两许，下而救之，十中可救五六。见舌有中央灰黑而四边微红者，乃邪结于大肠也，下之则愈，不应则死。以肾水枯槁，不能推送，故润之。此时又不可竟用熟地补肾之药，盖邪未散不可补，补则愈加胀急，适所以害之也。必邪下而后，以生地滋之则可，然亦不可多用也。见舌有灰色，中间有两晕黑者，亦邪将入肾也。急用元参一两许，少加柴胡治之。见舌有外红而内黑者，此火极似水也，急用柴胡、栀子、大黄、枳实以和利之。若舌又见刺，则火亢热之极矣，尤须多加前药。总之，内黑而外白，内黑而外黄，皆

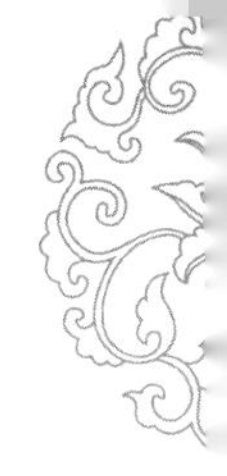

前证也。与上同治，十中可得半生也。惟舌中淡黑而外或淡红，外或淡白内或淡黄者，较前稍轻，俱可以前法治之，十中可愈八人。见舌有纯红而露黑纹数条者，此火极似水也。一带纯黑，俱不可治。伤寒能知舌之验法，便有把握。庶不至临证差误耳。

［**黑色**］阴寒而直中肾经，舌黑眼闭，下身尽黑，上身仍青，大便出，小便遗，此更危急之证。余用救心汤人参五两，附子一枚，白术八两，肉桂一两，菖蒲五分，良姜三钱，水煎服。此方参术多用者，少则力不能胜任，以驾驭附桂之热药也，故必多加。而后可望其通达上下，以尽祛周身之寒毒。若得大便止，而小便不遗，便有生机。再进一剂，则目开而舌黑亦退，而身黑身青俱尽解也。苟服药后，仍前大小便不禁，不必再服药，听其身死而已矣。十中可救一二耳。

［**生刺**］人有火盛之极，舌生芒刺。唇口开裂，大渴呼饮，虽非伤寒之证所得，而患此病即不身热，亦去死不远也。白虎汤亦可救，但过于太凉，恐伤胃气，往往有热退而生变，仍归于亡。故白虎汤不可轻

投也。宜清凉散元参二两，麦冬一两，甘菊、青蒿各五钱，白芥子、生地、车前子各三钱，水煎服。此方妙在元参为君，以解上焦之焰；麦冬为臣，以解肺中之热；甘菊、青蒿为佐，以消胃中之火；尤妙在车前子、白芥子、生地为使，或化痰，或凉血，尽从膀胱以下泻其火热之气。是上下之间，无非清凉而火热自散，又不损胃，故能扶危而不至生变也。

[**燥裂**]亡血之后，舌燥裂不能饮食者死。盖亡血，自然无血以生精，精涸则津亦涸，必然之势也。欲使口舌之干者重润，必须使精血之竭者重生，补精之方，六味丸最妙，然而六味丸单补肾中之精而不能上补口舌之津也，虽补肾于下亦能通津于上，然总觉缓不济急，余今定一方，名上下相资汤熟地、麦冬各一两，山萸肉、北沙参、当归、怀牛膝、生玉竹各五钱，人参、元参各三钱，北五味子二钱，车前子一钱，水煎服。此方补肾为君，而兼以补肺之药，子母相资，上下兼润，精生而液亦生，血生而津亦生矣，安在危亡之证，不可庆再生耶。

[**干肿**]燥证舌干肿大，溺血便血不止，亦是死证。盖感暑热之毒，至秋而燥极，肺金清肃之令不行，大小便热极而齐出血也。论理见血宜治血矣，然而治血，

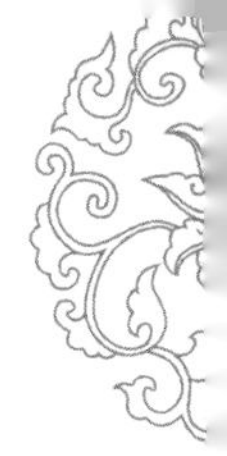

血偏不止，及至燥添而不可救。吾不治血而专治燥，方用兼润丸熟地、当归、白芍各一两，元参、麦冬、北沙参各二两，生地、车前子各五钱，地榆三钱，水煎服。一剂减半，二剂血止，便有生机。此方纯是补血妙品，惟用地榆以清水，车前子以利水，火清水利，不治血而血自治也。上录陈远公《石室秘录》。

舌病之原三

心开窍于舌，舌者心之官也。心属火，而火性升。其下降者，胃土右转，金敛而水藏也，胃逆而肺金失敛，则火遂其炎上之性，而病见于舌，疼痛热肿，于是作矣。火之为性降则通畅，升则堙郁，郁则苔生。舌苔者心液之瘀结也，郁于胃则苔黄，郁于肺则苔白。火盛而金燥则舌苔内涩，火衰而金寒则舌苔白滑，火衰而土湿则舌苔黄滑，火盛而土燥则舌苔黄涩。五行之理，旺则侮其所不胜，衰则见侮于所胜。水者火之敌，水胜而火负，则苔黑而滑；水负而火胜，则苔黑而涩。凡光滑滋润者，皆火衰而寒凝，凡芒刺焦裂者皆火盛而燥结也。心主言而言语之。机关则在于舌。舌之屈伸上下者,筋脉之柔和也。筋司于肝,肝气郁则筋脉短缩,而舌卷不能言。《灵枢·经脉篇》云:足厥阴气绝则筋急,筋者聚于阴器,而脉络于舌本,脉弗荣则筋急,筋急则引舌与卵,故唇青、舌卷、囊缩。足太阴气绝则脉不荣其唇舌,脉不荣则舌萎人中满,《素问·热论》,少阴脉贯肾,络于肺,系舌本,故口燥、舌干而渴。足三阴之脉皆络于舌,凡舌病之疼痛,热肿则责心火之升炎,若其滑涩、燥湿、挛缩、弛长诸变,当于各经求之也上录黄坤载《四圣心源》。

舌苔辨四

舌者心之官,法应南方,火本红而泽。伤寒邪气在表者,舌无苔,及邪气传里津液相搏,则舌生苔矣明理。舌上苔滑者,以丹田有热,胸中有寒,邪气相传入里也仲景。寒变为热者,则舌上之苔不滑而涩,是热耗精液,而滑者已干也。若热聚于胃，则舌黄。《金匮》云：舌黄者，下之黄自去。若舌上黑色者，又为热之极也。《灵枢》曰：热病口干，舌黑则死。心开窍于舌，黑为肾水之色。水火相刑，故知必死明理。肾虚有火，是为无根虚火。舌色淡黑二三点，用补肾降火之药。凡舌黑俱系危证，堆冷而滑如淡墨然者，乃无根之火也上录《东医宝鉴》。

舌色辨五

舌为心之官本红而泽。凡伤寒三四日以后，舌上有苔，必自润而燥，自滑而涩，由白而黄，由黄而黑，至焦干或生芒刺，皆邪气内缚由浅入深之证也。故凡邪气在表，舌则无苔，及其传里则津液干燥，而舌苔生矣。若邪犹未深其在半表半里之间，或邪气客于胸中者，其苔不黑不涩，止宜小柴胡之属以和之。若阳邪传里，胃中有热，则舌苔不滑而涩，宜栀子豉汤之属以清之。若烦躁欲饮数升者，白虎汤加人参之类主之。大都舌上黄苔而焦涩者胃府有邪热也，或清之或微下之。《金匮》曰：舌黄未下者，下之黄自去。然必大便燥实，脉沉有力而大渴者，方可下之。若微渴而脉不实，便不坚，苔不干燥芒刺者，不可下也。其有舌上黑苔而生芒刺者，则热更深矣，宜凉膈承气汤、大柴胡汤之属酌宜下之。若苔色虽黑滑而不涩者，便非实邪亦非火证，非惟不可下且不可清也。按伤寒诸书皆云：心为君主之官，开窍于舌。心主火，肾主水，黑为水色而见于心部，是为鬼邪相刑，故知必死。此虽据理之谈，然实有未必然者。夫五刑相制难免无克，此其所以为病。岂因克为病，便为必死？第当察其根本何如也。如黑色连地而灰黯无神，此其本原已败死无疑矣。若舌心焦黑而质地红活，未必皆为死证。阳实者清其胃火，火退自愈，何虑之有；其有元气大损而阴邪独见者，其色亦黄黑；真水涸竭者，其舌亦干焦。此肾中水火俱亏，原非实热之证。欲辨此者，但

察其形气脉色，自有虚实可辨。而从补从清，反如冰炭矣，故凡以焦黑干涩者，尚有非实非火之证。再若青黑少神而润滑不燥者，则无非水乘火位虚寒证也。若认此为火而苦寒一投，则余烬随灭矣。故凡见此者，但当详求脉证。以虚实为主，不可因其焦黑而热，言清火也，伤寒固尔，诸证亦然上录《景岳全书》。

辨　舌　法六

舌尖属心，舌根属肾，中间属脾胃，两边属肝胆。赤为热，深黄为湿热食滞，厚白为湿寒水饮，灰白为极虚极寒，紫黑为热极或脾胃有瘀血伏痰，芒刺燥裂亦为热极，红紫如猪肝为火灼胃，烂死证也录《医镜》。

舌者心之窍，凡病俱现于舌，能辨其色，证自显然。舌尖主心，舌中主脾胃，舌边主肝胆，舌根主肾。假如津液如常，口不燥渴，虽或发热，尚属表证。若舌苔粗白，渐厚而腻，是寒邪入胃挟浊饮而欲化火也，此时已不辨滋味矣，宜用半夏、藿香。迨厚腻而转黄色，邪已化火也，用半夏、黄芩。若热甚失治则变黑色，胃火甚也，用石膏、半夏，或黑而燥裂，则无半夏而纯用石膏、知母、麦冬、花粉之属以润之。至厚苔渐退，而舌底红色者，火灼水亏也，用鲜生地、麦冬、石斛以养之，此表邪之传里者也。其有脾胃虚寒者，则舌白无苔而润，甚者连唇口面色俱痿白，此或泄泻或受湿，脾无火力，速宜党参、焦术、木香、茯苓、炙甘草、干姜、大枣以振之。虚甚欲脱者，加附子、肉桂。若脾热者，舌中苔黄而薄，宜黄芩。心热者，舌尖必赤甚则起芒刺，宜连心、麦冬、竹叶卷心。肝热者，舌边赤或生芒刺，宜柴胡、黑山栀。其舌中苔厚而黄者，胃微热，也用石斛、知母、花粉、麦冬之类。若舌中苔厚而黑燥者，胃大热也，必用石膏、知母。如连牙床、唇口俱黑，则胃将蒸烂矣，非石膏三四两，生大黄一两加金汁水、鲜生地汁、天冬麦冬汁、银花露大剂投之不能救也。此惟时疫发斑及伤寒证中多有之。余尝治一独子，先后用石膏至十四斤余，而斑始透，病始退，此其中全恃识力。再有舌黑而润泽者，此系肾虚，宜六味地黄汤。若满舌红紫色而无苔者，此名绛舌，亦属肾气虚乏，宜生熟地、天麦冬等。更有病后绛色舌，如钱发亮而光，或舌底咽干而不饮凉，此肾气亏极，宜大剂六味地黄汤投之，以救其津液，方不枯涸上录《笔花医镜》。苔因内热致脾气闭滞不行，饮食津液停积于内，故苔见于外。若脾气不滞，则饮食运化津液流通，虽热甚不必有苔也吾每诊寒湿内盛者，往往舌不见苔，及服温散之剂，乃渐生白苔，转黄而病始愈矣。舌青或青紫而冷滑者为寒证，青紫而焦燥或胀大或卷缩者为热证。寒甚亦必卷缩，筋脉得寒而收引也，然必不焦燥，凡舌强硬短缩及神昏妄语者，不治。亦有痰病，而舌本硬缩及神昏不语者，当以形证色脉参之。热病舌本烂，热不止者死，伤寒阴阳易舌出数寸者死按此乃房劳复非阴阳易也。上录郭元峰《脉如》。

舌苔辨寒热七

伤寒表里轻重，验舌色，辨苔垢，亦得大半。今余分立白苔、黑苔、黄苔、燥苔、滑苔五者以为要。若舌色如常，身虽大热，是表热而里未有热也，但治其表。如见白苔而滑，邪在半表半里未入于里也，但宜和解。若见黄苔者，热在胃家，苔黄而干裂者，热已入里，宜清里热，若有下证者，可以下之。若见黑苔者，有二条分别：黑而焦裂硬刺者，里热已极，火极似炭之苔也；黑而有水软润而滑者，里寒已甚，水来克火之寒苔也。以上五者，验舌之大节目也，然仍要看证切脉，以参定之。

如舌上黑苔燥裂有刺，此里热无疑矣，然或身痛、或足冷、或无汗、或脉浮、或脉伏，仍从表证治之。虽不可用辛温之药，必宜辛凉散表，然后清里。若过用清热，则表汗不出，表邪不解。

如舌上生苔，口渴不能消水，脉浮大

不数，用清热之药，及加谵语神昏，此证多见不治。以舌苔主里热，渴宜消水，脉宜沉数，脉证相反故耳。然余以渴不消水，脉滑不数，拟以食滞用消导治之，亦有生者。自此而知，表邪夹食之证亦有舌苔生刺者也。大凡察病人之舌，沿边缺陷如锯齿状者，此不治之证也以上录秦皇士《伤寒大白》。

然有苔黑属寒者，必舌无芒刺，口有津液也，即小便之赤白，口中之润燥，舌苔之滑涩，亦皆因乎津液之荣枯，未足凭以遽断寒热也。故尤宜以脉之有力、无力细辨之，总之医家治病，须随机应变，活泼泼地不可胶执一方，不可泥滞一药，不必以药治病，惟以药治脉可也。古今气运不同，旧方新病何能符合，只可读其书，广其义，考其方，得其理，潜心默究，自得其神。即罗氏譬之拆旧料而改新房，务必工稳耳上录雇练江《疡医大全》。

舌色辨吉凶八

在表则无苔按白苔亦属表证，在半表半里苔白而滑，在里则黄苔，热甚则黑苔，芒刺，不热不渴，黑苔有津为寒。舌乃心苗，红为本色，故吉；黑为水色，故凶。凡舌硬、舌肿、舌卷、舌短、舌强者，十不救一二。舌缩神昏脉脱者，死不治。夏月黑苔可治，冬月黑苔难医，黑苔刮不去，易生刺裂者死。凡见舌苔，以井水浸青布擦净舌苔，以薄荷细末，蜜调敷之。吐舌者，掺冰片末即收上录李士材《伤寒括要》。

温热辨舌心法九

心开窍于舌，脾之大络系于舌本，肝肾脉亦通舌本。凡木舌、重舌、舌衄属心经燥热，舌菌、舌垫、舌肿大塞口属脾经湿热挟心火上壅，舌本强硬为热兼痰。若舌卷短，痿软枯小，则肝肾阴涸，而舌因无神气矣。温病初起，舌苔白而少津者，宜杏仁、桔梗、牛蒡之类，辛润以解搏束，桑叶、篓皮之类轻清以解燥热，佐栀皮、连翘之微苦微燥。舌苔白而底绛，湿遏热伏也，须防变干，宜辛淡轻清，泄湿透热，如三仁汤以蔻皮易蔻仁，稍佐滑石、淡竹叶、芦根之类，以清化之。初病舌苔白燥而薄，或黄燥而薄，为胃肾阴亏。其神不昏者，宜鲜生地、元参、麦冬等味以救阴分两不宜过重，恐遏伏邪热，银花、知母、芦根、竹叶等味以化邪，尤须加辛润以透达。若神即昏者，加以开闭，如普济丹，清上丸此二方无考，开闭可用紫雪丹，王定牛黄清心丸可也。迟则内闭外脱，不治。舌苔燥如白砂者，此温邪过重，宜速下之，佐以甘凉救液。白燥而厚者，调胃承气汤下之，佐以清润养阴，如鲜生地、元参、梨汁、芦根之类。若白腻不燥，自觉闷极，口甜吐浊涎沫，宜加减正气散，加佩兰、神曲。若舌胀大不能出口，属脾湿胃热郁极，前法加大黄汁利之。舌白不燥，或黄白相兼，或灰白不渴，此湿热郁而未达或素多痰饮，虽中脘痞痛，亦不可攻，宜用开化，如杏、蔻、枳、桔、陈皮、茯苓、通草之类。舌苔白腻，胸膈闷痛，心烦干呕，欲饮水，水入则吐，此热因饮郁而生，宜辛凉化饮，如白芥子、细辛、通草、茯苓、猪苓、泽泻、米仁、滑石、竹叶、芦根。如饮热并重，舌苔黄腻，宜辛苦通降，佐以淡渗，如小陷胸汤、半夏泻心汤，去参、甘、大枣，以姜汁炒黄连代干姜，加通草、茯苓、蒌皮、薤白等味。黄芩滑石汤、黄连温胆汤，均可选用。邪传心胞，神昏谵烦，如舌苔黄腻，仍属气分湿热内蒙包络，宜半夏泻心汤、小陷胸等汤。或用杏仁、白芥子、姜汁、炒川连、盐水炒木通、连翘、滑石、淡竹叶、芦根、蒌皮之类辛润以通之，咸苦以降之，清淡以泄之，凉膈散亦可间用，宁上丸、普济丹亦效。若舌赤无苔，此证与前证同一神昏，而虚实相反，前系湿热明徵，此系伤阴。确据神昏为内闭之象，闭则宜开。心宫乃虚灵之所，虚则忌实，宜犀角、鲜生地、连翘、银花、郁金、鲜石菖蒲、鲜芦根、梨汁、竹沥少和姜汁，缓煎热服，再用宁上丸、普济丹，开闭养阴。地黄用鲜者，取其滑利，少和姜汁，凉药热饮，取其流连，此即阴阳开阖之理。芦根尤宜多用，轻清甘凉，两饮金水，又能泄热化湿，从膀胱而解。如此治法，断无不效之理。最忌一派苦寒，冰伏阴柔浊腻。今时习俗，尤误于温病伤阴之说，不知气分热郁烁津之理，每见舌绛，便用大剂阴柔，是浊热已遏上焦气分，又用浊药，两浊相合，逼令邪气深入膏肓，深入骨髓，遂成固结不解之势。又或舌苔黄腻，明系气分湿热熏蒸，法宜辛苦开化，乃不用开化，而用大剂凉药，亦足逼令邪气深伏，邪伏则胃气不得上升，舌苔因之亦伏转成舌绛无苔矣。若舌色紫暗，扪之湿润，乃其入胸膈中，素有虚瘀与热相搏，宜鲜生地、犀角、丹皮、丹参、赤芍、郁金、花粉、桃仁、藕汁等味凉血化瘀。舌紫肿大或生大红点者，乃热毒乘心，用导赤犀角加黄连金汁治之，或稍加大黄汗利之。舌绛欲伸而抵齿难伸者，此痰阻舌窍，肝风内动，宜于清化剂中加竹沥、姜汁、胆星、川贝等味以化热痰。切勿滋腻遏伏火邪，其有因寒凉阴柔遏伏者，往往愈清愈燥，愈滋愈干。又宜甘平、甘润，佐以辛润透邪，其津乃回。若舌与满口生白衣为霉苔，或生糜点，谓之口糜。因其人胃肾阴虚，中无砥柱，湿热用事，混合熏蒸，证属难治，酌用导赤、犀角、地黄之类服之。舌心绛干，乃胃热上烁心营，宜清心胃。舌尖绛干，乃心火上炎，宜导赤以泻其府。舌绛而光亮、绛而不鲜甚至干晦痿枯者，或淡而无色如猪腰样者，此胃肝肾阴枯极，而舌无神气者也，急宜加减炙甘草汤，加沙参、玉竹、鸡子黄、生龟板等类，甘平濡润以救之。黑为肾色，苔黑燥而厚，此胃肠邪结伤及肾阴，宜大承气汤，咸苦下之。黑燥而不甚厚，调胃承气汤微利之，或增液承气汤润下之。若舌淡黑，而津不满者，此肾虚无根之火上炎，用复

脉、生脉辈救之。舌苔黄厚，脉息沉数，中脘按之微痛，大便不解，或虽解无多，或虽多而仍觉不爽，宜于辛苦剂中兼用酒制大黄为丸，缓化而行，往往服一二次，大解一次，再服再解，如此五七次，而邪始尽也。若舌如沉香色，或黄黑而燥，脉沉实而小，甚者，沉微似伏，四肢发厥，或渴喜热饮，此皆里气不通之象，酌用三承气汤下之。阴伤者，加鲜生地、元参、知母、芦根之类足矣。盖速下其邪即所以存津液也，必得苔退脉静身凉，舌之两旁生出白薄苔，方为邪尽，一切外邪伏邪均系如此。

按：此篇诊舌之法颇为精细，录于石芾南《医原》中，至于舌苔白燥、黄燥、黑燥始用承气汤下之，亦未尽善。余曾治温病数人，往往数日不大便，燥粪已结，而舌苔始终滑润，无舌苔可据者，要之余所遇者其变。石氏所论者其常也，知常知变而后可与言医。

舌质舌苔辨+

凡察舌，须分舌质舌苔。舌苔虽恶，舌质如常，胃气浊恶而已。苔从舌里生出，刮之不能全净者，气血尚能交纽，为有根也。

凡舌苔，以匀薄有根为吉。白而厚者，湿中有热也。忽厚忽薄者，在轻病为神气有权，在困病为肾气将熄。边厚中黄或中道无苔者，阴虚血虚也。中道一线深陷极窄如隙者，胃痿也。舌根高起累累如豆，中路人字纹深广者，胃有积也。舌上星点赤而鼓起者，胃热也，在两旁主肝热，在尖主心热。淡而陷下者，胃虚也，在小儿为有滞、有虫。望似有苔，一刮即净，全无苔迹者，血虚也。一片厚苔，或黄或白，如湿粉所涂，两边不能渐匀渐薄者，胃绝也。

舌上津液如常，邪尚在表，见白苔而滑，厚而腻是寒邪入胃矣；黄而厚者，已化热也；黄而燥者，热已盛也；厚苔渐退而底

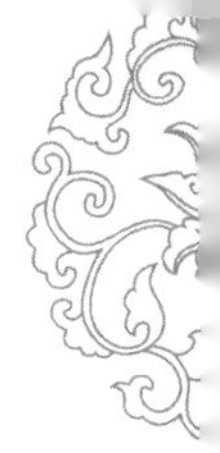

色红如猪肝者，火灼水亏津液将竭也。见黑苔有二，如黑而焦裂硬刺者，为火极似炭之热苔；如黑而有津软润而滑者，为水来克火之寒苔；如连牙床唇口俱黑者，则胃将蒸烂矣。在时疫斑疹伤寒热病多有之。更有舌中忽一块如钱无苔而深红者，此脾胃包络津液大亏润溉不周也。亦有瘀血在于胃中，无病或病愈而见此苔者，宜疏消瘀积，不得徒滋津液。按：舌面细如鱼子者，心与命门真火所鼓，若包络有凝痰，命门有伏冷，则舌面忽一块光平如镜，此论伤寒外感也。温热初发便烦热发渴，舌正赤而多白苔如积粉者，虽滑，亦当以白虎清内热也。又中宫有水饮者，舌多不燥，不可误认为寒证也。亦有虚热者，舌心虽黑或灰黑而无积苔，舌形枯瘦而不甚赤，其证烦渴耳聋，身热不止，大便五六日或十余日不行，腹不硬满，按之不痛，睡中或呢喃一二句，或带笑或叹息，此津枯血燥之虚热也，宜大料六味汤，若误与承气必死矣此论温热也。

黑苔者，血瘀也；灰苔者，血瘀而挟痰

水也。妇人伤寒时病，最易生黑苔，不得遽以为凶，旧法黑苔以芒刺、燥裂、湿润、细腻分寒热。余历诊瘀血苔黑，虽内热而不遽起刺，有烟瘾人苔易燥刺，而非必内有真热，不过肺胃津伤耳。凡见灰黑二苔，总宜兼用行血，其证寒热甚者，必神昏谵语，无寒热者，必胸胁有一块结热，内烦而夜不安眠也。若僵缩言语不利或身重不能转侧，及一边不能眠，乃凶。舌枯晦而起刺者，血燥热结也，虽结黑壳，犹有生者。平人胃中，夙有冷痰瘀血，舌上常见一块光平如镜，又凡有痞积及心胃气痛者，病时舌苔多见怪异，妇女尤甚以上摘录周徵之《诊家真诀》。

第三十一章　察舌辨证之医案

一、黑苔医案八则

薛立斋云：余昔留都时，地官主事郑汝东妹婿患伤寒，舌见全黑。院内医士鲁禧曰："当用附子理中汤。"人咸惊骇而止，及其困甚治棺，鲁与其邻，往复视之，谓:“用前药犹有生意。”其家既待以死,拼而从之,数剂而愈。大抵舌黑之证,有火极似水者,即杜学士所谓“薪为黑炭之意也”,宜凉膈散之类,以泻其阳。有水来克火者,即鲁医士所疗是也,宜理中汤以消阴翳,又须以老姜切平擦其舌,色稍退者可治,坚不退者不可治。

又弘治辛酉,金台姜梦辉患伤寒,亦得黑苔,手足厥冷,吐逆不止,众医犹作火治。凡致危殆,判院吴仁斋用附子理中汤而愈。夫医之为道,有是病必有是药,附子疗寒,其效可数,奈何世皆以为必不可用之药,宁视人之死而不救,不亦哀哉?凡用药得宜,效应不爽,不可便谓为百无一生而弃之也。

张景岳云:余在燕都,尝治一王生,患阴虚伤寒,年出三旬,而舌黑之甚,其芒刺干裂,焦黑如炭,身热便结,大渴喜冷,而脉则无力,神则昏沉,群医谓阳证阴脉必死无疑。余察其形气未脱,遂以甘温壮水等药大剂进之，以救其本，仍间用凉水以滋其标。盖水为天一之精，凉能解热耳，可助阴，非若苦寒伤气者之比。故于津液干燥，阴虚便结，而热渴火盛之证，亦所不忌。由是水药并进，前后凡用人参、熟地各一二斤，附子、肉桂各数两，冷水亦一二斗，然后诸证渐退，饮食渐进，神气俱复矣。但察其舌，黑则分毫不减，余甚疑之，莫得其解。再后数日，忽舌上脱一黑壳，而内则新肉灿然，始知其肤腠焦枯，死而复活。使非大为滋补，安望再生。若此一证，特举其甚者纪之。此外凡舌黑用补，而得以保全者，盖不可枚举矣。所以凡诊伤寒者，当以舌色辨表里，以舌色辨寒热，皆不可不知也。若以舌色辨虚实则不能无误，盖实固能黑，以火盛而焦也，虚亦能黑，以水亏而枯也。若以舌黄、舌黑悉认为实热，则阴虚之证万无一生矣上录《金镜录》。

龚子才曰：一人舌青黑有刺，乃热剧

也，欲以舌贴土壁上稍可。良由思虑过度怒气所得，为制一方，名清心散，服之即效。方用赤茯神、枣仁、麦冬、胡麻仁、黄连各一钱，远志五分，木通、连翘各八分，甘草三分，清水煎服。

《舌辨》云：一妇人症已危笃甚，其舌黑而厚隔瓣。余掘开其舌底有红色，余曰：证虽危可救，以大承气汤加减，一剂则知人，二剂而安。

又云：一人有此舌，墨滑数点，用大柴胡汤加减下之，次早则舌滑俱无，而见稍微红色，次调理而安。

又云：一孕妇伤寒证已愈，次病头面肿大，痛甚难禁。余用三黄俱酒煮牛蒡子、薄荷、白芷、防风、石膏，四剂全愈。

梁特严云：余于辛卯七月，道出清江浦，见船户数人同染瘟疫，浑身发臭，不省人事，医者俱云不治，置之岸上，徐俟其死。余目击心悯，姑往诊视，皆口开吹气，舌则黑苔黑瓣底。其亲人向余求救，不忍袖手，即教以十全苦寒救补汤，生石膏加重四倍，循环急灌。一日夜连投多剂，病人陆续泻出极臭之红黑粪甚多，次日黑中舌瓣渐退，复连服数剂，三日皆全愈。是时清江疫疠大作，未得治法，辄数日而死。有闻船户之事者，群来求治，切其脉皆怪绝难凭，望其舌竟皆黑瓣底，均以前法告之。其信者皆一二日即愈，其稍知医书者，不肯多服苦寒，仍归无救。余因稍有感冒留住十日，以一方救活四十九人，颇得"仙方"之誉。

王孟英治王氏妇，年七旬有三，风温伤肺，头晕目眩，舌缩无津，身痛肢厥，口干不饮，昏昧鼻鼾，语言难出，寸脉大。证属痰热阻窍，先清气分邪热，杏仁、象贝、羚羊、花粉、竹茹、桑叶、焦山栀，一服症减肢和。但舌心黑而尖绛，乃心胃火燔，心其入营劫液，用鲜生地、犀角汁、元参、丹皮、麦冬、阿胶、蔗浆、梨汁，三服色润神苏，身凉脉静。但大便未通，不嗜粥饮，乃灼热伤阴，津液未复，继与调养胃阴，兼佐醒脾，旬日霍然。

二、红舌医案二则

孟英治姚某，年未三旬，烟瘾甚大。适伊母病温而殁，劳瘁悲哀之际，复病温邪，胁痛筋掣，气逆痰多，壮热神昏，茎缩自汗。医皆束手，所亲徐丽生嘱其速孟英视之。脉见芤数，舌绛无津，有阴虚阳越热炽液枯之险，况初发即尔，其根蒂之不坚可知。与犀、羚、元参、知母壮水熄风，苁蓉、楝实、鼠矢、石英潜阳镇逆，沙参、麦冬、石解、玉竹益元充津，花粉、栀子、银花、丝瓜络蠲痰清热，一剂知，四剂安，随以大剂养阴而愈。

又治姚令舆室，素患喘嗽，复病春温。医知其本元久亏，投以温补，痉厥神昏，耳聋谵语，面赤舌绛，痰喘不眠，医皆束手矣。延孟英诊之，脉犹弦滑，曰证虽危险，生机未绝，遽尔轻弃毋乃太忍。与犀角、羚羊、元参、沙参、知母、花粉、石膏以清热熄风，救阴生液，佐苁蓉、石英、鳖鱼甲、金铃、旋覆、贝母、竹沥以潜阳镇逆，通络蠲痰。三剂而平，继去犀、铃、石膏加生地，服旬日而愈。

三、紫泡舌医案二则

程杏轩治汪木工，夏间寒热呕泻，自汗头痛。他医与疏表和中药，呕泻止而发热不退，汗多口渴，形倦懒言，舌苔微黄而润，脉虚细，用清暑益气汤加减。服一剂，夜热更其，谵狂不安，次早复诊脉更细，舌苔色紫，肉碎，凝有血痕，渴嗜饮冷。此必热邪内伏未透，当舍脉从证，改用白虎汤加鲜生地、丹皮、山栀、黄芩、竹叶、灯心。服药后，周身汗出，谵狂虽定，神呆，手足冰冷，按脉至骨不见，阖目不省人事，知为热厥。舌形短而厚，满舌俱起紫泡，大如葡萄，并有青黄黑绿杂色罩于上。后用紫雪丹，蜜调涂舌上，前方再加入犀角、黄连、元参以清热，金汁、人中黄、银花、绿豆以解毒，另用冬雪水煎药，厥回脉出，舌泡

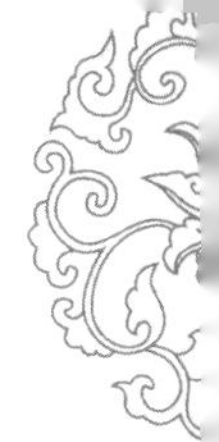

消苔退，仅紫干耳。再剂热净神清，舌色如常。是役也，程谓：能审其阳证似阴于后，未能察其实证类虚于前。自咎学力未到，以初用清暑益气汤之误也。

王士[①]雄治徐月严令正，年逾四旬，暮春患痰嗽发热。医者询知病当泛后，于荆防发散中，加当归、姜枣为方。服三剂，血随痰溢，口舌起泡如紫葡萄者八枚，下唇右角肿凸如拇指大，色如黑枣，咽痛碍饮，或云瓜瓤瘟，或云葡萄瘟。医者望而却走，浼余往视。口秽喷人，颊颚如漆，舌紫苔色如靛，臂斑或黑或蓝，溲若沸油，渴呃多汗，脉形细涩，数夜无眠，此仍阴分素亏，热伏营分，气机郁结，痰阻上窍。询其胸背，斑已遍身，幸而血溢汗多，毒邪犹有出路，故不昏陷。令取锡类散吹喉，并以童溺、藕汁、梨汁频灌，随用元参、丹参、紫草、花粉、银花、焦栀、连翘、鲜石斛、鲜大青、竹茹、枇杷叶、夏枯草、蔷薇根、海蛇

① 士：原作“壬”，据会文本及文理改。

煎调神犀丹。两剂后，舌本转赤，苔色见黄。四剂后，血止咽松脉转弦数。六剂便行，口秽始减，泡平而唇亦消。八剂嗽平而苔退，脉柔和，斑回而痕如黑漆，始改轻清，善后径愈。

四、人字纹舌医案二则

白苔亦有人字纹。如程杏轩治一农人，患伤寒数日，寒热交作，自汗如雨，脉虚神倦，舌苔白滑，分开两岐，宛如刀划。考已任遍有阴证误服凉药，舌见人字纹之语，先与六味回阳饮，继进左右二归饮数剂，舌苔渐退而愈。黑苔亦有人字纹，如杨乘六治沈姓外感证，危甚，舌黑而枯，满舌遍裂人字纹，曰：脉不必诊也，此肾气凌心，八味证也，误用芩连无救矣，逾日果殁。他如《伤寒金镜录》有裂纹如人字形者，因君火燔灼，热毒炎上而发，用凉膈散治之。以上两案一则舌白，一则舌黑，皆用温药，尤当辨明脉证，分别治之。

五、蓝舌医案二则

《舌辨》云：余治孙仁泉伤寒后月余。舌蓝如靛，其斑亦蓝如大萍遍身，自服表剂不应，询其故，曰：斑不赤故表之。余曰：非表可治，三脏气已绝矣。因心不能生脾，脾不能生肺，肺不能制肝，肝木猖獗，脾土受克，则不食四肢堕脾痞，口不知味。余谓不治，果旬日而殁。

又云：浑蓝舌者，乃病后失于调理，脾胃全无生气也，必死。曩治一伤寒后二十余日，失于调理，恣意饮食，得此舌苔，胸微闷，脉微细。余不下药，何也？盖肝色纯蓝而胃土无气也，众不信，翌日果死。

六、舌强医案四则

薛己治一妇人，善怒，舌本强，手臂麻。薛曰：舌本属脾，被木克制故耳，用六君子汤加柴胡、白芍治之。

又治郑秋官过饮，舌本强肿，语言不清，此脾虚湿热。用补中益气汤加神曲、麦芽、干葛、泽泻而愈。

又学士吴北川过饮痰壅，舌本强硬，服降火化痰药，痰气益甚，肢体不遂，薛作脾虚湿热治之而愈。

又一男子舌下牵强，手大指次指不仁，或大便闭结，或皮肤赤晕。薛曰：大肠之脉散舌下，此大肠血虚风热，当用逍遥散加槐角、秦艽治之。

七、舌肿医案五则

宋度宗欲赏花，一夜忽舌肿满口，蔡御医用干姜、蒲黄末等分，干掺而愈。盖舌乃心之外候，而手厥阴相火乃心之臣使，蒲黄活血凉血，得干姜是阴阳相济也芝隐方。

薛己曰：一膏粱之人患舌肿，敷服皆消肿之药。舌肿势急，与刺舌尖，反两旁出紫血杯许，肿消，二更服犀角地黄汤二剂。翌早复肿胀，仍刺去紫血杯许，亦消一二，仍服前汤。良久舌大肿，又刺去黑血二杯许，肿渐消，忽寒热作呕，头痛作晕，脉浮洪而数。此邪虽去而元气愈伤，与补中益气汤，倍参、芪、归、术，四剂而安，又数剂而愈。

张子和曰：南邻朱老翁，年六十余岁。身热数日不已，舌根肿起，和舌尖亦肿，肿至满口，比原舌大二倍。一外科以燔针刺其舌两旁下廉泉穴，病势转凶，将至颠戏。戴人曰：血实者宜决之，以铍针磨令锋极尖，轻砭之日砭八九次，血出约一二盏，如此者三次，渐而血少，痛减肿消。夫舌者，心之外候也，心主血则血出则愈。又曰：诸痛疡疮皆属心火燔针艾火，是何义也。

一妇人，木舌胀，其舌满口，诸药不愈。余用铍针，小而锐者，砭之五七度肿减，三日方平。计所出血，几至盈斗。

缪氏子，年十六岁。舌上重生小舌，肿不能言，不能食物。医以刀割之，敷以药，阅时又生，屡治不痊，精力日惫。向余求药，捡方书，用蛇蜕烧灰，研末敷之立愈，后不复发。

八、舌出医案四则

元顺帝之长公主驸马，刚噶勒藏庆王，因坠马得一奇疾，两眼黑睛俱无，而舌出至胸。诸医罔知所措，广惠司卿聂济尔，乃伊啰勒琨人也，尝识此证，遂剪去之，顷间复生一舌，亦剪之，又于真舌两边，各去一指许，却涂以药而愈录《辍耕录》。

凌汉章治一男子，病后舌吐。凌兄亦知医，谓曰：此病后近女色太早也。舌者心之苗，肾水竭，不能制心火，病在阴虚，其穴在左股太阳，是当以阴攻阳。凌曰：然。如其穴针之，舌吐如故。凌曰：此知泻而不知补也，补数针，舌渐复如故《明史》。

何首庸治前锋赖将军，舌本肿出不能缩入，何曰：心气亟热也，如久则饮食不下而死矣。炙饮器灼之，肿消，再投以汤剂立愈《云南通志》。

《古今医统》曰：王贶治一大贾，因失惊舌伸出，遂不能收，经旬食不下咽，尪羸

已甚。国医不能疗，其家榜于市曰：有能者酬千金。贶医名未著，学且未精，因捡《针经》，有针法治此疾，遂往治之。用针舌之底，抽针出，舌遂伸缩如平时。

九、舌缩医案一则

冯楚瞻治一人，无故舌缩不能言，用白芥子研末，醋调敷颈项下，即能言。服清脾降火等汤，再用紫雪冰片散吹之而安。

十、舌烂医案三则

先兄口舌糜烂，痰涎上壅，饮食如常，遇大风欲仆地。用补中益气汤及八味丸即愈，间药数日仍作。每劳苦，则痰盛目赤，漱以冷水，舌稍愈，顷间舌益甚，用附子片噙之即愈。服前二药，诸证方痊《薛氏医案》。

工部徐检斋口舌生疮，喜冷饮食，或咽喉作痛，大便秘结，此实热也同上。

王孟英治段春木之室烂喉，内外科治之束手。姚雪蕉孝廉荐孟英视之。骨瘦如柴，肌热如烙，韧痰阻于咽喉，不能咯吐，须以纸帛搅而曳之，患处红肿，白腐，龈舌皆糜烂，米饮不沾，月事非期而至。按其脉左细数，右弦滑。曰：此阴亏之体，伏火之病失于凉降，扰及于营。先以犀角地黄汤清营分而调妄行之血，续与白虎汤加西洋参等肃气道而泻燎原之火，外用锡类散扫痰腐而消恶毒，继投甘润药蠲余热而充津液。日以向安，月余而起。

十一、舌痛医案一则

仲侍御多思虑，舌作痛，用苦寒降火药，发热便血，盗汗口干，肢体日瘦。此脾气亏损，血虚生热，用加味归脾汤而愈薛己治验。

十二、舌断医案二则

有人自行被攧，穿断舌心，血出不止。米醋用鸡翎刷所断处，其血即止，仍用真蒲黄、杏仁去皮尖、硼砂少许研为细末，炼蜜调药，稀稠得所，噙化而安《得效方》。

钱国宾治板桥李氏仆刘二，与租房之

妇私，年余不收其租。一日主人算账无抵，刘二坐逼，妇恨将刘舌咬下二寸。延视，根肿满，汤水不下，制金疮药，用败龟板烧烟带黑色一两、血竭一钱、冰片三分共末掺上，血痛俱止，肿尚未消。其人昏厥不省，梦关帝示以半红半白鸡豆子大药一粒，用无根水吞服，即生矣。惊觉难言，讨笔书，众人方知。自是其肿渐消，可灌饮汤，或薄粥。其舌长完，比前大小一样，日服参芪归术汤愈。

第三十二章　辨舌证治要方

察病于舌色，较切脉更有把握，盖舌无隔膜，且为心苗，目视明澈，胜于手揣，病既察定，然后立方用药，自必效如桴鼓。兹就本书引用应备各方，分列发表、攻里、和解、化利、清凉、温散、补益、杂治为八节，聊备参考，略附主治。效能于各方之下，俾互相发明。

第一节 发表之剂

[香苏饮]

生香附钱半　紫苏叶二钱　陈皮钱半　生甘草七分

加姜葱煎。咳嗽加杏仁、桑皮，有痰加半夏，头痛加川芎、白芷，伤风鼻塞头昏加羌活、荆芥。

[加味香苏饮]《医学心悟》

即前方加秦艽、荆芥、川芎、蔓荆子各一钱。

[参苏饮]

治外感风寒，内积痰饮，虚热便血，表里虚实兼治之剂。

西党参　紫苏叶　干姜　前胡　半夏　茯苓　陈皮　生甘草　炒枳壳　桔梗　木香

加姜枣煎。外感多者去枣加葱白，肺中有火者去人参加杏仁、桑叶。泄泻者加扁豆、白术。

［**大羌活汤**］

羌活　防风　独活　细辛　防己　黄芩　黄连　苍术　白术炒　生甘草　知母　川芎　生地黄

水两碗，煎一碗服。

［**冲和灵宝饮**］

即前方去独活、防己、黄连、苍白术、知母，加柴胡、白芷、葛根、石膏。

［**柴葛解肌汤**］治太阳阳明合病，头痛鼻干不眠，恶寒无汗。

柴胡　葛根　羌活　白芷　黄芩　芍药　桔梗　甘草　生石膏

加姜枣煎服。无汗恶寒甚者去黄芩，冬月加麻黄，春月少加，夏月加苏叶。

［**葛根汤**］治头项强痛，背强，脉浮，无汗恶寒，兼治风寒在表而自利者。

葛根　麻黄　生姜　桂枝　芍药　甘草　大枣

水煎服。

［**升麻葛根汤**钱氏］治阳明表热下利，

兼治痘疹初发。

升麻　葛根　芍药各二钱　炙甘草一钱

加生姜水煎服。

［**柴胡桂枝汤**］治心腹卒痛，肝木乘脾土。

柴胡　黄芩　半夏　生甘草　芍药　桂枝　大枣　生姜

［**人参败毒散**］

人参　茯苓　枳壳　桔梗　前胡　柴胡　羌活　独活　川芎各一钱　生甘草五分

加生姜煎。烦热口渴加黄芩，本方加陈仓米名仓廪散，治噤口痢。

［**藿香正气散**］治外感风寒，内伤饮食，憎寒壮热，胸膈满闷。

藿香　紫苏叶　白芷　大腹皮　茯苓　白术炒　陈皮　半夏曲　厚朴　桔梗　生甘草

加姜枣煎。

［**小续命汤**］治中风㖞邪不遂，语言

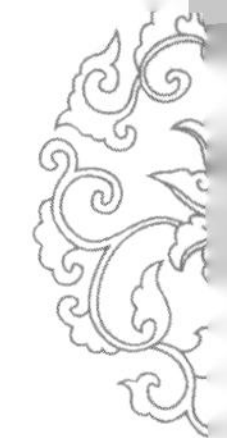

涩蹇，及刚柔二痉，亦治厥阴风湿。

防风钱半　桂枝　麻黄　人参　酒芍　杏仁　川芎　黄芩　防己　甘草各八分　附子四分

加姜枣煎服。

［**香薷饮**］

香薷　制川朴　扁豆衣

［**黄连香薷饮**］即前方加黄连。

［**五物香薷饮**］即前方加茯苓、生甘草。

［**六味香薷饮**］即五物香薷饮加木瓜。

［**十味香薷饮**］即六味香薷饮加参、芪、陈、术。

［**二香散**］即五味香薷饮合香苏饮。

［**藿薷汤**］即三物香薷饮合藿香正气汤。

［**香葛汤**］即三物香薷饮加葛根。

［**银翘散**辛凉平剂］

金银花　连翘壳　苦桔梗　苏薄荷

竹叶　生甘草　淡豆豉　荆芥　牛蒡子　鲜苇根

水煎服。

［**葱豉汤**］治虚人风热，伏气发温，及产后感冒皆效。

葱白一握　香豉一合

水煎日三服。

［**栀豉汤**］治汗下之后，正气已虚，尚有痰涎滞气，凝结上焦，以此引吐。

栀子十四枚　香豉四合

水四升，先煮栀子得二升半，同豉煮取升半去滓，分为二服，得吐止后服。

［**元参升麻汤**］

黑元参　牛蒡子　绿升麻　僵蚕　连翘　防风　黄芩　黄连　桔梗　生甘草　水煎服。

［**化斑汤**］

犀角　鲜生地　黑元参　丹皮　生石膏　肥知母　鲜大青叶　生甘草　金银花

水煎服。

[**人参化斑汤**]即前方加人参。

[**黄连化斑汤**]即前方加黄连。

[**消斑青黛饮**]

犀角　黄连　青黛　生石膏　知母　栀子　元参　鲜生地　柴胡　人参　生甘草　姜枣

水煎服，加醋一匙冲。大便实者，去人参，加大黄。

[**葱豉白虎汤**]

鲜葱白三枚　淡豆豉三钱　生石膏四钱　北细辛三分　生甘草五分　生粳米三钱

水煎服。

第二节　攻里之剂

[**大承气汤**]治阳明病，痞满燥实，谵语烦渴，腹痛便闭。

大黄酒浸，四钱　芒硝二钱　川朴姜制，四钱　枳实麸炒，二钱

水煎温服。

[**小承气汤**]治阳明病，心腹痞满，潮

热狂言而喘。

大黄酒浸,三钱　厚朴二钱　炒枳实一钱

水煎温服。

［**调胃承气汤**］治阳明病,不恶寒,反恶热,大便闭,谵语者。

大黄酒浸,三钱　芒硝三钱　炙甘草二钱

水煎温服。

［**白虎承气汤**］

大黄三钱　芒硝钱半　知母三钱　甘草钱半　生石膏六钱　粳米一钱

水煎温服。

［**增液承气汤**］

鲜生地　黑元参　麦冬　大黄　芒硝

水煎温服。

［**桃仁承气汤**］治热结膀胱,小腹①胀满,大便黑,小便利,燥渴谵语,蓄血发热如狂,及血瘀胃痛,腹痛胁痛。

桃仁五十粒　大黄四钱　芒硝　甘草

① 腹:原作"便",据育新书局本改。

桂枝各二钱

水煎温服。

［**抵当汤**］治脉微而沉，反不结胸，其人如狂者。以热在下焦，小腹当硬满，小便自利者，必有蓄血，令人善忘。所以然者，以太阳随经瘀热在里故也。

水蛭三十个，猪脂熬黑　虻虫三十个，去头足翅　桃仁二十枚，去头尖，研　大黄四两

［**桃仁地当汤**］治热在下焦，小腹硬满，瘀血在里，小便自利，屎硬，如狂善妄等症。

大黄三钱　鲜生地四钱　当归尾二钱　桃仁三钱　炒穿甲钱半　元明粉钱半　瑶桂心五分冲

水煎温服。

养荣承气汤

大黄酒浸二钱　厚朴　枳实各一钱　知母　当归　芍药　鲜生地各一钱

加姜煎。

［**小陷胸汤**］治痰热塞胸。

栝蒌实五钱　黄连钱半　半夏三钱

水煎温服。

［**大陷胸汤**］

煨甘遂一钱　生锦纹二钱　元明粉钱半

水煎温服。

［**更衣丸**］

芦荟七钱　朱砂五钱

右药研末，滴烧酒为丸。

［**备急丸**］治热邪暴死。

巴豆霜一钱　干姜三钱　大黄三钱

共为末糊丸，如绿豆大。

［**十枣汤**］治水蓄积胁内肿胀者。

芫花醋炒三钱　甘遂煨三钱　大戟蒸晒三钱

共研末，枣肉煮烂为丸。

［**己椒历黄丸**］治腹满，口舌干燥，肠间有水气。

防己　川椒目　葶苈子熬　大黄各等分

上四味为末蜜丸，如梧子大，先食饮

服一丸，日三服口中有津液渴者，加芒硝半两。

［**陶氏黄龙汤**］治胃实失下，虚极热极，循衣撮空，不下必死者。

人参钱半　熟地三钱　当归二钱　大黄酒浸三钱　芒硝二钱　枳实二钱　厚朴钱半

水煎温服。

［**新加黄龙汤**］

鲜生地五钱　人参钱半　生大黄三钱　芒硝一钱　元参五钱　生甘草二钱　麦冬五钱连心　当归钱半　海参二条　姜汁六匙

水八杯，煮取三杯，先用一杯冲参汁五分、姜汁二匙。顿服之，如腹中有响声，转矢气者为欲便也。

［**十全苦寒救补汤**］

生石膏八两研粉　生知母六钱去毛　黄柏四钱　黄芩六钱　生大黄　元明粉各三钱　制川朴一钱　生枳实钱半　黑犀角头四钱

水煎温服。

［**三黄泻心汤**］

大黄三钱　小川连一钱　青子芩钱半

水煎温服。

[**大黄黄连泻心汤**]此泻虚热，非荡实热也。

大黄三钱　黄连钱半

麻沸汤渍之，须臾后去滓，分温再服。

[**半夏泻心汤**]

半夏　黄芩　干姜　炙甘草　人参各二两　黄连一两　大枣十二枚

水一斗，煮取六升，去滓再煎取三升。温服一升，日三服。

[**济川煎方**]

当归三钱　川芎一钱　淡苁蓉三钱　泽泻三钱　升麻一钱　炒枳壳钱半

清水煎服。

第三节　和解之剂

[**小柴胡汤**]

柴胡三钱　黄芩二钱　人参　炙甘草各二钱　半夏三钱　生姜二钱　大枣三枚

水煎温服。

[**柴胡汤**]

柴胡三钱　黄芩一钱　陈皮一钱　生甘草一钱　大枣二枚

小柴胡汤用人参、半夏，今表实故不用人参，无呕吐不加半夏。

［**大柴胡汤**］治表有寒热，胁痛诸证。

柴胡四钱　姜半夏钱半　黄芩二钱　芍药一钱　生姜二钱　大枣一枚　枳实一钱，炒　大黄酒浸二钱

水煎温服。

［**达原饮**］

槟榔二钱　厚朴一钱　草果仁五分　知母一钱　芍药一钱　甘草五分　黄芩一钱

上水二钟，煎八分，午后温服。

［**三消饮**］

槟榔二钱　草果五分　厚朴一钱　白芍一钱　甘草一钱　知母一钱　黄芩一钱　大黄一钱　葛根一钱　羌活一钱　柴胡一钱

水煎温服。

［**防风通圣散**］治憎寒壮热，二便秘涩，表里俱热。

防风　荆芥　薄荷　麻黄　当归　川芎　白芍　炒白术　连翘　栀子　大黄酒浸　芒硝各五分　桔梗一钱　黄芩一钱　滑石三钱　甘草二钱

水煎服。

[**增损双解散**]此温病时毒主方。

白僵蚕酒炒三钱　蝉蜕十二枚　广姜黄七分　防风一钱　薄荷叶一钱　荆芥一钱　全当归一钱　白芍一钱　黄连一钱　连翘去心一钱　栀子一钱　黄芩二钱　桔梗一钱　生石膏六钱　滑石三钱　生甘草一钱　大黄　芒硝各二钱

水煎去滓,冲芒硝入蜜三匙,黄酒半酒杯,和匀冷服。

[**甘露饮**]

大生地三钱　鲜石斛三钱　淡天冬钱半　麦门冬二钱　生甘草八分　西茵陈一钱　青子芩一钱　炒枳壳八分　枇杷叶三钱

先用熟地六钱,切丝泡取汁两碗,代水煎药。

［**小甘露饮**］

鲜生地四钱　鲜石斛二钱　西茵陈一钱　黄芩　苦桔梗各一钱　焦栀子一钱　升麻三分

水煎温服。

［**甘露消毒丹**］治湿温时疫，发热倦怠胸闷腹胀肢酸咽肿，斑疹身黄，颐肿口渴，溺赤便闭，吐泻疟痢，淋浊疮疡等证。但看病人舌苔淡白或厚腻或干黄者，是暑湿疫热之邪尚在气分，悉以此丹治之立效。

飞滑石十五两　绵茵陈十一两　淡黄芩十两　石菖蒲六两　川贝母　木通各五两　藿香　射干　连翘　薄荷　白蔻仁各四两

上药晒燥生研为末，每服三钱，开水调服，日二次。或以神曲糊为丸，如弹子大，开水化服亦可。

［**清瘟败毒饮**］

生石膏大剂六两至八两，中剂二两至四两，小剂八钱至一两二钱　小生地大剂六钱至一两，中剂二钱至五钱，小剂二钱至四钱　乌犀角大剂六钱至八钱，中剂三钱至四钱，小剂二钱至四钱　真川连大剂四钱至六钱，中剂二钱至四钱，小剂一钱至钱半　焦山栀三钱　桔梗钱半　黄芩三钱　青连翘三钱　赤芍二钱　白知母三钱　粉丹皮二钱　乌元参三钱　鲜竹叶五十片

先煮石膏数百沸，后下诸药，犀角磨汁和服。

[**加减法**]头面肿大，加紫花地丁草五钱、生锦纹酒浸钱半。痄腮颈肿，加金银花二钱、上青黛五分。红丝绕目，眼光昏瞀，加羚羊角钱半、龙胆草八分、滁菊花三钱、藏红花五分。耳后肿痛，加大青叶钱半、紫花地丁草四钱。嗒舌弄舌，加木通一钱，童便一杯冲。舌上白点如珍珠，加蔷薇根五钱、金汁水一两。舌上发疔或红或紫，甚则流脓出血，舌上成坑，加银花露、金汁水各一两冲入，外以锡类珠黄散掺之。舌苔如腻粉，言语不清，加梨汁、竹沥、西瓜汁、蔗根汁各一瓢冲。舌衄齿衄鼻衄，加鲜茅根五十支、陈京墨

汁、童便各一钟冲。气粗呃逆，加鲜竹茹五钱、鲜枇杷叶一两去毛抽筋，煎汤代水，冲沉香、青皮、广郁金、小枳实汁各一匙。

气粗胸满去地、芍、甘、桔，加栝蒌仁六钱、旋覆花三钱，再用萝卜、淡海蜇各四两，活水芦根三两煎汤代水。咽喉肿痛，加山豆根八分，金汁水一两冲。再以生萝卜四两、西藏橄榄二钱、安南子五枚煎汤代水，外以锡类散吹之，吹后嗽口净，以玉霜梅含之。筋脉抽惕甚则循衣摸床撮空，加羚羊角钱半、滁菊花三钱、龙胆草八分，再以嫩桑枝二两、丝瓜络一个煎汤代水。若气实者，宜兼通腑，加生锦纹三钱、风化硝二钱、小枳实二钱。血虚者，兼养阴，加鲜金钗三钱、熟地露一两、童便一杯同冲。骨节烦疼，腰如被杖，加黄柏钱半、木通一钱。口秽喷人，加鲜佩兰钱半，野蔷薇露、金汁水各一两冲。里急后重，或下恶垢，或下紫血，似痢非痢，加元明粉四钱、青泻叶一钱、净白蜜一两煎汤代水。小便混赤短涩，甚则血淋，加滑石四钱、琥珀末四分冲，再以鲜茅根五十支、鲜车前草两株、杜牛膝五钱煎汤代水。按此十二经泻火之大剂，凡一切温毒热疫，表里俱热，狂躁心烦，口干咽痛，大热干呕，错语不眠，吐血衄血，热甚发斑，头痛如劈，烦乱谵妄，身热肢冷，舌刺唇焦，上呕下泻，六脉沉细而数即用大剂，沉而数者即用中剂，浮大而数者即用小剂。如斑一出，即加鲜大青叶二钱，少佐升麻四五分，引毒外透，此内外化解浊降清升之法。得一治一，得十治十。此余师愚疫证一得之言也。若六脉细数沉伏，面色青惨，昏愦如迷，四肢逆冷，头汗如雨，其痛如劈，腹内搅肠欲吐不吐，欲泄不泄，男则仰卧，女则覆卧，摇头鼓颔，由热毒深入厥阴，血瘀气闭所致。此为闷疫毙不终朝，清瘟败毒饮不可轻试。治法宜急刺少商、曲池、委中三穴，以泄营分之毒，灌以瓜霜、紫雪丹八分至一钱，清透伏邪，使其外达。更以新加降覆汤，加来复丹钱半至二钱，通其阴络，庶可挽回。

［**升阳散火汤**］

人参　当归　麦冬　柴胡　白术　芍药　甘草　茯苓　陈皮　黄芩

水煎温服。

［**梁氏三仙汤**］

淡黄芩　制川朴　白芍药钱半　炒枳壳

清水煎服。

［**四逆散**］

柴胡五分　炙甘草五分　炒枳实八分

水煎温服。

［**柴胡桂姜汤**］

柴胡　生牡蛎各一钱，煅　桂枝　干姜　黄芩　甘草各五分　栝楼仁一钱

清水煎服。

［**甘桔汤**］

桔梗　生甘草各一钱

水煎温服。邹润安曰：肾家邪热循经而上，肺不任受，遂相争竞，二三日邪热未

盛，故可以甘草泻火而愈。若不愈是肺窍不利，气不宣泄也，以桔梗开之，肺窍既通，气遂宣泄，热自透达矣。

第四节 化利之剂

［**二陈汤**］

姜半夏二钱　白茯苓钱半　陈皮　甘草　生姜各一钱

水煎温服。

［**三仁汤**］

苦杏仁五钱　飞滑石六钱　白通草二钱　白蔻仁二钱　制川朴二钱　竹叶二钱　生米仁六钱　制半夏五钱

甘澜水八碗，煮取三碗，每服一碗，日三服。

［**四苓散**］治中风发热，六七日不解而烦，有表里证，渴欲饮水，水入则吐者。

焦白术　浙茯苓　猪苓　泽泻

为末，以白饮和服。

［**五苓散**］即前方加官桂。

［**六一散**］

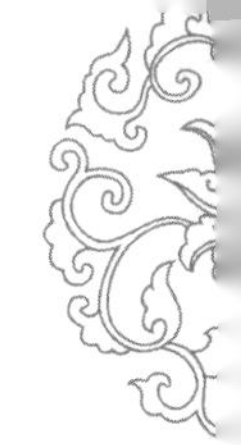

飞滑石六两　生甘草一两

研末和匀。

［**平胃散加芒硝汤**］

茅山苍术五两　制川朴　广皮红各三两二钱　炙甘草二两　芒硝一两

为末，每服三钱，水一盏，姜一片，同煎七分，温服。

［**导赤散**］

鲜生地　木通各三钱　甘草梢　淡竹叶各一钱

水煎温服。

［**黄芩汤**］

黄芩三钱　炙甘草　白芍药各二两　大枣十二枚

水煎温服。

［**黄连汤**］治太阳伤寒，胸中有热，胃中有邪，腹痛呕吐者。

黄连　桂枝　人参　半夏　生甘草　大枣　生姜

水煎温服。

［**芩连治痢汤**］

黄芩　黄连　炒枳壳　新会皮　制川朴　油当归　归尾桃仁泥　麻子仁

水煎温服。

［**黄芪防风汤**又名理气防风汤］

柴胡　升麻　黄芪　防风　陈皮　羌活　甘草　藁本　豆蔻　黄柏

水煎温服。

［**茵陈蒿汤**］

茵陈蒿六钱　栀子十四枚　大黄三钱

水一斗，先煮茵陈减六升，入栀子、大黄，煮取三升，去滓，温分三服。小便当利，溺如皂角汁状，色正赤，一宿腹减，病从小便去也。徐洄溪云：先煮茵陈，则大黄从小便出。

［**附子汤**］治水阴病，身体疼，骨节痛，手足冷，脉沉者。

淡附片一钱　茯苓　炒白术各三钱　人参　芍药各二钱

水煎温服。

第五节 清凉之剂

［**三黄汤**《金匮》倍大黄名泻心汤］

黄连酒煮　黄芩酒炒　大黄酒浸各等分

麻沸汤二升渍之，须臾绞去汁温服。

本方去大黄，加黄柏等分煎，名金花汤。更加栀子，名栀子金花汤即黄连解毒汤。为末蜜丸，名金花丸、金花汤蜜丸，名三黄丸。加黄柏等分，滴水丸，名大金花丸。张石顽云：金花汤止芩、连、柏三味作丸名三补金花丸，较汤多栀子。作汤名解毒，更加大黄，则名大金花汤。汤丸虽异，功用则同。

［**黄连解毒汤**］

黄连　黄芩　黄柏　栀子各一钱

水煎冷服。

［**平阳清里汤**］

生石膏研　知母　黄芩　黄连　黄柏　黑犀角　羚羊角　生甘草

清煎温服。

［**十全甘寒救补汤**］

鲜生地　黑元参　麦冬　天冬　生玉竹　北沙参　怀山药　粉丹皮　地骨皮　建泽泻

水煎温服。

［**凉膈散**又名连翘饮子］

连翘四两　大黄酒浸　芒硝　生甘草各二两　黄芩　薄荷　栀子各一两

为粗末，每服三五钱，加竹叶七片，水一碗半，煎一碗去渣，入白蜜一匙，微煎温服。与四物各半服，能和营泄热，名双和散，本事方加赤芍、干葛治诸热累效。徐洄溪云：此泻中上二焦之火，即调胃承气，加疏风清火之品也。

［**白虎汤**］

生石膏八两　知母三两　炙甘草一两　粳米三合

水一斗。煮米熟汤成，去滓一升，日三服。

［**白虎加人参汤**］即前方加人参一两五钱。煮服同前法。

［**竹叶白虎汤**］

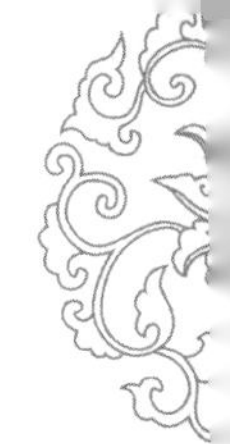

生石膏　知母　淡竹叶

水煎温服。

［**三黄白虎汤**］

黄连一钱　黄芩二钱　生栀子三钱　生石膏八钱　白知母三钱　生甘草八分　粳米三钱

煎服同前法。

［**三黄石膏汤**一方无知母、元参、甘草，加豆豉、麻黄，治表里大热，脉洪长滑数者。］

黄连一钱　黄芩二钱　黄柏一钱　知母钱半　生石膏三钱　生栀子一钱　黑元参二钱　生甘草七分

煎服同前法。

［**清营汤**］

犀角尖三钱　鲜生地五钱　黑元参三钱　麦冬三钱　丹参二钱　黄连二钱五分　金银花三钱　连翘三钱连心

水八杯，煮取三杯，日三服。

［**黄连犀角汤**］

黄连　黄芩　焦山栀　川柏　鲜生

地　黑犀角　丹皮

赤芍水煎温补。

[**犀角地黄汤**]治温热入络，舌绛烦热，八九日不解，得此汤立效。

黑犀角磨汁　连翘各三钱　生甘草五分

水煎去滓服。

[**又方**]

黑犀角　鲜生地　西赤芍　粉丹皮

水煎冲入。

[**犀角导赤散**]

黑犀角　鲜生地　连翘　生甘草　木通　淡竹叶

水煎温服。

[**清凉至宝饮**]

薄荷　黑元参　花粉　焦山栀　丹皮　地骨皮等分　细辛钱半

水二三钟，煎七分，稍冷服。

王定[**牛黄清心丸**]

西牛黄　上腰黄　黄连　黄芩　栀子　黑犀角　广郁金　辰砂各一两　珍珠

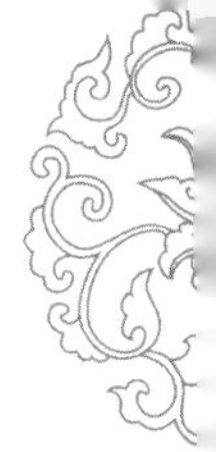

粉五钱　梅冰　麝香各二钱五分

上药各研极细净末，蜜丸每重一钱，金箔为衣，蜡封固。

[**西黄至宝丹**]

生黑犀角　生玳瑁　琥珀　镜面辰砂研　上腰黄研，各一两　西牛黄五钱　梅冰片研　麝香研，各一钱　安息香一两五钱，酒研飞净一两，熬膏，用水安息亦妙　金箔银箔各五十片，研细为衣

上药先将犀、瑁为细末，入余药研匀，将安息膏重汤煮凝成后，入诸药中，和捣成丸，如梧子大，蜡护。临服剖开，用人参汤化下，三丸至五丸。本事方有人参、南星、天竺黄。

[**局方紫雪丹**]

飞滑石　生石膏　寒水石各一斤　磁石二斤　黄金三千页

一本无黄金。以上并捣碎，用水半斛，煮至二斗，去滓入下药。

羚羊角屑　犀角屑　青木香　沉香

各一斤十两　紫丁香七钱　元参　升麻各六两　炙甘草三两

以上各药再入前药汁中，煮取七升半，去滓，入下药。

元明粉三斤五两　淡牙硝一斤五两

二味入前药汁中，微火上煎。柳木蓖搅不住，俟有三升半，投入木盆中半日，欲凝入下药。

辰砂一两　当门香四钱

二味入前药中，搅调令匀，瓷器收藏，药成霜雪而色紫，新汲水调下鸡峰方。磁石、滑石、硝石只用各十两，丁沉、木香各五两，升麻六两，朴硝二斤，麝香用三两，六味同。徐洄溪云：邪火毒火，穿经入脏，无药可治，此能消解，其效如神。

［**叶氏神犀丹**］治温热暑疫诸邪不即解散，耗液伤营，逆传内陷，痉厥昏狂，谵语发斑等证。但看病人舌色干光或紫绛、或干硬、或黑苔，皆以此丹救之。若初病即觉神情昏躁而舌赤口干者，是温暑直入营分。酷暑之时，阴虚之体，及新产妇人

患此最多，急须用此多可挽回。

黑犀角磨汁　石菖蒲　黄芩各六两　鲜生地二斤　金银花一斤捣汁　金汁水　连翘各十两　板蓝根九两　淡豆豉八两　黑元参七两　天花粉　老紫草各四两

各生晒研忌用火炒，以犀角、生地汁、金汁水和捣为丸切勿加蜜，可将香豆豉煮烂，每重三钱，凉开水化服，日二次，小儿减半。

第六节　温散之剂

［**理中汤**加附子名附子理中汤］

人参　焦冬术　炙甘草　干姜各三钱

水煎温服。呕者冷服。

［**枳实理中汤**］即理中汤加枳实钱半、茯苓三钱。

［**四逆汤**］

淡附子三钱　干姜四钱　炙甘草二钱

水煮温服。呕者冷服。

［**回阳救急汤**］

淡附子钱半　淡干姜三钱　炙甘草二钱　西党参三钱　焦白术三钱　浙茯苓三钱　肉

桂五分　半夏三钱　五味子五分　新会皮钱半

水煎冷服。

[**吴茱萸汤**]治胃气虚寒，中有寒饮者。

淡吴萸一钱　西党参三钱　生姜三斤　大枣三枚

水煎温服。

[**大建中汤**]

炙义芪三钱　全当归三钱　桂心六分　炒白芍三钱　西党参三钱　炙甘草钱半　制半夏三钱　淡附片一钱

姜枣煎。

[**乌梅丸**]此丸又治寒痢。

乌梅肉　细辛　干姜　当归　黄连　附子　川椒　桂枝　人参　黄柏

为末蜜丸。

[**大顺散**]

炙甘草钱半　干姜一钱　杏仁三钱　肉桂心六分

水煎温服。

[冷香饮子]

淡附子　陈皮　草果各一钱　炙甘草钱半　生姜五片

水煎冷服。

王士雄云:此方与大顺散,皆治阴寒冷湿之气客于太少二阴,而为霍乱吐下之方也。多由畏热而浴冷卧风,过啖冰瓜所致,乃暑月之中寒证,非病暑也。

[十全辛温救补汤]

淡附片一钱　干姜　肉桂心　白豆蔻　木香各一钱　陈皮钱半　川椒　公丁香各六分　半夏三钱　藿香钱半

水煎温服。

第七节　补 益 之 剂

[十全甘温救补汤]

黄芪　人参　白术　熟地　川芎　归身　鹿茸　白芍炒　茯神　甘草

水煎温服。

[参附养荣汤]

西潞党　淡附片　焦白术　浙茯苓　炙义芪　全当归　熟地　炒白芍　五味子　新会皮　远志肉　肉桂心

加姜枣煎。

［**清燥养荣汤**］凡阴枯血燥者，宜此汤。

生地黄　全当归　炒白芍　新会皮　肥知母　天花粉　生甘草　灯心

水煎温服。

按疫为热病暴攻之后，余邪未尽，阴血未复，不可遽补，致生异证，宜此方。

［**楼贝养荣汤**］如痰中带血，加藕节、鲜茅根。

肥知母　天花粉　川贝母　栝楼霜　橘红　炒白芍　全当归　苏子　生姜

水煎温服。

［**十全大补汤**］

大熟地三钱　炒白芍半钱　全当归半钱　川芎　肉桂各五分人参　白术　茯苓　炙甘草　炙黄芪各钱半

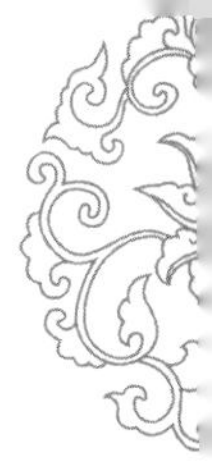

水煎温服。

[**归脾汤**]

西潞党　炒白术　炙黄芪　全当归　浙茯神　远志肉各一钱　炙甘草　炒枣仁　广木香　龙眼肉各五分　姜一片　枣一枚

煎服。

[**复脉汤**]

肉桂　炙甘草各五分　大生地三钱　麦冬　麻子仁各二钱　阿胶一钱

加姜枣煎。

[**人参三白汤**]

西潞党二钱　炒白术　浙茯苓　炒白芍　生姜各三钱　大枣三枚

水煎温服。

[**参胡三白汤**]即前方加柴胡三钱。

[**补中益气汤**]

清炙芪　陈皮　人参　当归　炒白术各一钱　升麻　柴胡　炙甘草各五分

水煎温服。

［**清暑益气汤**］

西党参　清炙芪　炒白术　广皮　神曲　泽泻各五分　苍术　升麻各一钱　麦冬　炙甘草　葛根　当归　黄柏各二分　青皮二分半　五味子九粒

水煎温服。

［**人参固本汤**］

治瘟疫虚极热极，循衣撮空，不下必死者。下后神思稍苏，续得肢体振寒，怔忡惊悸，如人将捕之状，四肢厥逆，眩晕昏迷，项背强直。此大虚之兆，将危之候也，此方救之。按此等证，竟有至十日外昏迷不醒，四体冰冷，形如死人而心口微动者。以附子理中，回阳渐苏静养而愈。但不可多用久用耳。服后虚回，即止服。

西党参　生地各二钱　熟地三钱　炒白芍钱半　天冬　麦冬　五味子　知母　炙甘草　陈皮各一钱

水煎微温服。

［**六味地黄汤**］

大熟地　炒萸肉　浙茯苓　丹皮　怀山药　建泽泻

水煎温服。

［**人参八味汤**］即六味汤加西党参、附子、肉桂。

［**生脉散**］

北沙参三钱　破麦冬二钱　五味子三分

水煎温服。

［**增液汤**］

大生地八钱　破麦冬四钱　黑元参六钱

水煎温服。

［**局方黑锡丹**］

黑锡　硫黄各三两，同炒结砂，研至无声为度　胡芦巴　沉香　熟附子　桂心各五钱　大茴香　破故纸　肉豆蔻　金铃子去核　木香各一两

上药研末，酒煮面糊为丸，如梧桐子。阴干，以布袋擦令光泽。

第八节　杂治之剂

［**黑龙丹**又名琥珀黑龙丹］治产难胞衣不

下，血迷血晕，不省人事，一切危急恶候垂死者。但灌药得下，无不全活。亦治产后疑难等证。

大熟地　全当归　五灵脂　川芎　良姜各二两切片，入砂锅内，纸筋盐泥固济，火煅过　百草霜一两　硫黄　乳香各二钱　琥珀　化芷石各一钱

上药共研细末，醋糊为丸，如弹子大。每用一二丸，炭火煅红，投入生姜自然汁中，浸碎，以童便调灌下。

［**黑神散**一名乌金散，又名玉桂散］治产难及热病胎死腹中，或因跌仆、或从高坠下、或房室惊搐、或临产惊动太早，触犯禁忌，或产时未至经血先下，恶露已尽，致血干胎死，身冷不能出。

熟地焙干　蒲黄　当归　交趾桂　白芍　炮姜去皮　甘草各一两　小黑豆炒二两　百草霜五钱

上为末，每日二钱，米醋半合许，沸汤六七分，寝起温服。疑似之间，且进佛手

散，酒水合煎。二三探之，若未死，子母俱安，若已死，服立便逐下。

方考如下。

查《局方》黑神散无百草霜，用童便、酒各半调服二钱；《良方》黑神散有蒲黄炮附子半两；《简易方》黑神散止用百草霜一味，又一方，加乳香、血竭，亦名黑神散；《纲目》用熟地一斤，生姜半斤，同炒干为末，乌梅汤下二钱，为治产后血块痛之黑神散。俱各有证治，录此以别黑神散之方不一，聊备参考。

［**导痰开关散**］治顽痰毒涎上壅，牙关紧闭，用此吹入喉关，能引痰吐出。

土牛膝根汁晒粉五钱　牙皂五钱去皮弦　炒僵蚕三钱　枯矾二钱五分

共研细用。

［**锡类散**］治烂喉时证，及乳蛾牙疳，口舌腐烂。凡属外淫为患，诸药不效者，吹入患处，濒死可活。

象牙屑焙　珍珠各三分　飞青黛六分

梅冰片一分　壁钱二十一个，即泥壁蟢子窠[①]　西牛黄　人指甲男病用女甲，女病用男甲，须分别，各五厘

上研极细末，密装瓷瓶内，勿使泄气。

［**玉丹**］

将明矾如指头大者入罐内，放桴炭火上熔化，以箸试看罐底。无块时，随投火硝如矾一两，下硝三钱为则、硼砂亦每矾一两，下硼砂三钱，少顷又投，明矾化尽，又下硝、硼如前法，逐层投完，待罐口铺地如馒头样，方用武火炼至干枯，用净瓦覆罐口。一时取起，将研细牛黄少许，用水五六匙调和，以匙挑滴丹上，将罐仍入火内烘干即取起，连罐覆净地上，以纸衬地上，用瓦盖七日，收贮听用。

［**碧丹**］碧丹消痰清热，解毒祛风。

玉丹三分　配百草霜半匙　研匀入灯心灰一厘　甘草末三匙　苏薄荷末三分

上药研极细，然后入好冰片六厘，再研

① 窠：窠后原衍一“窠”，据会文本删。

匀入小瓷瓶内，勿泄气此丹宜临用合，不可日多。

[金丹]功主消肿出痰，并牙咬舔舌，穿牙疔毒，专用此丹治之。

提净牙硝一钱八分　生蒲黄末四分

共研细，次下僵蚕末一分、牙皂角末一分，研成淡黄色，加梅冰片一分再研。此药可以久留，冰片临用时加更佳。如证重者，本方再加牛黄，喉肿及喉风，倍加僵蚕、牙皂。

盖碧丹消痰清热，解毒祛风，固为良剂，尚属平缓。不如金丹消肿毒，除风热，开喉闭，出痰涎，最为神效。但喉证初起，金丹不宜多用，因其能直透入内，且善走散。初起若多用之，恐轻证不胜药力，反扞格难入也。凡喉证及单双蛾，只用碧丹。其他重证，金碧兼之，须分先后多寡，初起碧丹九金丹一吹五管，后碧丹八金丹二，再吹碧丹七金丹三。如证重者，碧丹金丹各半。用至三五次后，痰涎必上涌，然后金丹六碧丹四，将管直入喉中，重吹一次，随收出管，即吊出痰，竟用金丹八碧丹二亦可。

［**珠黄散**］

珠粉二分　牛黄二分　川贝母六分　辰砂二分

共研极细末。

［**牛黄散**］治重舌、木舌、肿舌，心脾火甚者。

西牛黄　人参　大黄炒　炙甘草各五钱　茯苓七钱五分　全当归　辰砂　麝香各二钱五分

共为末，每服五分，沸汤调服。

辨舌指南卷六终

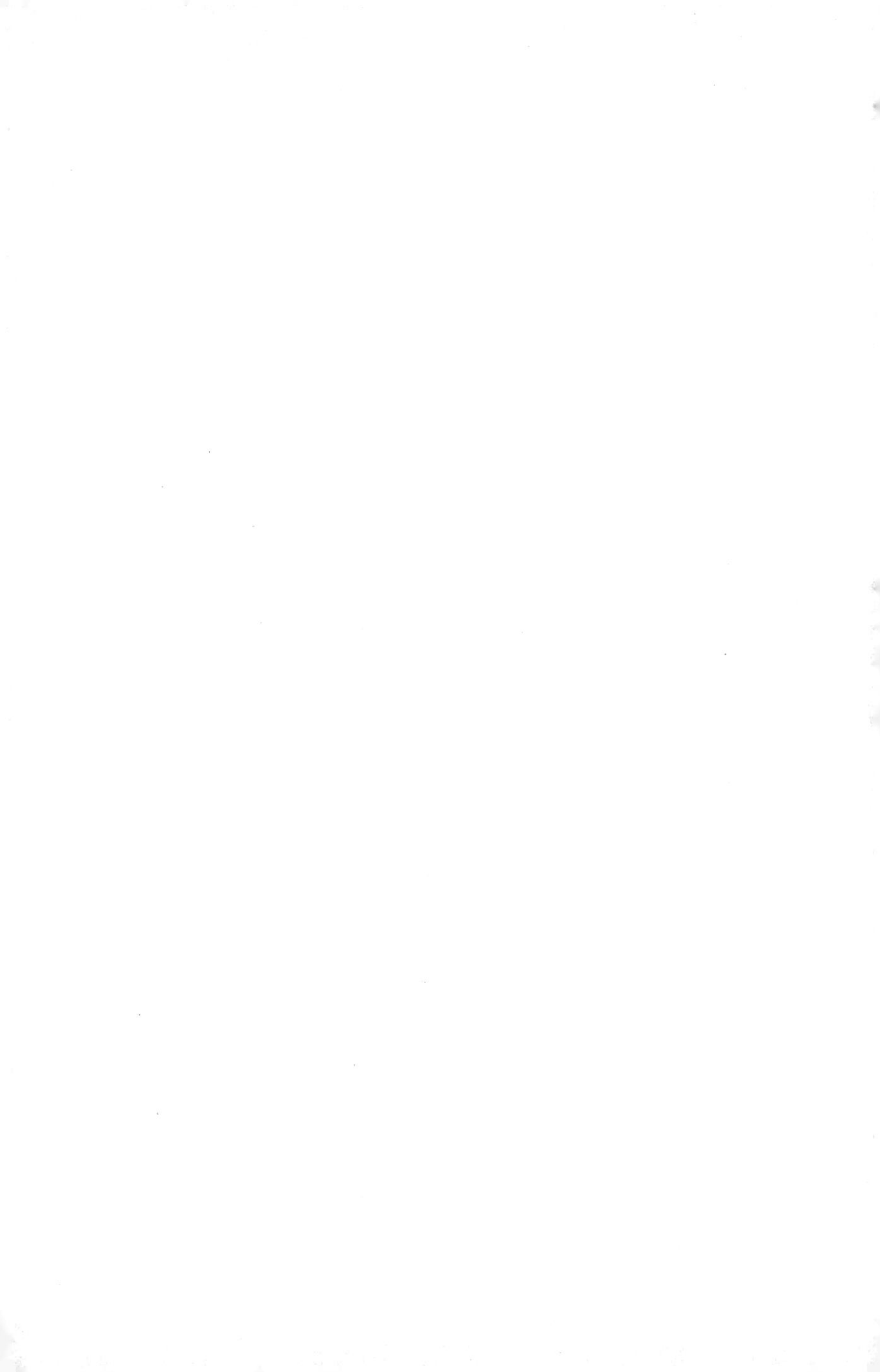

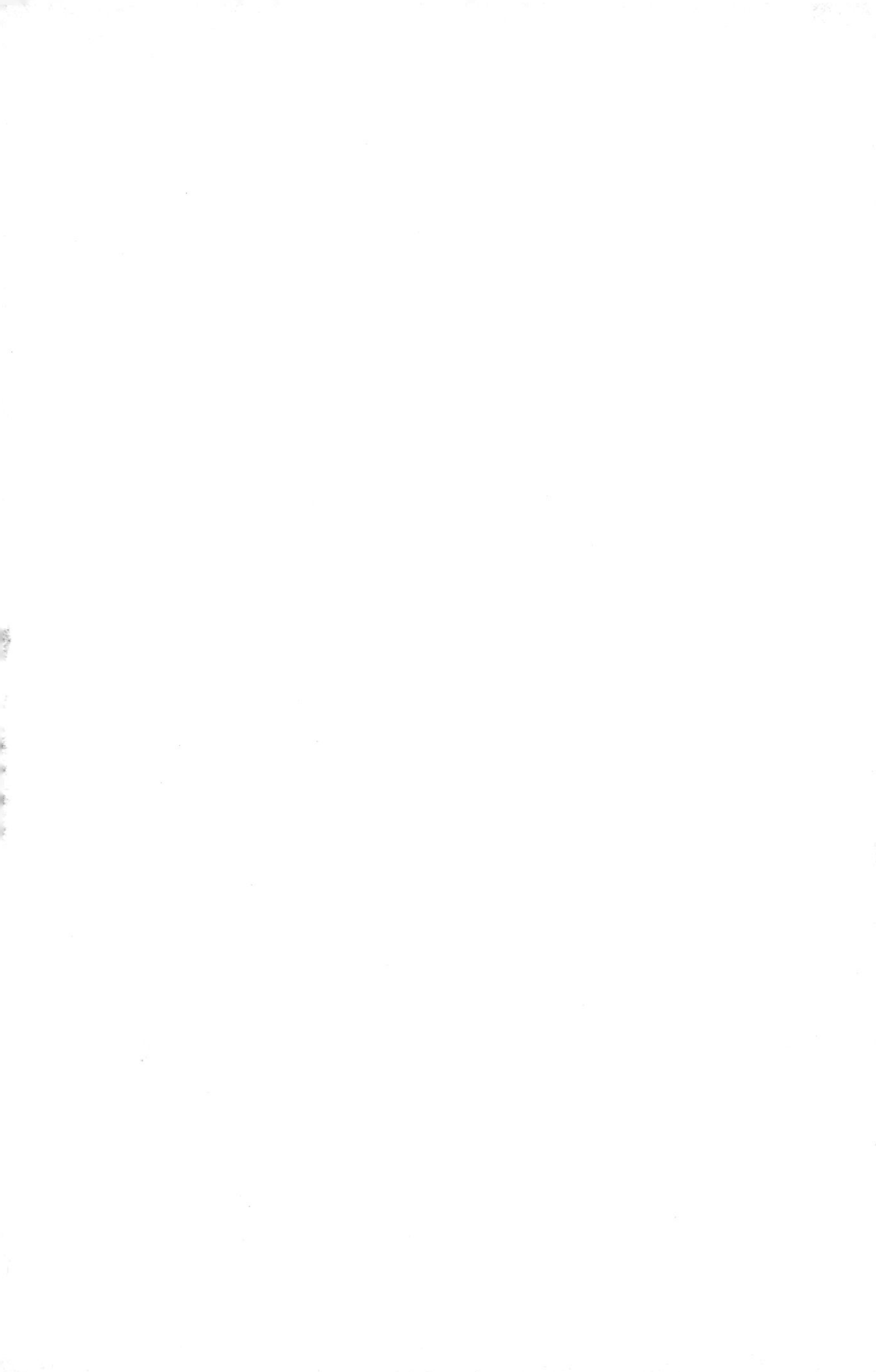

声　明

由于年代久远，在本书的重印过程中，部分点校及审读者未能及时联系到，在此深表歉意。敬请本书的相关点校及审读者在看到本声明后，及时与我社取得联系，我们将按照国家有关规定支付稿酬。

天津科学技术出版社有限公司